临床皮肤镜诊断学图谱

主 编 辛琳琳

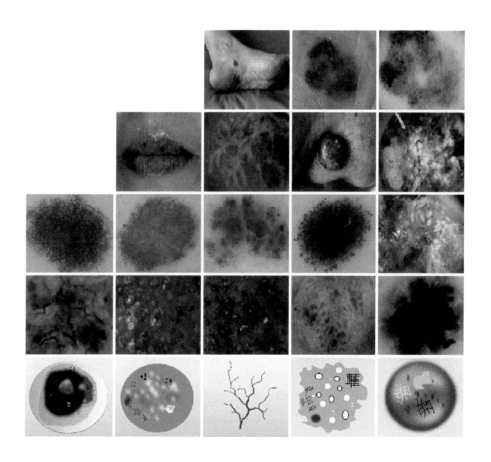

科学出版社

北京

内 容 简 介

皮肤镜诊断技术是皮肤科医生必须掌握的诊断技术，用于疾病早期诊断、鉴别诊断及指导治疗、动态随访等皮肤病诊疗的诸多领域。《临床皮肤镜诊断学图谱》一书分为总论、各论、常见疾病的鉴别诊断三大部分。总论部分介绍了皮肤镜的工作原理、皮肤镜表现与组织病理的联系、皮肤镜术语、皮肤镜诊断方法及思路等。各论部分详细介绍皮肤肿瘤，感染性和寄生虫性皮肤病，炎症性皮肤病，角化、萎缩、代谢性皮肤病，色素异常性皮肤病，毛发疾病等的皮肤镜影像学表现，均选取典型临床和皮肤镜照片，附简洁文字说明。目的在于让读者通过大量临床皮肤镜图谱的学习，掌握皮肤镜诊断技术，提高诊断准确率。常见皮肤疾病的鉴别诊断是本书的亮点，重点介绍了临床常见容易误诊的疾病的皮肤镜鉴别诊断要点。本书附有模式图、临床照片、皮肤镜照片、图表，便于读者查阅、比较分析。

本书供皮肤科临床医生参考，也可供医学专业研究生、规培生及实习医生学习参考。

图书在版编目（CIP）数据

临床皮肤镜诊断学图谱/辛琳琳主编.—北京：科学出版社，2024.3
ISBN 978-7-03-077720-1

Ⅰ.①临⋯ Ⅱ.①辛⋯ Ⅲ.①皮肤病–镜检–图谱 Ⅳ.① R751.04-64

中国国家版本馆 CIP 数据核字（2024）第 019183 号

责任编辑：周　园/责任校对：周思梦
责任印制：赵　博/封面设计：陈　敬

科学出版社 出版
北京东黄城根北街 16 号
邮政编码：100717
http://www.sciencep.com

涿州市殷润文化传播有限公司印刷
科学出版社发行　各地新华书店经销

*

2024 年 3 月第 一 版　开本：787×1092　1/16
2024 年 11 月第二次印刷　印张：16 3/4
字数：437 000

定价：**158.00** 元
（如有印装质量问题，我社负责调换）

《临床皮肤镜诊断学图谱》编委会

主　编　辛琳琳

副主编　高敏虹　高　菲　司晓青　边培雯

编　委（以姓氏笔画为序）

于　霄　北大医疗鲁中医院

于海洋　青岛市市立医院

马　娟　北大医疗鲁中医院

马　豫　北大医疗鲁中医院

马静霖　山东第一医科大学第一附属医院/山东省千佛山医院

牛贵业　山东第一医科大学第一附属医院/山东省千佛山医院

左付广　海阳市人民医院

付　超　山东第一医科大学第一附属医院/山东省千佛山医院

司晓青　山东第一医科大学第一附属医院/山东省千佛山医院

边培雯　山东第一医科大学第一附属医院/山东省千佛山医院

乔　锰　山东第一医科大学第一附属医院/山东省千佛山医院

刘文慧　聊城市人民医院

齐宇萌　山东第一医科大学第一附属医院/山东省千佛山医院

孙晓慧　山东第一医科大学第一附属医院/山东省千佛山医院

李　琨　北京大学人民医院/北京大学第二临床医学院

杨鹏飞　山东第一医科大学第一附属医院/山东省千佛山医院

吴姣娜　暨南大学医学院

吴晓晖　华熙生物科技股份有限公司

辛琳琳　山东第一医科大学第一附属医院/山东省千佛山医院

罗辉清　潍坊医学院

郎文超　青岛市中医医院（青岛市海慈医疗集团）

徐陶陶　潍坊市人民医院

高　菲　山东第一医科大学第一附属医院/山东省千佛山医院

高敏虹　山东第一医科大学第一附属医院/山东省千佛山医院

郭翠芝　山东大学第二医院成武分院/成武县人民医院

魏世娟　山东第一医科大学第一附属医院/山东省千佛山医院

前 言

皮肤镜诊断技术是近年来皮肤科临床发展起来的皮肤病辅助检查方法和诊断技术，可以对皮肤及皮损进行在体、实时、无创、动态观察，辅助皮肤黏膜疾病、毛发疾病、甲病诊断与鉴别诊断、病情严重程度评估、疗效判定、界定手术范围、指导临床皮肤活检及皮肤激光美容等，目前广泛应用于皮肤肿瘤，炎症性、感染性、血管性、红斑鳞屑性、色素性皮肤病，毛发疾病，甲病等疾病无创性评估、辅助诊断和鉴别诊断等，拓展了皮肤科临床医生的思维模式及诊断思路，极大提高了临床诊断的准确率，降低了恶性肿瘤误诊、漏诊率，使良性病变不过度诊疗。

皮肤镜诊断技术在我国快速发展，得益于国内皮肤影像领域专家学者的高瞻远瞩、辛勤耕耘、执着探索、无私施教，以及广大皮肤科医生的认可和积极参与。皮肤镜诊断技术具有缜密的诊断思路与方法，专业化的诊断与描述术语，但在规范化培训、精细化标准、同质化质控等方面有待进一步完善。

山东第一医科大学第一附属医院皮肤科在国内率先开展皮肤镜诊断技术，成立了皮肤医学影像中心，2023年初牵头成立山东省皮肤影像专科联盟，注重临床图片与皮肤镜影像学资料的积累、收集与分析，初步建立起皮肤医学影像学数据库，本书中的临床图片及皮肤镜影像图片大多取材于此。书中所有图片均精挑细选，确保典型病例有典型、清晰、真实的图片，非典型病例有特征性诊断线索，部分资料来源于国内同行的馈赠，在此深表感谢。为便于读者形象、准确理解皮肤镜征象，我们绘制了部分模式图，并加注文字说明。本书在参考国内外大量文献和著作的基础上，结合我们的实际经验编写而成，适合于皮肤科临床医生作为工具书和在校学生学习皮肤镜诊断技术相关知识。

《临床皮肤镜诊断学图谱》一书分为总论、各论、常见疾病的鉴别诊断三大部分。

总论部分介绍了皮肤镜的工作原理、分类、诊断方法、皮肤镜影像学表现与皮肤组织病理的联系与区别、皮肤镜术语、皮肤镜诊断思路等。

各论部分详细介绍皮肤肿瘤，感染性和寄生虫性皮肤病，炎症性皮肤病，角化、萎缩、代谢性皮肤病，色素异常性皮肤病，毛发疾病等的皮肤镜影像学表现，每个病种均有临床特征及皮肤镜特征文字描述，同时选取典型临床照片和皮肤镜照片，对照片加以标注并附有简洁明了的文字说明。本书力求图片清晰、文字简洁、重点突出、细节精准、线索明确，部分章节附有较多的临床病例，目的在于让读者通过大量临床病例的学习，了解更多的皮肤镜表现，提高皮肤镜诊断的准确率。

常见疾病的鉴别诊断介绍了临床容易误诊的疾病的皮肤镜鉴别诊断要点。内容包括疾病介绍、皮肤镜特征、鉴别诊断要点，同时附有模式图、临床照片、皮肤镜照片、图表，便于读者参考、查阅、比较分析。

皮肤镜诊断技术是皮肤科医生的"第三只眼"，在皮肤病的临床和组织病理基础上，皮肤镜诊断技术令皮肤科医生如虎添翼，极大提高其诊断与鉴别诊断水平。由于我们对皮肤镜诊断技术理解和掌握不够全面，基础研究不够深入，临床经验不够丰富，本书编写、图片采集、文字整理、图表等难免存在诸多疏漏、不足之处，真诚期待各位专家学者及广大读者不吝赐教，分享您的珍贵资料和经验，待再版时加以修订和完善，共同为皮肤镜学的发展尽绵薄之力。

辛琳琳

2023年3月

目　　录

第一篇　总　　论

第二篇　各　　论

第三篇　常见疾病的鉴别诊断

第一篇 总 论

第1章 概 述

皮肤科学是所有临床学科中唯一一个以形态学为主要诊断的学科，以往全凭皮肤科医师的一双"火眼金睛"，不可避免地会产生一定的误诊和漏诊，这些年随着科技与临床实际的密切结合，皮肤影像学作为皮肤性病学一个新兴的亚专业应运而生，它可以通过对皮损组织进行在体、无创的观察，协助临床医师诊断和评估病情，同时可用于疾病进展的动态观察，也可用于皮肤激光美容等的疗效评估。

皮肤镜（dermatoscopy）又称皮肤表皮显微镜（skin surface microscopy）、表皮透光显微镜（epiluminescence microscopy，ELM）或数字皮肤镜/数字表皮透光显微镜（digital dermoscopy/digital ELM）。皮肤镜可以观察到表皮、表皮下部、真皮浅层等肉眼看不到的皮肤影像结构与特征。这些影像学特征与皮肤组织病理学变化有明确的对应关系，根据这些对应关系可以评估表皮、表皮真皮结合部和真皮乳头层的形态结构和色素分布模式，皮肤镜诊断皮肤病具有敏感性和特异性，根据这些特征性皮肤镜表现，可以帮助我们对疾病做出相应的诊断与鉴别诊断。

皮肤镜最早应用于色素性皮肤病的诊断，特别是黑素细胞肿瘤的诊断与鉴别诊断，随着皮肤镜技术的发展与更新，其临床应用也得到了拓宽，如鳞状细胞肿瘤、毛发病、甲病、红斑鳞屑性皮肤病、血管性疾病等；另外，皮肤镜还可应用于皮肤外科，帮助初步划定手术范围，动态观察术后疾病发展情况等；除了参与一般的临床工作外，皮肤镜诊断技术还在远程医疗、人工智能等基础应用研究和学科发展方面起到积极推动作用。

皮肤镜的临床应用及基础研究在我国起步较晚，但发展非常迅速，目前已被较多的皮肤科临床医生应用于各种皮肤疾病的诊断与鉴别诊断，显著提高临床诊断准确率，很大程度上避免了漏诊与误诊。皮肤镜影像学数据库的初步建立，基础研究的深入开展，诸多疾病皮肤镜诊断标准的确立，皮肤镜特征专家共识及指南的制定，高质量学术论文的发表，均极大地促进了皮肤镜学的发展。然而，在临床工作中，随着皮肤镜诊断技术的不断普及，也逐渐显现出一些不足和问题，如皮肤镜术语应用不规范、诊断标准不统一、报告描述不准确、医生诊断的主观性较强等，这些问题通过正规的培训、严格的质控、规范的教材可以逐步得到解决，从而使皮肤镜诊断技术更好地发挥其优势、体现其价值，真正提高皮肤科临床诊断准确率。

第 2 章　皮肤镜的工作原理及分类

皮肤镜是一种便携、无创、快捷、可视的皮肤病诊断工具，其用于皮肤病的诊断类似于胃肠镜、喉镜等内镜，具有放大的功能；但皮肤镜又不同于以上内镜，它不单纯是简单的放大镜，同时还具有光学显微镜的特征，能够滤掉角质层表面的反射和折射光，比一般的放大镜能够更深入地观察表皮、真皮浅层的色素和血管改变，因此皮肤镜可以提供更多肉眼难以看到的信息。

皮肤角质层结构上排列紧密呈层叠状，虽具有一定的透光性，但由于光可在不同介质的界面上产生反射和折射，在观察皮肤时，由于角质细胞和脂质膜产生的反射，以及角质层中空气和角蛋白折射率不匹配造成的反向散射，在皮肤表面会产生大量的"眩光"，导致裸眼仅能观察皮肤表层浅层的特征，无法观察表皮深层和真皮层的结构。

皮肤镜为了能观察到表皮深层的颜色与结构信息，需要过滤来自皮肤表层的大量反射光，偏振光皮肤镜便起到了这样的过滤作用。

偏振光皮肤镜（polarized dermoscopy，PD）是通过两个偏振片来实现交叉极化的，偏振片对自然光的作用是将具有各方向均匀分布的振动面的自然光变成只有一个振动方向的偏振光，使其观察深度可达表皮下层、真表皮交界和真皮乳头层，可以观察到表皮和表皮下清晰的图像。而非偏振光皮肤镜本身无法过滤来自皮肤表面的反射光，需要在皮肤镜和皮肤表面之间添加折射率匹配材料来消除皮肤表面的反射眩光，从而有效减少皮肤表面的反射光，可以更好地观察表皮的结构变化，观察皮肤深层的结构和颜色信息，如粟粒样囊肿、粉刺样开口、蓝白幕等，它和偏振光皮肤镜成像各有优势，能够展示不同的皮肤镜下特征，因此同时使用非偏振光及偏振光模式进行观察，可以更多地获取表皮、真表皮交界及真皮乳头层信息，便于做出准确诊断。选择浸润液时，应选择与皮肤镜的镜片和皮肤表面折射率相近的液体，采用浸润液可以有效减少反射光的干扰，观察到清晰的图像。

皮肤镜设备的分类尚无国际统一的标准，按结构大体上可分为便携式皮肤镜和台式皮肤镜。便携式皮肤镜可用于门诊、会诊等日常医疗工作，台式皮肤镜除可用于医疗检查外，还可连接工作台和影像数据存储分析系统，进行数据的分析和储存，以便进行远程医疗、资源共享、开展相关科研工作等。而按照光学成像原理可分为非偏振光皮肤镜、偏振光皮肤镜和二合一型皮肤镜，非偏振光皮肤镜又称接触式皮肤镜，观察时为了提高图像清晰度须滴加油性或液体介质；偏振光皮肤镜又称非接触式皮肤镜，可通过偏振光实现反射光过滤，无须浸润液；而二合一型皮肤镜则是同时具备偏振光和非偏振光，可接触式和非接触式两种功能的皮肤镜装置。

第3章　皮肤镜的诊断方法及思路

皮肤镜最早应用于色素痣与恶性黑色素瘤的诊断与鉴别诊断，先后出现了不同诊断法如ABCD法、三分测评法、七分列表法、两步法、模式分析法、修订的模式分析法、Menzies法、CASH法等。以上方法都需要以皮肤镜下的颜色、结构或血管等来分析。皮肤镜下特征结合皮损的临床表现和病史特点可以帮助医师进行初步诊断，随着皮肤镜的应用范围逐渐得到拓宽，也出现了越来越多的诊断方法，临床医师可结合具体情况，根据自身经验水平，选择合适的分析方法。

一、两　步　法

（一）修订的两步法

修订的两步法在原经典的两步法基础上，添加了对特异性血管模式的评估方法，为目前皮肤镜诊断中最常用的方法（图3-1）。

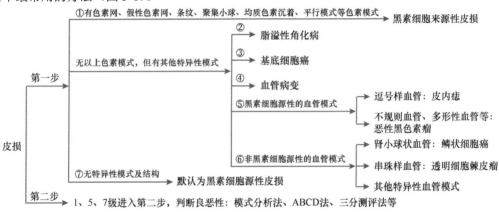

图 3-1　修订的两步法步骤

（二）top-down 两步法

第一步是根据已有的明确的特异性指征，直接做出某些疾病的诊断，若无法直接诊断，则进入第二步分析皮损，以进一步除外恶性黑色素瘤（图3-2）。

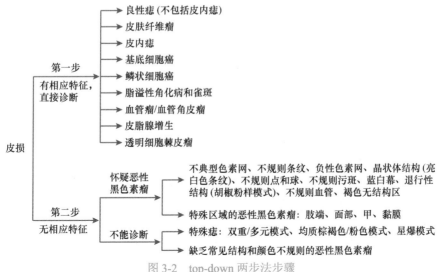

图 3-2　top-down 两步法步骤

二、模式分析法

模式分析法（pattern analysis）是指检查者在评估皮损时，主要依据良性痣和恶性黑色素瘤在皮肤镜下的不同表现模式来进行鉴别的方法。与其他解析式方法相比，模式分析法对检查者专业水平要求更高，但其诊断准确度也更高。

（一）色素痣

基于对大量色素痣的评估，大多数良性痣表现为以下 10 种皮肤镜下模式：弥漫网状模式、斑块样网状模式、中央色素减退伴外周网状模式、中央色素沉着伴外周网状模式、均质模式、中央小球伴外周网状模式、中央网状或均质伴外周小球模式/星爆模式、小球模式、双重模式、多元模式。

（二）恶性黑色素瘤

与良性痣相比，恶性黑色素瘤在皮肤镜下多表现出颜色多样、外观不规则、分布不对称的特点，以下为恶性黑色素瘤常见的 10 种特异性皮肤镜下模式：不典型色素网、不规则条纹、负性色素网、亮白色条纹/晶状体结构、不规则点和球、不规则污斑、蓝白幕、退行性结构、不规则血管结构、周边褐色无结构区。

三、ABCD 法

皮肤镜 ABCD 法是首个用于皮肤镜下鉴别黑素细胞源性皮损良恶性的方法。其中，A 代表不对称性（asymmetry），B 代表边界（border），C 代表颜色（color），D 代表皮肤镜结构（dermoscopic structures）。评估皮损后分别得出四个皮肤镜下特征评分，再根据线性方程式计算该皮损的总皮肤镜评分（total dermoscopy score，TDS），以此来辅助分析病变的良恶性。

$$TDS = (A \times 1.3) + (B \times 0.1) + (C \times 0.5) + (D \times 0.5) \tag{3-1}$$

TDS<4.75 判断为良性病变；TDS 为 4.75～5.45 为可疑恶性病变，需密切随访或切除活检；TDS>5.45 高度怀疑为恶性黑色素瘤。

四、Menzies 法

该方法诊断恶性黑色素瘤敏感性为 92%，特异性为 71%，该方法以"有或无"的绝对性判断，减少了不同检查者之间的误差。诊断恶性黑色素瘤时，必须没有阴性特征，且同时至少具备九种阳性特征中的一种：

阴性特征：①对称性色素沉着；②单一色调。

阳性特征：①蓝白幕；②多发褐色点；③伪足；④放射流；⑤瘢痕样色素脱失；⑥周边黑点（小球）；⑦5～6 种色调；⑧多发蓝灰点（胡椒粉样模式）；⑨不典型色素网。

五、七分列表法

七分列表法（seven-point checklist）是一种基于模式识别的算法，通过鉴别有限的结构来对整个皮损进行量化评分。

1. 主要标准 ①不典型色素网：指皮损内不规则分布的局灶性粗线条的黑色、褐色或蓝白色色素网；②蓝白幕；③不规则血管模式。每项为 2 分。

2. 次要标准 ①不规则条纹；②不规则点/球；③不规则污斑；④退行性结构。每项为 1 分。

将各项得分简单相加，总分≥3 分符合恶性黑色素瘤的诊断，反之，<3 分则判断皮损为色素痣。其诊断敏感度为 95%，特异度为 75%。

六、三分测评法

三分测评法（three-point checklist）适用于缺少经验的皮肤镜使用者，其敏感度远高于特异度，可以帮助医师避免漏诊恶性黑色素瘤（图 3-3、图 3-4）。

其 3 项标准为：

（1）颜色和结构不对称：即在一条或两条垂直轴线方向颜色和结构不对称。

（2）不典型色素网：指色素网具有不规则的孔洞及粗线条。

（3）蓝白结构：指蓝白幕和退行性结构，即任何形式的蓝色和（或）白色。

上述标准如果符合 1 项记 1 分，具备两项（2 分）就要高度怀疑黑色素瘤。

借助三分测评法可以得到更加敏感与特异的结果。三分测评法是用来筛查的工具，确保不漏诊黑色素瘤，其敏感性远高于特异性，2 分以上皮损均应建议切除。

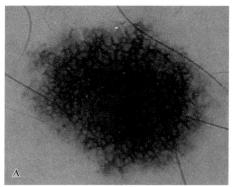

对称　　　　　　　　　　　　　不对称√
典型色素网　　　　　　　　　　不典型色素网√
无蓝白结构　　　　　　　　　　蓝白结构√
得分：0分　　　　　　　　　　得分：3分

图 3-3　三分测评法（一）

A. 色素痣评分为 0 分；B. 恶性黑色素瘤评分为 3 分

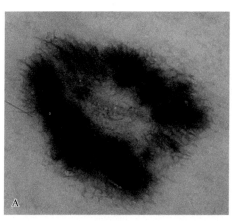
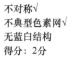
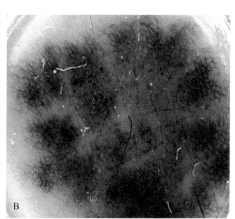

不对称√　　　　　　　　　　　对称
不典型色素网√　　　　　　　　典型色素网
无蓝白结构　　　　　　　　　　蓝白结构√
得分：2分　　　　　　　　　　得分：1分

图 3-4　三分测评法（二）

A. 评分为 2 分，建议切除；B. 评分为 1 分，建议随访观察

七、皮肤镜其他诊断方法

皮肤镜其他诊断方法包括修订的模式分析法、CASH 法、混乱和线索法、TADA 法、无色素皮损预测法及色盘法等。

八、皮肤镜诊断思路

（一）初步筛查

区分黑素细胞性皮损和非黑素细胞性皮损、普通人群查体、多发性皮损监测——初步筛查的诊断方法，简便、快捷，敏感性高于特异性。

（二）判断良恶性

判断皮损是良性还是恶性——精细诊断方法，复杂、相对注重特异性。

（三）提供诊断、鉴别诊断、治疗方案选择、预后判定依据

皮肤肿瘤诊断金标准是病理，皮肤镜诊断从主观到客观都是敏感性高于特异性，它只是为活检、诊断、治疗方案提供依据。

（四）皮肤镜应用范围及其适应证

1. 皮肤肿瘤诊断与鉴别诊断。
2. 皮肤色素性皮肤病诊断与鉴别诊断。
3. 红斑鳞屑皮肤病诊断与鉴别诊断。
4. 甲病的无创性诊断与评估。
5. 毛发及毛发病的无创性诊断与评估。
6. 其他皮肤病的辅助诊断与监测。
7. 皮肤活检部位选择及皮损切除范围的界定。
8. 皮肤无创性监测。
9. 皮肤病疗效判定。
10. 远程医疗应用。

判断是否为黑素细胞性病变（图 3-5 至图 3-9）：

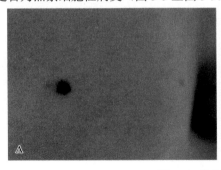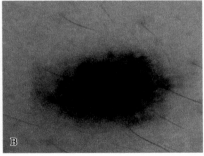

图 3-5　色素痣（面部）

A. 临床表现；B. 皮肤镜表现

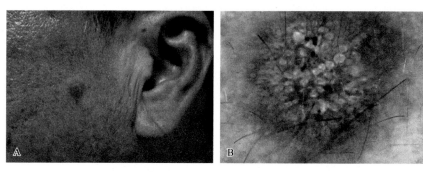

图 3-6 光线性角化病（面部）
A. 临床表现；B. 皮肤镜表现

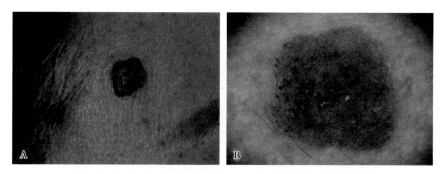

图 3-7 脂溢性角化病（面部）
A. 临床表现；B. 皮肤镜表现

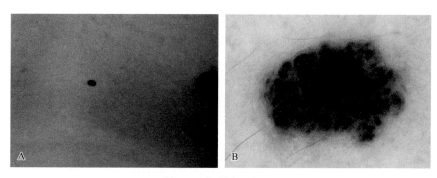

图 3-8 色素痣（躯干）
A. 临床表现；B. 皮肤镜表现

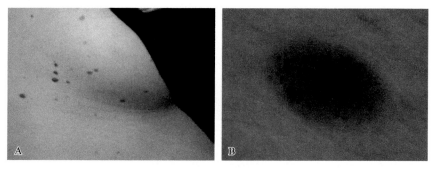

图 3-9 脂溢性角化病（躯干）
A. 临床表现；B. 皮肤镜表现

多发性皮损的无创性监测、随访（图 3-10 至图 3-15）：

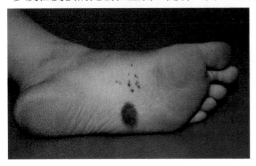

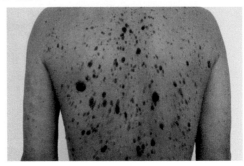

图 3-10　多发色素痣（足跖）

图 3-11　多发脂溢性角化病（背部）

皮肤镜无创性监测观察多发性色素痣每个痣的改变

皮肤镜无创性监测多发脂溢性角化病

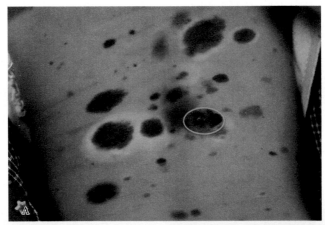

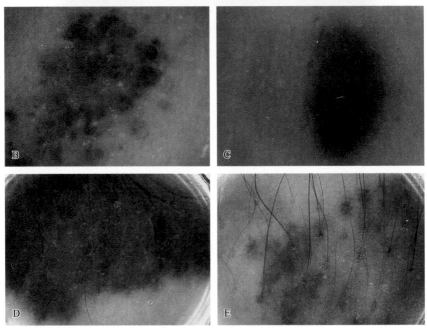

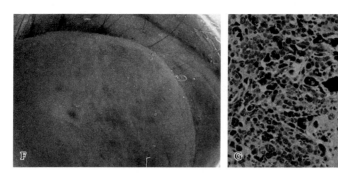

图 3-12　多发先天性色素痣继发恶变（躯干）

A. 临床表现，皮肤镜无创性监测多发先天性色素痣，蓝色圈中已继发恶性黑色素瘤，其他皮损仍表现为色素痣；B、C. 其中色素痣皮肤镜表现，可见球状模式、均质模式；D、E、F. 其中恶性黑色素瘤皮肤镜表现，可见蓝白结构，不均质毛囊周色素加深；G. 恶性黑色素瘤病理表现

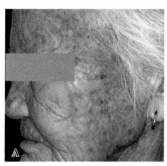
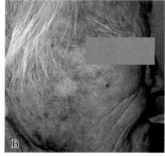
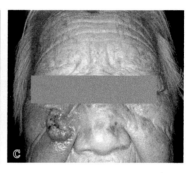

图 3-13　面部多发皮损

患者面部多处皮损，多发红斑（A、B），临床拟诊"光线性角化病"；面部较大红色肿物伴溃疡（C），临床拟诊"鳞状细胞癌"。可依据皮肤镜进一步诊断、指导治疗及随访

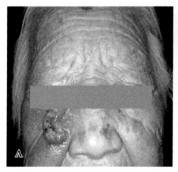
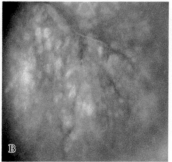
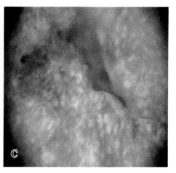

图 3-14　面部红色肿物

A. 临床表现：患者面部红色肿物；B. 皮肤镜下可看到周围大血管，形态不规则；C. 皮肤镜下可见溃疡、靶样毛囊；表现符合鳞状细胞癌

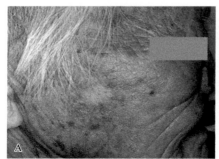
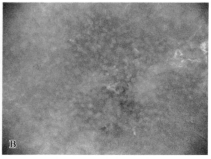

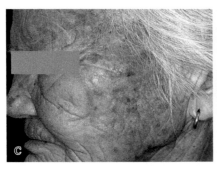
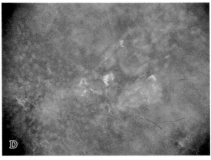

图 3-15　面部红斑

A、C.临床图片：患者面部多发红色斑片，部分增厚、鳞屑；B.皮肤镜下表现为"草莓征"；D.皮肤镜下表现为毛囊角栓、鳞屑，毛囊周多形血管、色素颗粒；表现符合光线性角化病

临床需要鉴别诊断的疾病可通过皮肤镜进行早期良恶性病变的鉴别诊断（图 3-16 至图 3-18）：

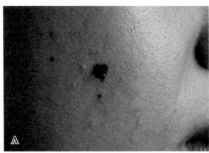
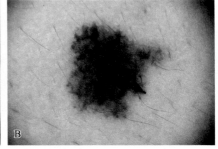

图 3-16　色素痣（面部）

A.临床表现；B.皮肤镜表现

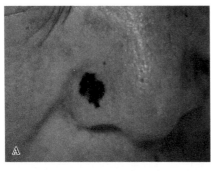

图 3-17　恶性黑色素瘤（面部）

A.临床表现；B.皮肤镜表现

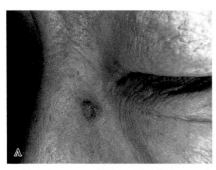
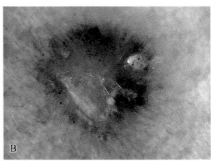

图 3-18　基底细胞癌（面部）

A.临床表现；B.皮肤镜表现

指导皮肤活检等进一步检查或治疗（图 3-19 至图 3-20）：

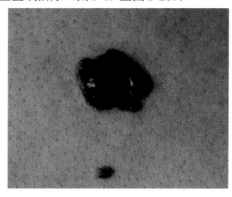

图 3-19　原发灶与卫星灶

皮肤镜指导下确定皮肤活检的部位是选择原发灶或卫星灶

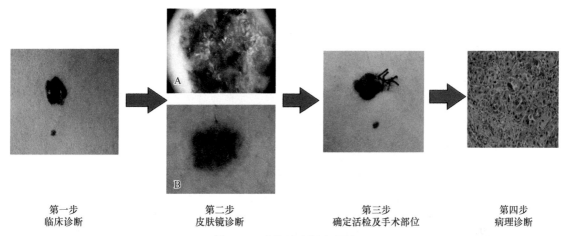

| 第一步 | 第二步 | 第三步 | 第四步 |
| 临床诊断 | 皮肤镜诊断 | 确定活检及手术部位 | 病理诊断 |

图 3-20　皮肤镜诊断流程图

皮肤镜下提示图 A 原发灶为恶性黑色素瘤皮肤镜表现，图 B 卫星灶为色素痣皮肤镜表现，

通过皮肤镜确定活检及手术部位，提高活检阳性率

第4章 皮肤镜诊断与皮肤组织病理诊断的联系与区别

　　皮肤镜和皮肤组织病理是两种不同性质的诊断方法。皮肤镜具有快捷辅助诊断、简便易学、实时无创的特点，可广泛地应用于色素性与非色素性、肿瘤性与非肿瘤性皮肤病的诊断。而皮肤组织病理则是皮肤肿瘤诊断的金标准，皮肤镜的诊断标准来源于对皮肤组织病理结构的对比分析。

　　皮肤镜下观察到的一些结构和颜色与组织病理学有一定的关联，可以评估表皮、真表皮结合处和真皮乳头层的形态结构和色素分布。组织病理学是对组织纵切面的评估，而皮肤镜诊断是基于对整体皮损水平面的观察，皮肤镜下表现出的结构和颜色是对皮肤不同深度的组织结构和色素分布进行的二维表面投影，但由于组织存在一定厚度，光线传播过程中不断衰减，皮肤镜能够观察到的结构和颜色通常仅能达到真皮乳头层。

一、皮肤镜图像颜色与组织病理学关系

　　皮肤镜下皮损的颜色与黑色素的分布位置、血管增生、角质层厚度和胶原纤维化的程度等有关，见图4-1。黑色素呈现的多种颜色（黑色、褐色、灰色或蓝色）取决于其解剖学位置和聚集程度，皮肤镜下图像颜色与组织病理学对应关系见表4-1。

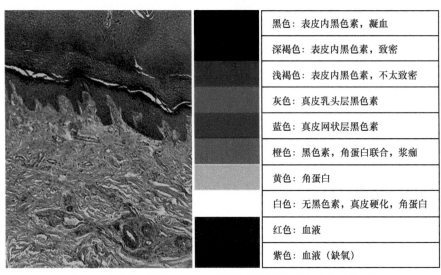

图 4-1　皮肤镜下黑色素在皮肤组织中不同解剖位置的颜色差异

表 4-1　皮肤镜图像颜色与组织病理学对应关系

皮肤镜图像颜色	对应组织病理学关系
黑色	黑色素位于角质层表现为黑色
褐色	黑色素位于真皮表皮连接处为褐色
灰色	黑色素位于真皮乳头层为灰色
蓝色	黑色素位于真皮深处为蓝色
黄色	与缺乏血液和黑色素的角质层及皮脂腺分化区有关

续表

皮肤镜图像颜色	对应组织病理学关系
红色和粉色	与血管和血管容量有关
白色	与色素脱失、纤维化、胶原基质的改变或者囊肿内角质有关
橘黄色	可能是糜烂或浅表溃疡处的渗出液

二、皮肤镜图像形态特征与组织病理学关系

皮肤镜图像的形态特征均与组织病理有一定对应关系（表4-2），皮肤镜可提高临床可疑皮损筛查的准确性，指导临床决策，有助于优化临床处理流程，但其观察皮损的深度有限，仅达真皮浅层或乳头层，而皮肤组织病理可深达皮下组织和脂肪层，故皮肤镜诊断并不能取代皮肤组织病理，皮肤肿瘤诊断的金标准依然是皮肤组织病理。

表 4-2　皮肤镜图像形态特征与组织病理学关系

图像形态			对应组织病理学关系
色素网格	典型色素网		沿表皮突的角质形成细胞和（或）黑素细胞内黑色素
	特殊部位	掌跖	沿皮沟或皮嵴分布的黑素细胞
		面部	表皮或真皮的色素被面部毛囊和附属器开口分隔
无结构区域			表皮突变平和（或）伴或不伴有 Paget 样细胞的黑色素聚集度降低
污斑			角质层、表皮和真皮浅层处黑色素的聚集
点			黑素细胞或黑素颗粒聚集：黑点表示色素位于表皮浅层或角质层；褐色点表示色素位于真皮表皮连接处或棘层；灰蓝色点表示色素位于真皮乳头层
球			表皮、真皮表皮连接处或真皮乳头的黑素细胞巢
条纹（包括伪足和放射流）			黑素细胞的融合连接巢，外周条纹的出现提示病变为黑素细胞来源
负性色素网络			与细长表皮突及增宽的真皮乳头内大的黑素细胞巢有关，也可能与表皮突桥连或异形黑素细胞巢有关
亮白色结构/蝶蛹样/晶体状结构			组织病理基础为真皮浅层处增多的或变性的胶原纤维
退行性结构	白色、瘢痕样色素脱失		组织病理基础为真皮乳头层纤维变性
	胡椒粉样模式		病理基础为真皮浅层的细胞内外黑色素沉积颗粒（多位于噬黑素细胞内）
蓝白幕			真皮大量色素性黑素细胞和（或）噬黑素细胞聚集，合并角质层致密角化过度和棘层肥厚
血管			真皮乳头层血管扩张或血管数目增加，可能与血管容量增加或新血管形成有关
粟粒样囊肿			表皮内角蛋白的假性角囊肿，有时粟粒样囊肿为色素性，类似于小球
粉刺样开口			组织病理基础是充满角质的表皮凹陷
脑回状模式			组织病理基础对应表皮的楔形，充满角质的凹陷
指纹样结构			平行排列的嵴，产生一种类似指纹的外观，组织病理对应细长的表皮嵴
枫叶状区域			真皮浅层色素型基底细胞癌形成的癌/巢，与表皮底面紧密相连
轮辐状结构			组织病理为基底细胞癌肿瘤细胞内色素聚集，从表皮底面发出多个突起至真皮
蓝灰色卵圆形巢			卵圆形巢在病理上对应真皮内聚集的色素性肿瘤细胞巢
多发性蓝灰色小球			真皮聚集的小的色素性肿瘤细胞巢
腔隙			多发簇状界线清晰的红色、红蓝色圆形或椭圆形腔隙，对应扩张或增生的血管腔

第二篇 各　论

第5章　皮肤肿瘤

第1节　良性黑素细胞性皮肤肿瘤

一、概　　述

色素痣指由痣细胞增生所形成的良性肿瘤，又名痣细胞痣、黑素细胞痣、痣，本病常见。皮肤镜作为无创伤性的辅助诊断手段，最初用于鉴别黑色素瘤与黑素细胞来源的其他皮肤肿瘤。

色素痣的皮肤镜诊断步骤

1. 色素痣皮肤镜下的颜色　色素痣常见的颜色有黑色、褐色、灰色、蓝色，通常由其中的1～2种颜色组成，出现的颜色种类越多，不典型黑素细胞增生的可能性越大，皮肤镜下颜色与组织病理关系见表4-1、图4-1。

2. 色素痣皮肤镜下的整体模式　色素痣在皮肤镜下整体模式常见的有以下几种：

（1）网状模式：表现为弥散性浅褐色背景上的蜂窝状色素网。根据色素网的分布不同，网状模式可分为弥漫网状模式、斑块状网状模式、外周网状模式伴中央色素减退、外周网状模式伴中央色素沉着等。网状模式是色素痣最常见的特征性的皮肤镜整体模式，也是黑素细胞性皮肤病与非黑素细胞性皮肤病的鉴别点之一，但也可见于早期黑色素瘤、单纯性雀斑样痣、日光性雀斑样痣和皮肤纤维瘤。在面部表现为围绕毛囊口形成的大小均一的圆形网格，称为假性色素网状模式，见图 5-1 至图 5-5。

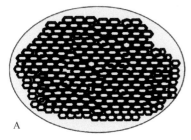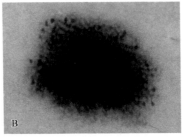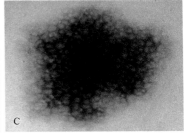

图 5-1　色素痣弥漫网状模式

A. 模式图；B、C. 皮肤镜下均表现为弥散性浅褐色背景上的规则蜂窝状色素网

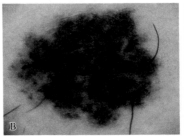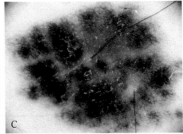

图 5-2　色素痣斑块状网状模式

A. 模式图；B、C. 皮肤镜下均为褐色至黑褐色小片多灶性色素网

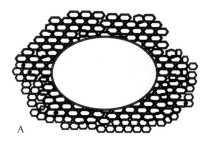
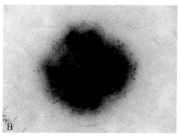
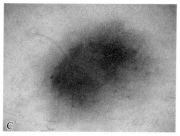

图 5-3　色素痣外周网状模式伴中央色素减退

A. 模式图；B、C. 皮肤镜下均为中央淡褐色均质结构外周规则色素网

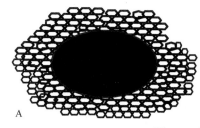
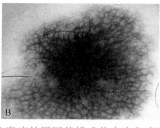
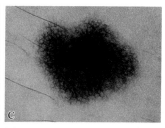

图 5-4　色素痣外周网状模式伴中央色素沉着

A. 模式图；B、C. 皮肤镜下均为中央深褐色均质结构外周规则色素网

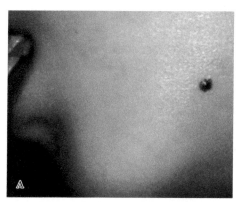
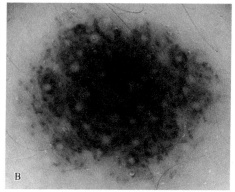

图 5-5　面部色素痣假性色素网状模式

A. 临床表现；B. 皮肤镜表现：为色素球结构，但由于毛囊口处色素缺失表现为假性色素网状模式

（2）球状模式：为大小不等、圆形或椭圆形、颜色深浅不一的色素性团块。球状模式可见于发育不良痣和乳头瘤样皮内痣，但要注意有时还可见于脂溢性角化病，见图 5-6 至图 5-8。

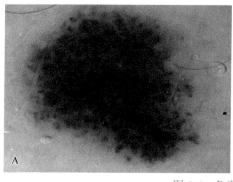
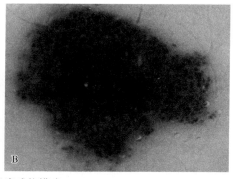

图 5-6　色素痣球状模式

A、B. 均为颜色、大小均质的色素性球状团块

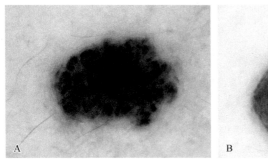
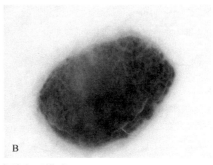

图 5-7   色素痣鹅卵石模式

A、B.色素痣球状模式中当色素团块较大甚至出现棱角时称为鹅卵石样结构

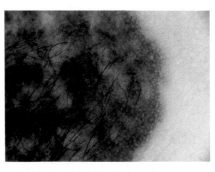

图 5-8   色素痣外周网状模式伴中央小球

（3）星爆模式：表现为边缘有放射状规则分布的色素条纹、点和球或二者均存在的结构，呈放射流或伪足，相当于肿瘤的放射性生长阶段，见图 5-9 至图 5-11。

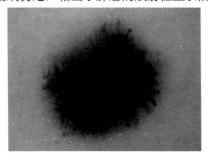

图 5-9   色素痣边缘放射线的星爆模式

边缘规则的放射状分布的色素条纹呈放射流

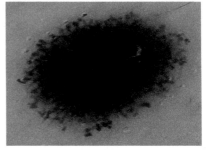

图 5-10   色素痣边缘伪足的星爆模式

星爆模式的另一种表现，边缘扭曲的球根状结构呈伪足样，直接与色素网或实体肿瘤边缘相连

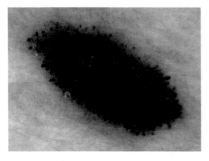

图 5-11   色素痣边缘小球的星爆模式

边缘呈规则放射状分布的点和球，也是星爆模式的表现

（4）均质模式：表现为弥漫均匀无结构的色素沉着，颜色可以为褐色、灰蓝色、灰色。均质模式最常见于蓝痣，是蓝痣的特征性表现，见图 5-12。均质模式还可见于发育不良痣、皮内痣、结节性和转移性黑色素瘤以及非黑素细胞性疾病。

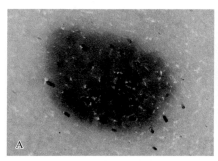
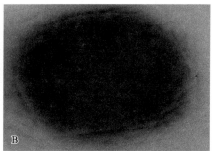

图 5-12　色素痣均质模式

A. 为蓝灰色均质结构；B. 为褐色、黑灰色两种颜色的均质结构

（5）双组分模式：同一皮损内不同区域可出现两种上述模式，称为双组分模式，见图 5-13。

（6）对称性多组分模式：同一皮损内存在三种以上的上述结构模式，色素痣中表现为对称性结构，见图 5-14。

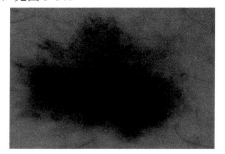
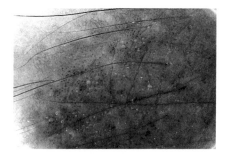

图 5-13　色素痣双组分模式

可见色素网和均质模式两种结构

图 5-14　色素痣对称性多组分模式

镜下可见弥漫性褐色均质结构、球状结构、色素网结构

二、普通获得性色素痣

普通获得性色素痣（acquired melanocytic nevus）又称普通获得性黑素细胞痣，于出生后出现，由良性黑素痣细胞巢组成，根据痣细胞在皮肤组织学上的分布不同分为交界痣、皮内痣、混合痣。

（一）交界痣

交界痣（junctional nevus）常扁平或略高出皮面，颜色较深，表面光滑无毛发，可发生于任何部位的皮肤或黏膜，常见于掌跖、外阴、甲床。

皮肤镜下特点（图 5-15、图 5-16）：①通常表现为网状模式；②颜色为深褐色；③可伴有点和球；④色素网在皮损中央较周围密集。

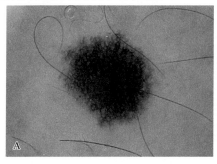
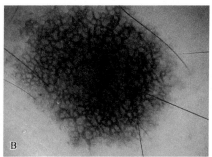

图 5-15　交界痣（躯干）

躯干交界痣皮肤镜表现：均质的典型的色素网，色素网在中央密集（A. ×20；B. ×30）

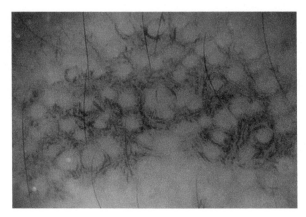

图 5-16　交界痣（面部）

色素网中可见毛囊开口

（二）皮内痣

皮内痣（intradermal nevus）常见于成年人，好发于头、面、颈部，临床中常表现为半球形隆起或乳头瘤样突起，与混合痣相比高出皮面更显著，部分有蒂，颜色呈更浅的棕色或肤色，表面常有终毛。

皮肤镜下特点（图 5-17 至图 5-23）：

（1）通常为淡褐色的均质模式。

（2）也可见球状模式，其中鹅卵石模式常见，也可见球状、鹅卵石模式混合模式，有时色素减退型皮内痣常表现为色调和结构不对称，由不规则分布的色素球或鹅卵石样结构组成，常位于典型的褐色至肤色背景上。

（3）常可见终毛。

（4）少量粉刺样开口。

（5）小的粟粒样囊肿。

（6）对于色素减退型或无色素色痣，血管结构是其主要特征。逗号样血管是最常见的类型，偶尔出现发卡样血管和点状血管，常位于典型的褐色至肤色背景上。血管在大小和直径上变异性显著，而模式却非常单一。有时皮内痣的血管也可以呈分支状，但是血管的形态常是模糊不清的，而基底细胞癌的分支状血管通常清晰显著。

（7）皮内痣皮肤镜下的移动试验阳性：当用皮肤镜头轻微按压皮疹时，色损会出现滚动，这点可用于鉴别基底细胞癌和皮内痣。

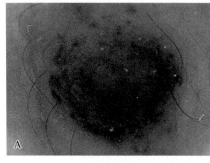
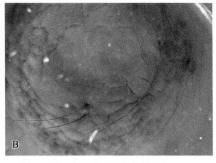

图 5-17　鹅卵石模式皮内痣

皮内痣皮肤镜表现：鹅卵石模式，可见终毛，中央可见退化结构（A. ×20；B. ×30）

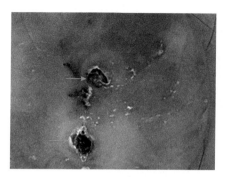

图 5-18 均质模式皮内痣

皮内痣均质模式，为色素减退型皮内痣，皮肤镜表现为色调和结构
不对称，可见粉刺样开口（蓝色箭头所示）

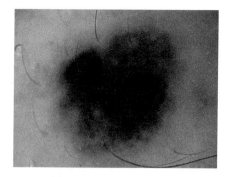

图 5-19 球状模式皮内痣

皮内痣球状模式，可见粉刺样开口、终毛

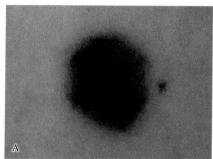

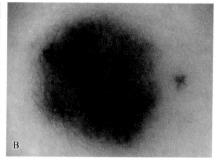

图 5-20 有卫星灶的皮内痣

均质模式，表面可见脑回状结构，边缘有一小卫星灶，可疑表现应切除。病理提示为皮内痣（A. ×20；B. ×30）

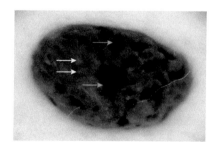

图 5-21 类似脂溢性角化病的皮内痣

可见隐窝（蓝色箭头所示）、粟粒样囊肿（黄色箭头所示），色素痣的粟粒样囊肿比脂溢性角化病小、明亮且数量少，脂溢性角化
病的粟粒样囊肿常大而朦胧，如"多云"

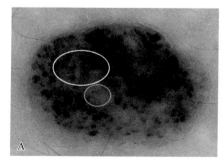

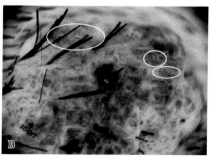

图 5-22 色素减退型皮内痣

血管结构是其主要特征，常见类型为逗号样血管（蓝色箭头）、发卡样血管（黄色圈）、线状血管（白色圈），偶尔可见点状血管
（蓝色圈）（A. 不规则的色素球、鹅卵石样结构及血管结构；B. 不规则鹅卵石样结构、血管结构及较多终毛）

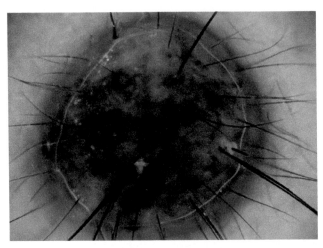

图 5-23　色素减退型皮内痣的分支状血管

有时可见分支状血管，与基底细胞癌比较形态模糊，模式较单一、结构较模糊

（三）混合痣

混合痣（compound nevus）外观类似交界痣，但稍隆起，为轻度隆起皮面的褐色至黑褐色的丘疹或斑丘疹，不同程度地高出皮面，颜色较交界痣浅，也可有终毛。

皮肤镜下特点（图 5-24 至图 5-27）：①混合痣常见的皮肤镜模式是球状模式和鹅卵石模式，大小均一；②网状模式在混合痣中也可见到；③常见到多样的复合模式；④混合痣还可能出现均匀分布的色素减退区；⑤血管特征不易鉴别，如果可见血管，则常为规则线状血管和逗号样血管。

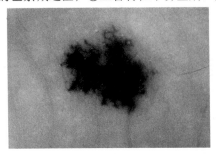

图 5-24　混合痣（一）

可见灰蓝色均质结构基础上不典型色素网。病理提示混合痣

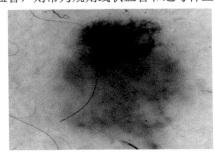

图 5-25　混合痣（二）

可见底面是色素球模式，上面是色素网结构

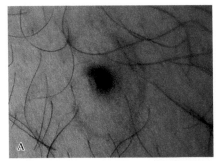

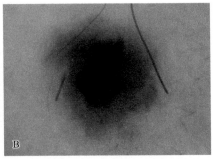

图 5-26　混合痣（三）

A. 临床表现；B. 皮肤镜：可见底面是褐色均质模式，上面是球状模式

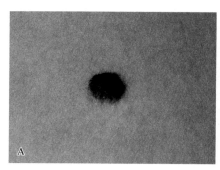
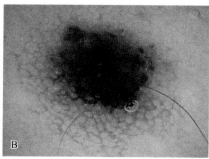

图 5-27　混合痣（四）

A. 临床表现；B. 皮肤镜：可见底面是网状模式，上面是球状模式，可见终毛

三、斯皮茨痣

　　斯皮茨痣（Spitz nevus，Spitz 痣）是一种常见于儿童和青春期的黑素细胞增生性良性肿瘤，20%～30% 的病例发生于成人。女性更常见，其中女性好发于下肢，男性和年长者好发于躯干部位。大多数 Spitz 痣临床表现为无症状、对称、孤立、表面光滑、质硬的半球形结节，通常直径小于 2cm。根据黑素含量不同呈现粉色、红色或黑色。

　　Spitz 痣常见的皮肤镜模式有以下几种，见图 5-28 至图 5-37。

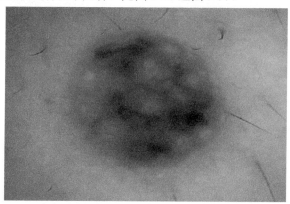

图 5-28　粉色均质模式 Spitz 痣（一）

皮肤镜可见粉色背景下分布逗号样血管

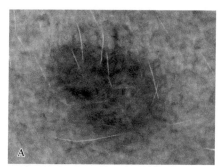
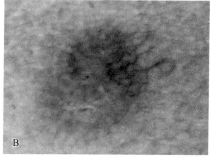

图 5-29　粉色均质模式 Spitz 痣（二）

A. 皮肤镜可见粉色血管模式，残留少数淡褐色色素网；B. 压迫后负性色素网较明显，可见多数为逗号样血管、不规则线状血管，
少许呈纤细的树枝状血管

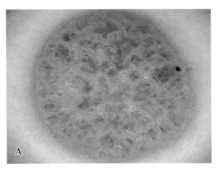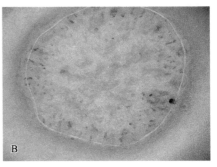

图 5-30 粉色均质模式 Spitz 痣（三）

A. 皮肤镜可见粉色背景下负性色素网，均质分布逗号样血管、环状血管、发卡样血管，周边模糊的淡褐色边缘；B. 压迫后边缘发卡样血管显示较明显

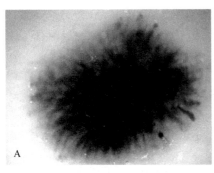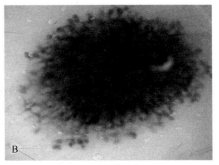

图 5-31 边缘放射线或伪足的星爆模式 Spitz 痣

中央均质褐色结构，A. 边缘环绕规则放射状色素条纹；B. 边缘伪足呈规则放射状分布

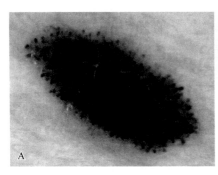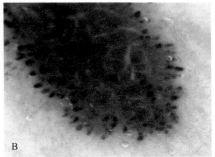

图 5-32 边缘色素球的星爆模式 Spitz 痣

中央均质褐色结构，可见亮白条纹结构，边缘环绕多层呈星爆状分布的球状结构（A. ×20；B. ×30）

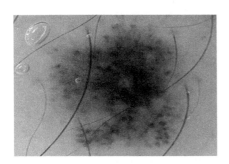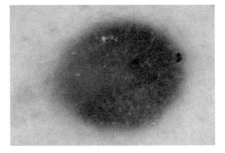

图 5-33 球状模式 Spitz 痣

可见弥漫性褐色背景上多层褐色小球离心性排列，如爆炸星球，小球之间间隔大，周边显著

图 5-34 褐色均质模式 Spitz 痣

弥漫均匀无结构的褐色色素沉着，可见负性色素网，周边缺乏轮廓鲜明的条纹，并可见淡红色边缘

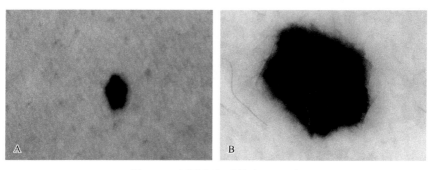

图 5-35 黑褐色均质模式 Spitz 痣

A. 临床表现；B. 皮肤镜；弥漫均匀无结构的黑褐色色素沉着，周边可见不清晰的色素条纹呈星星爆状

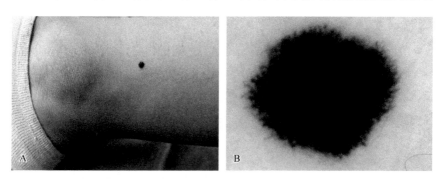

图 5-36 网状模式 Spitz 痣

A. 临床表现；B. 皮肤镜表现

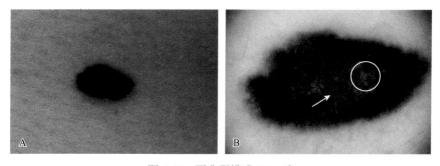

图 5-37 不典型模式 Spitz 痣

A. 临床表现；B. 皮肤镜；中央乳红色区域（白色箭头），边缘较均质褐色色素网，边缘逐渐变淡呈轮廓模糊的放射状条纹，乳红色区域可见亮白条纹（白色圈），这些表现可见于黑色素瘤，但 Spitz 痣乳红色区域常位于皮损中央，各结构仍呈均质表现，病理证实为 Spitz 痣

（一）粉色均质模式（血管模式）

（1）经典的无色素或少色素性皮损。

（2）点状血管规则分布于皮损，也可见线状、逗号样等多形性血管。

（3）可伴有负性色素网或亮白条纹结构。

（4）有时也表现为血管和不同程度色素的混合模式，这种模式模拟了无色素或色素减退的黑色素瘤。

（二）星爆模式

色素性梭形细胞痣，又称为色素性 Spitz 痣，是一种黑素细胞痣的变型，临床上常模拟黑色素瘤。

皮肤镜下常见星爆模式：中央均质褐色色素斑，边缘环绕规则或不规则排列的色素条纹、点球或二者均存在，呈放射流或伪足，相当于肿瘤的放射性生长阶段。

（三）球状模式

皮肤镜下常见：①弥漫性褐色背景；②球间间隔大的小球；③可表现为褐色、蓝色、黑色；④可分布于整个皮损或只在边缘；⑤球状模式为离心性，如爆炸星球，周边常呈多层球状排列，可见负性色素网。

（四）均质色素性模式

均质色素性模式的特征是弥漫性深褐色或黑蓝色，周边缺乏轮廓鲜明的条纹，常见淡红色边缘。

（五）网状模式

网状模式常表现为中央较深色素网或均质，边缘色素网逐渐过渡为放射状条纹，周边可见淡褐色色素沉着。

（六）不典型模式

不典型模式可表现为上述几个特征同时出现或黑色素瘤样结构，在同一个皮损区不规则分布。

Spitz 痣的皮肤镜表现可随年龄的不同而有所差异，年轻患者更易发现星爆模式和均质模式，而年长者更常观察到星爆模式和非典型模式，其中非典型模式是≥50 岁患者的最常见模式；并且可随解剖部位的不同而有所差异，躯干部位常呈现非典型模式，而星爆模式常见于下肢。

四、蓝　　痣

蓝痣（blue nevus）是由大量的皮肤黑素细胞色素巢构成，皮肤镜下形态结构见图 5-38 至图 5-44。

皮肤镜常表现为：

1. 典型的皮肤镜模式是均质模式。

2. 多表现为无结构的两种或两种以上颜色组成的均质色素沉着结构，常见"深灰蓝"蓝色色素的均质结构。

3. 病变周围常见突出或似投影样的结构。

4. 硬化性蓝痣可见中央明显的白色色素减退区。

5. 常缺乏色素网，可见到其他皮肤镜结构，如色素点球、周边条纹等。

6. 少数可见多态性血管，以点状、逗号样血管为常见模式。

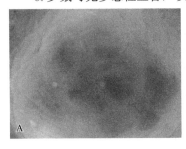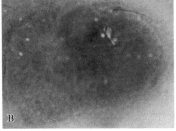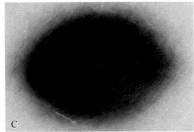

图 5-38　蓝痣典型的皮肤镜模式

多为灰、蓝、褐色两色或三色组成的均质结构，A. 是"灰蓝"蓝色色素的均质结构；B. 是灰、蓝、褐色三色组成的均质结构；C. 为常见的"深灰蓝"蓝色色素的均质结构

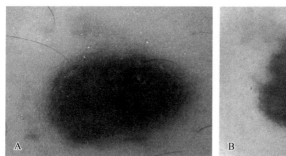
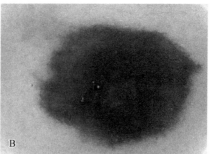

图 5-39 具有投影样结构的蓝痣皮肤镜表现

病变周围常见突出或似投影样的结构（A. ×20；B. ×30）

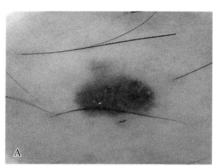
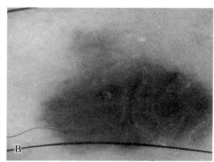

图 5-40 周围突出的蓝痣皮肤镜表现

灰、蓝、褐色三色组成的均质结构，病变周围常见突出或似投影样的结构（A. ×20；B. ×30）

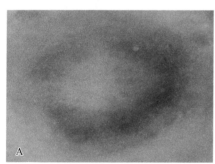
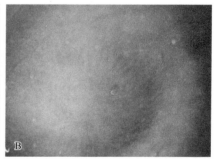

图 5-41 硬化性蓝痣

可见中央明显的白色色素减退区。边缘呈放射状均匀的色素沉着斑（A. ×20；B. ×30）

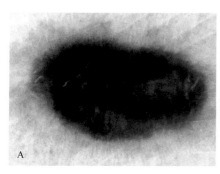
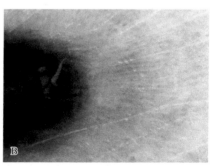

图 5-42 偏振光下蓝痣（一）

偏振光模式下常可以更清晰地显示出多种颜色及亮白条纹，边缘呈放射状均匀的淡褐色色素网（A. ×20；B. ×30）

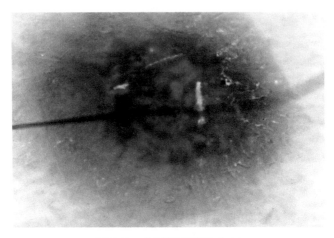

图 5-43　偏振光下蓝痣（二）

偏振光下可见由灰色、褐色、黑色多种颜色组成的均质结构，表面亮白条纹，边缘呈放射状均匀模糊的淡褐色色素网

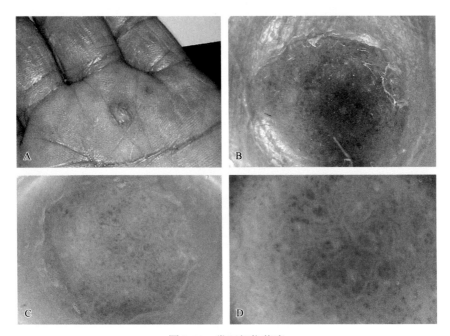

图 5-44　掌跖部位蓝痣

典型的"钢灰蓝色"均质模式，常可以更清晰地显示出点状、球状多种形状血管，均匀分布（A. 临床表现；B. 皮肤镜偏振光模式；C. 皮肤镜浸润模式 ×20；D. 皮肤镜浸润模式 ×40）

五、先天性色素痣

先天性色素痣（congenital melanocytic nevus）是出生时即有的黑素细胞痣，包括表皮内、真皮内或二者都有的良性黑素细胞增殖。极少数病例也可在出生后或生后两年内出现。这些生后出现的皮损，其表现与先天性色素痣无明显不同，因此被称为迟发型先天性色素痣。根据其直径大小分为小型（最大直径＜1.5cm）、中型（直径 1.5～19.9cm）、大型（直径 20～49cm）或巨大型（直径≥50cm），新生儿头皮皮损直径≥9cm，躯干皮损直径≥6cm 即为大型先天性色素痣。

先天性色素痣主要表现为球状模式、网状模式、网球模式、均质模式 4 种色素模式之一，具体见图 5-45 至图 5-54。

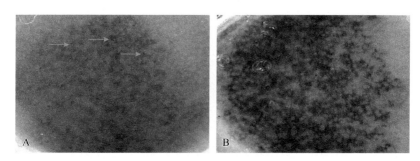

图 5-45 先天性色素痣网状模式（一）

A. 可见弥漫纤细的网状模式，可见靶样球（蓝色箭头所示）；B. 可见弥漫粗重的网状模式

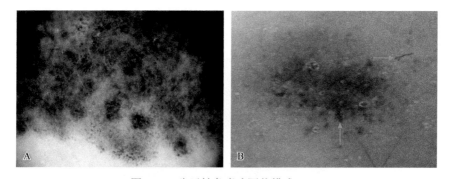

图 5-46 先天性色素痣网状模式（二）

A. 可见片状网状模式，弥漫的淡褐色均质背景，色素网片状分布；B. 可见线状短片段形成菌丝样结构（蓝色箭头所示）

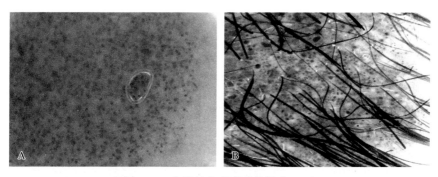

图 5-47 先天性色素痣球状模式（一）

A. 可见弥漫性的大球、小球球状模式；B. 可见弥漫性的大球、小球球状模式，并可见多毛

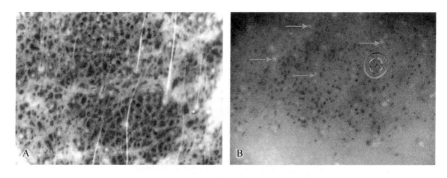

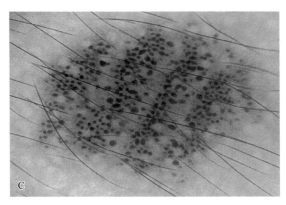

图 5-48 先天性色素痣球状模式（二）

A. 可见鹅卵石模式，伴多毛；B. 可见球状模式，多数粟粒样囊肿（蓝色箭头所示）；C. 可见淡褐色均质背景上球状模式、多毛

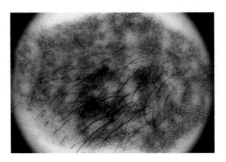

图 5-49 先天性色素痣网球模式

中央球状结构，周围网状结构包绕，并可见多毛，毛囊周围色素减退

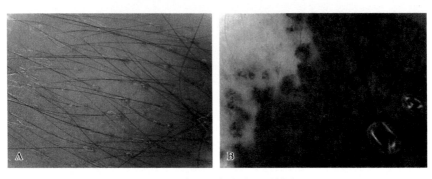

图 5-50 先天性色素痣均质模式

弥漫性均质无结构色素沉着背景局部区域内可有网状片段或散在球状模式；A. 弥漫性均质无结构灰褐色背景，伴多毛；B. 弥漫性均质深褐色背景，周边散在小球

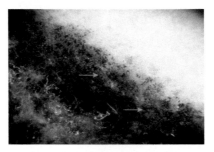

图 5-51 先天性色素痣多组分模式

周边纤细的网状模式，其上散在多数小球，可见靶样点（蓝色箭头所示）

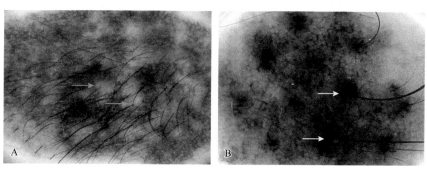

图 5-52　先天性色素痣毛囊周围色素改变

A.可见毛囊周围色素减退（蓝色箭头所示）；B.可见毛囊周围色素加深（黄色箭头所示）

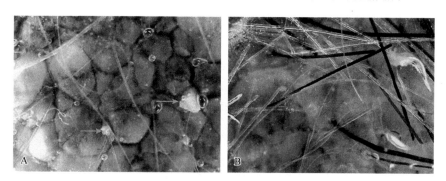

图 5-53　乳头瘤样先天性色素痣

A.类似脂溢性角化的脑回状结构，隐窝、粉刺样开口（蓝色箭头所示）；B.类似脂溢性角化的沟嵴结构、隐窝、鹅卵石模式

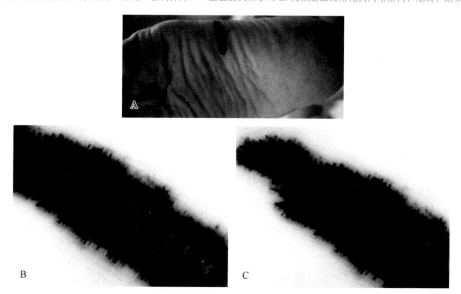

图 5-54　肢端先天性色素痣

类似星爆模式 Spitz 痣边缘呈放射状条纹，并可见亮白条纹和玫瑰花瓣征，总体结构对称均质、边界清晰，仍建议切除

（A.临床表现；B、C.皮肤镜表现）

（一）球状模式

球状模式常见于 12 岁以下儿童的头、颈、躯干部先天性色素痣。可表现为密集或稀疏的大球或小球模式，特殊类型有鹅卵石样结构、靶样球结构、晕球结构（球周围绕以色素减退晕），可以弥漫或局部分布。鹅卵石样结构在这些部位及年龄 12 岁以下的先天性色素痣更具有特异性。

（二）网状模式

12 岁以上患者，位于四肢的先天色素痣，网状模式更为常见。可表现为纤细或粗重的网状模式，呈整体、局部或边缘分布等不同分布形式，还有粗线网片段的特色类型，类似真菌菌丝。

（三）网球模式

网球模式表现为中央簇集分布的球状模式，边缘绕以网状结构。

（四）均质模式

均质模式常表现为淡褐色弥漫性均质无结构背景，可局部散在网状片段或球状结构。

（五）其他皮肤镜特征

（1）粟粒样囊肿：与脂溢性角化病相比黑素细胞性病变的粟粒样囊肿表现为外观较小、明亮、锐利，呈"闪烁"样，而黑色素瘤中数量相对较少。

（2）血管靶样网状结构：也称靶状血管，血管位于色素网状结构的孔中。

（3）球状靶样网状结构：也称靶样球，色素球位于色素网状结构的孔中。

（4）不同形态的血管：痣或黑色素瘤中常见的任何血管均可出现，如逗号样血管、点状血管、线状匍行性血管、发卡样血管等。

（5）多毛：终毛数量增多。

（6）毛囊周围色素改变：毛囊周围均匀的色素增加或减少。

区分先天性色素痣和获得性色素痣的其他皮肤镜特征包括：先天性色素痣常具有靶状色素网或球、靶状血管、皮沟和白色网状结构。

六、色素性毛表皮痣

色素性毛表皮痣（pigmented hairy epidermal nevus）又称 Becker 痣，是一种获得性单侧色素增加性斑片或轻度增厚的斑块，常伴毛发增多，通常见于 10～30 岁，好发于胸、背部的上 1/4 象限，多为单发，直径从数厘米到 10 余厘米不等。

色素性毛表皮痣的主要皮肤镜表现为（图 5-55 至图 5-57）：

1. 网格状（蜂窝状）色素沉着。

2. 灶性色素减退。

3. 皮纹色素减退。

4. 毛囊周围色素减退。

5. 可见血管结构以及毛发增多、增粗。

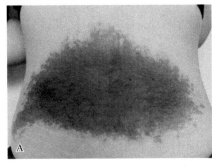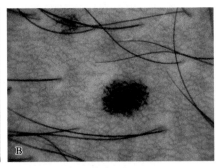

图 5-55　色素性毛表皮痣（腰部）

A. 临床表现；B. 皮肤镜可见网格状（蜂窝状）淡褐色色素沉着背景，散在分布色素网模式色素痣，少许灶性色素减退，毛囊周围色素减退，毛发增多粗大

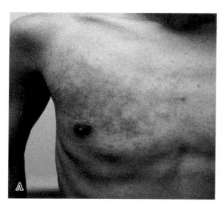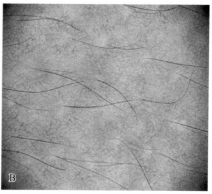

图 5-56 色素性毛表皮痣（胸部）

A. 临床表现；B. 皮肤镜可见弥漫的网格状（蜂窝状）淡褐色色素沉着背景，毛发增多，毛囊周围色素减退

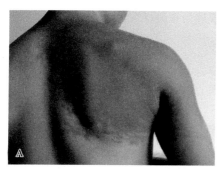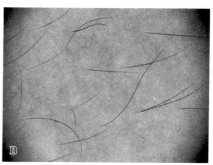

图 5-57 色素性毛表皮痣（肩背部）

A. 临床表现；B. 皮肤镜可见弥漫的网格状（蜂窝状）淡褐色色素沉着背景，毛发增多

七、单纯性雀斑样痣

单纯性雀斑样痣（simple lentigo），是一种遗传性色素性皮肤病，皮损好发于面部、颈部、肩部和手背。临床以散在的浅褐色或深褐色斑点为特征。常呈多发性，往往呈带状或片状分布于身体一侧而不对称。部分多发性特殊类型常伴有其他系统疾病成为某些遗传性综合征的一部分。

皮肤镜表现主要为正常皮肤的基础上可见淡褐色至棕黑色不同程度的褐色色素网状结构，边界不清或清晰，毛囊周可见色素加深，见图 5-58。

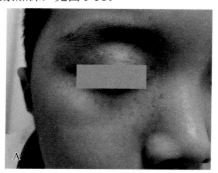

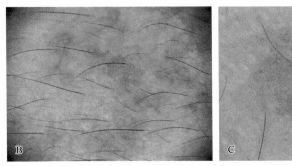
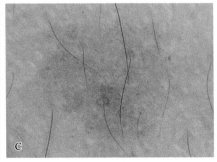

图 5-58　右侧面部单纯性雀斑样痣

A.临床表现；B.皮肤镜下淡褐色色素网状结构，边界不清；C.可见毛囊周色素加深

八、斑　痣

斑痣（nevus spilus）也称斑点状雀斑样痣，表现为雀斑样斑片上镶嵌散在的色素痣。其有两种亚型。

（一）斑点型斑痣

斑点型斑痣是在浅褐色背景上有深色斑点，斑点的大小基本一致，在皮肤镜下呈网络模式或均质模式，见图 5-59。

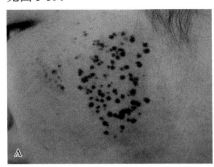
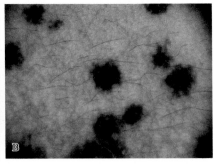

图 5-59　斑点型斑痣

A.临床表现；B.皮肤镜下可见边界清晰的淡褐色色素网，背景上可见散在大小基本一致深褐色网状模式的色素痣

（二）丘疹型斑痣

丘疹型斑痣在镜下表现为浅褐色背景上分布不均、大小不等的深色斑点、丘疹。皮肤镜下斑点和丘疹可以呈网状、均质状、球状或是复合结构（图 5-60）。尽管任何一种斑痣都可能发生黑色素瘤，但面积较大的斑点型斑痣风险最高。

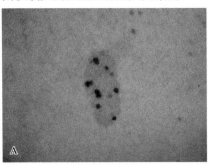
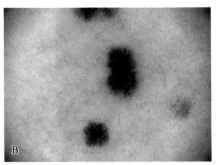

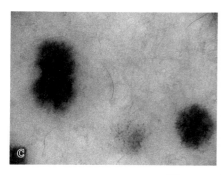
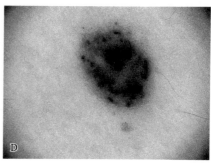

图 5-60 丘疹型斑痣

A. 临床表现：面部丘疹型斑痣；皮肤镜表现：B. 可见边界清晰的淡褐色色素网，背景上可见散在大小不等深褐色网状模式；

C. 外周网状模式伴中央小球模式；D. 鹅卵石模式的色素痣

九、复发性色素痣

复发性色素痣（recurrent melanocytic nevus）又称持久性痣或假性黑色素瘤。常发生于不完整手术切除、激光、冷冻术后或外伤后的瘢痕上，残留的黑素细胞成分可能经过一段时间发展为不规则的色素沉着，常出现于术后 3～6 个月，且临床及皮肤镜的特征均模拟黑色素瘤的表现。

皮肤镜表现（图 5-61 至图 5-66）：①非对称性；②边缘锐利；③均质或多组分模式；④不典型色素网（黄色箭头）；⑤不规则条纹（白色箭头）；⑥不规则点/球的球状模式；⑦也可出现轮廓不规则的棕黑色污斑；⑧常见胡椒粉样结构；⑨颜色常见蓝灰或红色；⑩色素一般不超过瘢痕区，瘢痕周围常有浅褐色色素性晕围绕。

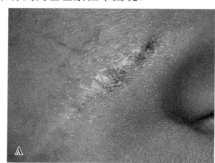
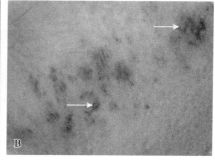

图 5-61 手术后复发性色素痣

A. 临床表现：女性面部，手术后 1 年；B. 皮肤镜下可见非对称性、边缘锐利的不典型色素网（蓝色箭头）、不规则条纹（黄色箭头）、

不规则点/球的球状模式（白色箭头），色素未超过瘢痕区，瘢痕周围常有浅褐色色素性晕围绕

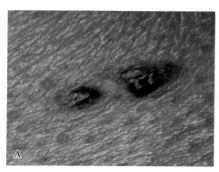
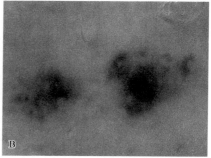

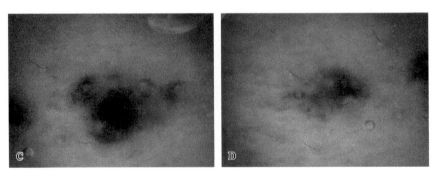

图 5-62　激光术后复发性色素痣（一）

A. 临床表现：女性面部，激光术后 1 年；皮肤镜表现：B. 不对称，多种色调，不规则色素沉着炎性红斑；C. 可见不规则点/球，污斑，局限于炎性红斑内；D. 部分部位色素减退，绕以淡褐色晕

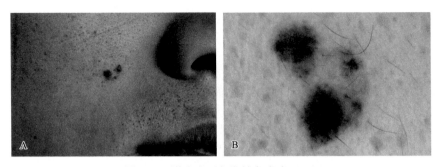

图 5-63　激光术后复发性色素痣（二）

A. 临床表现：男性激光术后；B. 皮肤镜表现：不对称，多种色调，不规则点/球，污斑，不典型色素网，绕以淡褐色晕

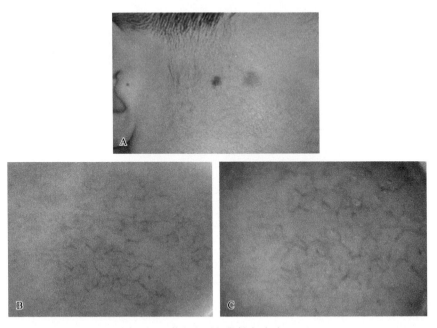

图 5-64　激光术后复发性色素痣（三）

A. 临床表现：4 岁男孩面部，激光术后 6 个月；皮肤镜表现：B. 淡粉色炎性红斑基础上可见不规则淡褐色色素网（×20）；C. 左边边缘外轻度色素减退（×30）

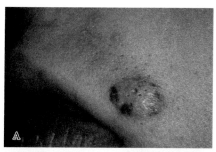

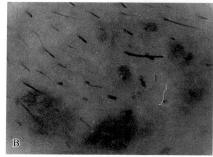

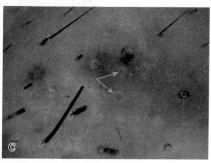

图 5-65 激光术后复发性色素痣（四）

A.临床表现：男性面部，激光术后 7 个月；皮肤镜表现：B.不对称、不规则的污斑和点/球（×20）；C.毛囊口有色素减退，但毛囊孔色素沉着（如蓝色箭头所示）（×30）

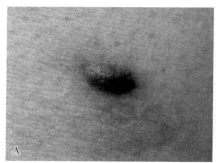

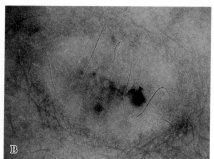

图 5-66 瘢痕基础上复发性色素痣

A.临床表现；B.皮肤镜表现：增生性瘢痕基础上可见不均匀分布色素球，不超过瘢痕区

十、肢端色素痣

肢端色素痣（acral nevus）是手掌和足跖部位较为常见的色素性皮肤病，且在皮肤镜观察和诊断中有较高的敏感度。掌跖部位色素性皮肤病在皮肤镜下经常表现为平行模式。这与掌跖皮肤独特的解剖结构有关，也是皮纹或指纹形成的原因。所以，掌跖部位皮肤镜表现的异同性均有其不同的临床意义。

（一）掌跖部位的解剖学特点

手掌和足跖皮肤独特的解剖结构是黑素细胞性病变色素排列形成平行线的主要原因。解剖学特点：①较厚的角质层；②皮沟（浅表沟槽）和皮嵴（浅表嵴）；③小汗腺及其开口位于皮嵴中央；④无毛囊开口；⑤ Wallace 线，即掌跖区（无毛区）和手足毛囊区（有毛区）的皮肤分界线，采用皮肤镜观察可区分肢端皮肤特征和掌跖皮肤特征或色素分布模式，或兼具无毛区和有毛区皮肤特征的多元模式（图 5-67、图 5-68）。

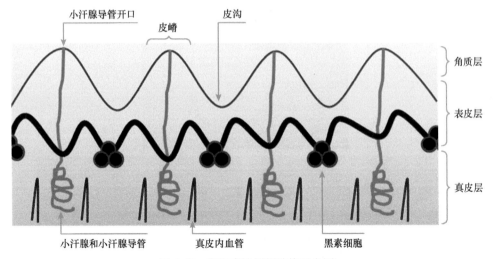

图 5-67　掌跖皮肤解剖结构示意图

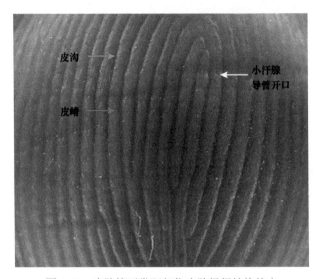

图 5-68　皮肤镜下掌跖部位皮肤组织结构特点

皮肤镜图像显示皮沟（绿色箭头）、皮嵴（橘色箭头）、小汗腺导管开口（白色箭头）

（二）常见肢端色素痣皮肤镜模式与常见皮肤镜特征表现

良性的肢端色素痣典型皮肤镜特征主要包括：平行模式，网格样模式和纤维样模式等。部分增生活跃的色素痣可表现为类似于平行嵴模式的表现。

1. 皮沟平行模式　最常见，占肢端色素痣的 45%～50%，由主要位于皮沟部位的线状色素沉着所形成，即位于皮沟中的平行细线，见图 5-69。

皮沟平行模式常见于掌跖周边、足弓外围、第一趾/指节腹侧，负重受力和摩擦相对较轻的部位，见图 5-70。

皮沟平行模式有 4 种亚型（图 5-71 至图 5-77）：

1）单线状平行模式，常见在交界痣中出现，包括皮沟单线平行模式或皮嵴上点或球共同组成。

2）单点状（虚线）平行模式（变异型）。

3）双线状平行模式（变异型）。

4）双点状（虚线）平行模式（变异型）。

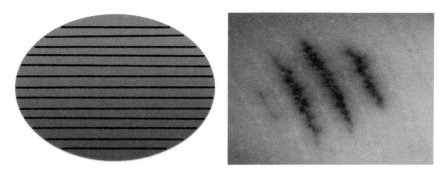

图 5-69　肢端色素痣的皮沟平行模式图

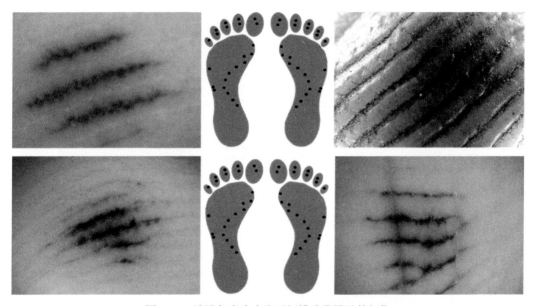

图 5-70　肢端色素痣皮沟平行模式常累及的部位

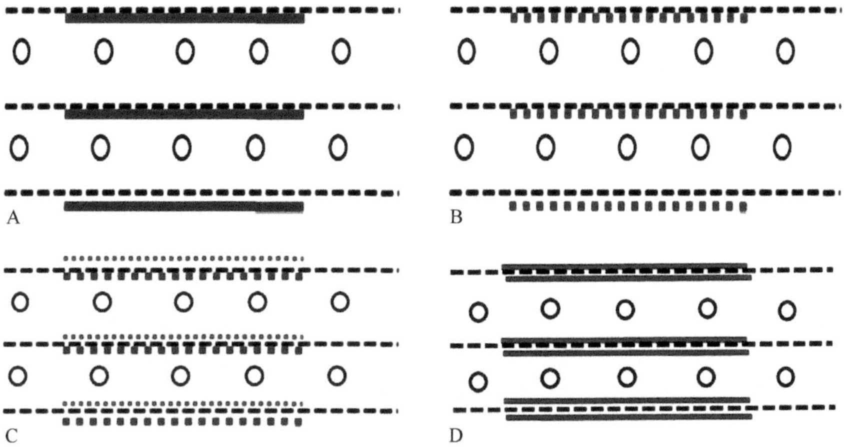

图 5-71　肢端色素痣皮沟平行模式四种亚型的模式图

A. 单线状平行模式；B. 单点状平行模式；C. 双点状平行模式；D. 双线状平行模式

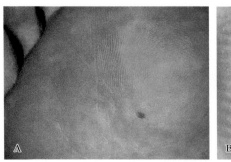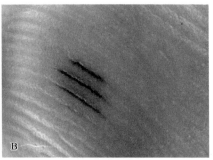

图 5-72　肢端色素痣单线状皮沟平行模式（足跖前端）

A. 临床表现；B. 皮肤镜表现

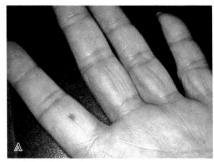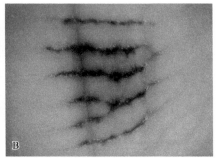

图 5-73　肢端色素痣单线状皮沟平行模式（手指屈侧）

A. 临床表现；B. 皮肤镜表现

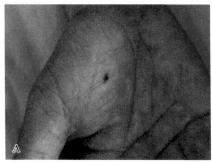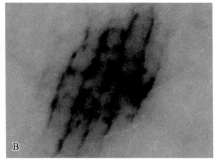

图 5-74　肢端色素痣单线状皮沟平行模式（手掌）

A. 临床表现；B. 皮肤镜表现

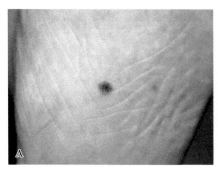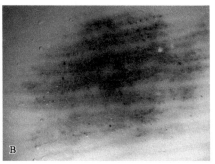

图 5-75　肢端色素痣双线状皮沟平行模式（足跟）

A. 临床表现；B. 皮肤镜表现

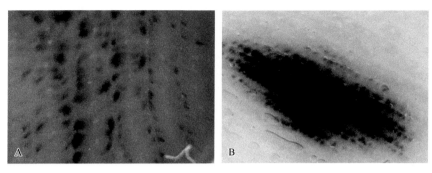

图 5-76 肢端色素痣双点状皮沟平行模式

A. 大点球双点状皮沟平行模式；B. 小点球双点状皮沟平行模式

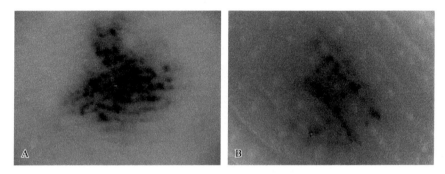

图 5-77 肢端色素痣单点状皮沟平行模式

2. 平行嵴模式 位于皮嵴的平行粗大线，主要见于肢端黑色素瘤，常见的类型包括：典型平行嵴模式、单一点状平行嵴模式、网状平行嵴模式，见图 5-78 至图 5-81。在掌跖色素痣中，部分增生活跃的色素痣可有类似表现。

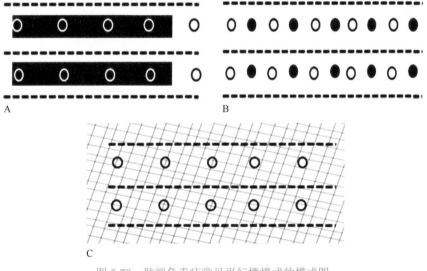

图 5-78 肢端色素痣常见平行嵴模式的模式图

A. 典型平行嵴模式；B. 单一点状平行嵴模式；C. 网状平行嵴模式

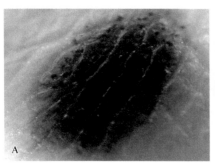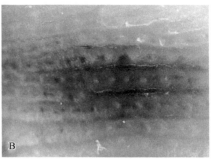

图 5-79　肢端色素痣典型平行嵴模式

A.色素主要分布于皮嵴的典型平行嵴模式；B.弥漫性褐色均质背景上典型平行嵴模式

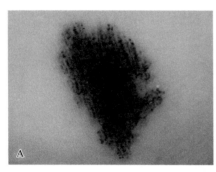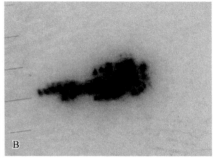

图 5-80　肢端色素痣单一点状平行嵴模式

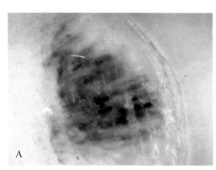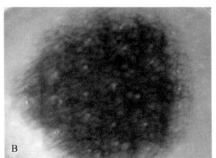

图 5-81　肢端色素痣网状平行嵴模式

A.以皮嵴分布为主的网状平行嵴模式；B.褐色网状平行嵴模式

3. 网格样模式　比较常见，占 15%～25%，与皮沟平行模式类似，色素带跨越相邻皮沟间的皮嵴，形似梯子的横档位于皮沟并穿过皮嵴的平行细线。

网格样模式病变多位于足弓内侧、手掌，负重受力和摩擦更小的部位，本质上是皮沟平行模式，是皮沟平行模式的解剖学变异，以交界痣最为常见，见图 5-82 至图 5-85。

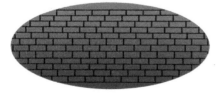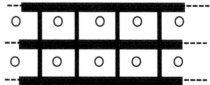

图 5-82　肢端色素痣网格样模式的模式图

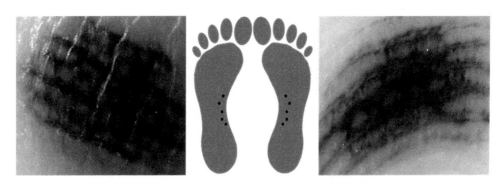

图 5-83 肢端色素痣网格样模式常累及的部位

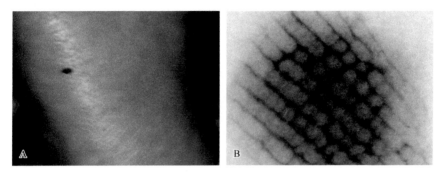

图 5-84 肢端色素痣网格样模式（足外侧缘）

A. 临床表现；B. 皮肤镜表现

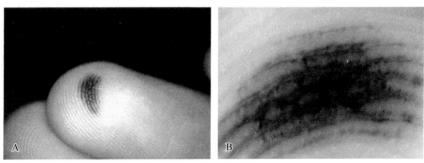

图 5-85 肢端色素痣网格样模式（指腹）

A. 临床表现；B. 皮肤镜表现

典型网格样模式，互呈直角的棕色线条组成了网格结构，其间夹杂白色斑点，与珍珠类似（图 5-86）。白点代表的是位于皮嵴的小汗腺开口，易误诊为早期黑色素瘤。

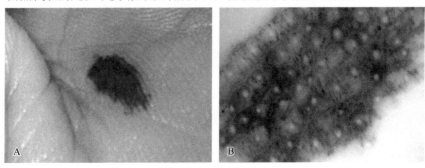

图 5-86 肢端色素痣网格样模式（手掌）

A. 临床表现；B. 皮肤镜表现

4. 纤维样模式 占 10%～20%，穿过皮嵴的平行短线，致密的纤维状色素沉着，由大量穿越皮沟与皮嵴的纤细平行线构成，线的方向与皮沟和皮嵴交叉，常见交界痣表现，见图 5-87 至图 5-95。

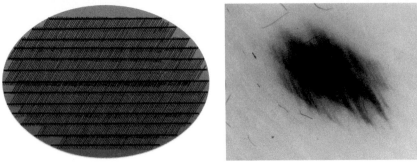

图 5-87 肢端色素痣纤维样模式图

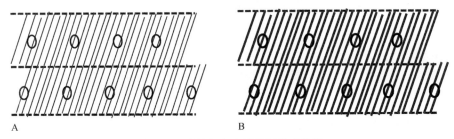

A B

图 5-88 肢端色素痣纤维样模式分型

A. 细纤维样模式；B. 粗纤维样模式

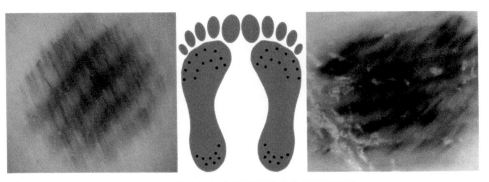

图 5-89 肢端色素痣纤维样模式常累及的部位

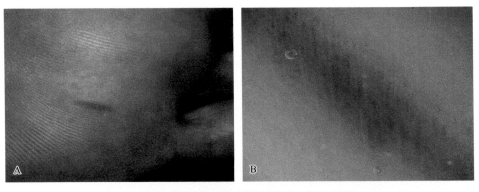

图 5-90 肢端色素痣细纤维样模式（足跖前端）

A. 临床表现；B. 皮肤镜表现

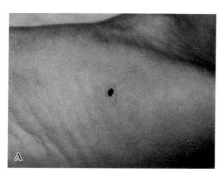
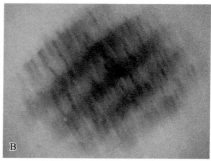

图 5-91 肢端色素痣粗纤维样模式（足跖后端）

A.临床表现；B.皮肤镜表现

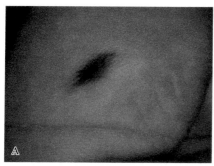
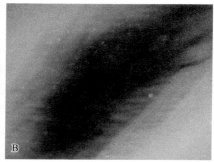

图 5-92 肢端色素痣粗纤维样模式（手掌）

A.临床表现；B.皮肤镜表现

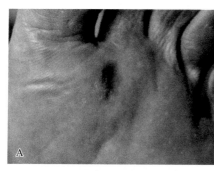
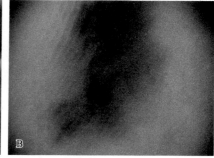

图 5-93 肢端色素痣不典型纤维样模式（足跖前端）

A.临床表现；B.皮肤镜表现：色素线粗细、颜色不均

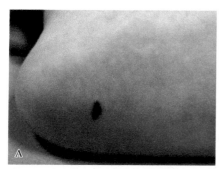
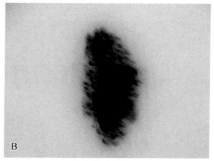

图 5-94 肢端色素痣不典型纤维样模式（足跟）

A.临床表现；B 皮肤镜表现：较粗的色素线，且色素线粗细、颜色不均

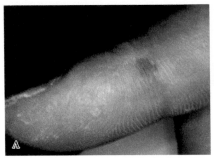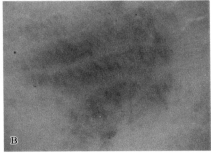

图 5-95　肢端色素痣不典型纤维样模式（示指）

A. 临床表现；B. 皮肤镜表现：不典型纤维样模式，一般不出现于手掌，手掌部位见到的任何纤维样模式都需要警惕恶变

纤维样模式类型：

1）细纤维样模式。

2）粗纤维样模式。

纤维样模式常表现在足底负重受力较大和易摩擦的部位。

3）不典型纤维样模式：色素线粗细和颜色差异明显，色素线更粗且颜色偏灰。

5. 豌豆荚模式　伴有皮嵴上点/小球的皮沟平行模式，多见于掌跖部位的先天性色素痣，也可发生在足心或掌心受力和摩擦较轻区域的色素痣，见图 5-96 至图 5-98。

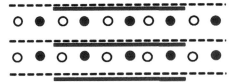

图 5-96　肢端色素痣豌豆荚模式的模式图

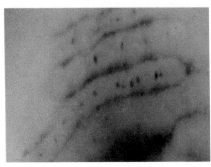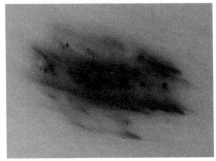

图 5-97　肢端色素痣豌豆荚模式

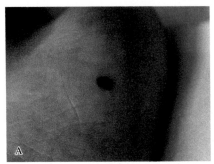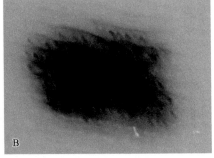

图 5-98　肢端色素痣豌豆荚模式（足跖）

A. 临床表现；B 皮肤镜表现

6. 球状模式　其形成与痣的黑素细胞巢相对应，可大可小，见于手掌及足跖。大多数球状结构系先天性色素痣，见图 5-99、图 5-100。

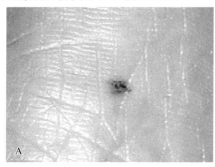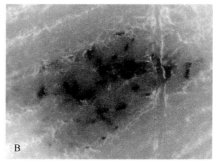

图 5-99　肢端色素痣球状模式（手掌）

A. 临床表现；B. 皮肤镜表现

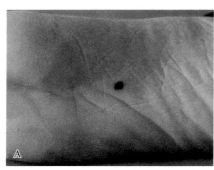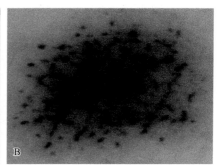

图 5-100　肢端色素痣球状模式（足跖）

A. 临床表现；B. 皮肤镜表现

7. 均质模式　由均匀的淡褐色或褐色区域构成，同时累及皮嵴和皮沟区，且无任何其他结构。掌跖皮肤的平行模式会随着时间的推移转变为均质模式。这种类型痣可因黑色素颗粒经表皮代谢排出而消失，见图 5-101、图 5-102。

8. 球状及锯齿状模式　见图 5-103。

9. 色素过渡模式　见图 5-104、图 5-105。

10. 非典型模式　见图 5-106。

11. 过渡模式　见于穿越 Wallace 线的皮损，常见于掌跖侧缘，由一种皮肤镜模式过渡到另一种模式，见图 5-107、图 5-108。

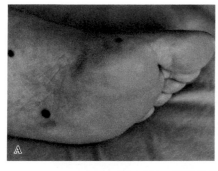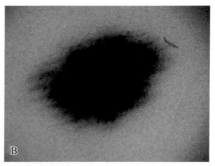

图 5-101　肢端色素痣均质模式（足跖）

A. 临床表现；B. 皮肤镜表现

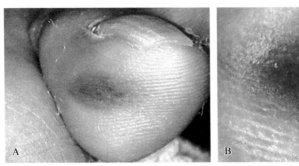
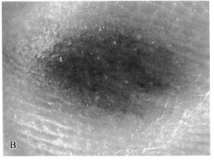

图 5-102 肢端色素痣均质模式（趾侧缘）

A.临床表现；B.皮肤镜表现

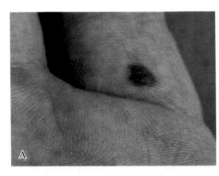
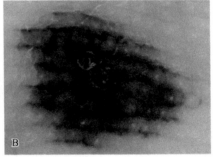

图 5-103 肢端色素痣球状及锯齿状模式

A.临床表现；B.皮肤镜表现：色素小球散在分布于不规则色素条纹中

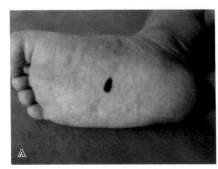
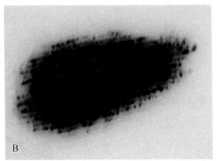

图 5-104 肢端色素痣色素过渡模式（一）

A.临床表现；B.皮肤镜常表现为深色的黑褐色色素均质结构，表面常可见亮白条纹

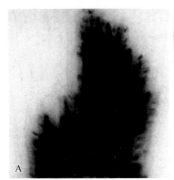
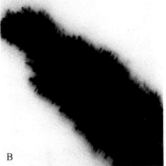

图 5-105 肢端色素痣色素过渡模式（二）

A、B.皮肤镜表现为颜色明显加深的黑褐色色素均质结构，表面常可见亮白条纹、玫瑰花瓣征，常见于先天性色素痣

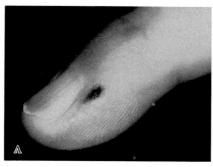
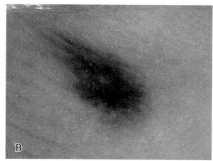

图 5-106 肢端色素痣非典型模式

A. 临床表现；B. 皮肤镜表现：不规则条纹

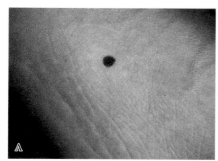
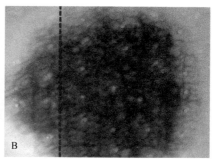

图 5-107 肢端色素痣过渡模式（一）

A. 位于足弓内侧缘色素痣临床表现；B. 皮肤镜表现：左侧网格样模式过渡到网状平行嵴模式

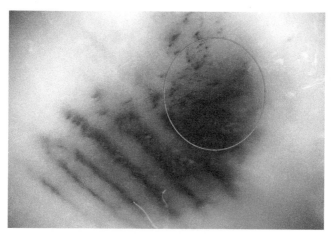

图 5-108 肢端色素痣过渡模式（二）

皮肤镜表现：由球状模式（蓝色圈）过渡到皮沟平行嵴模式

十一、面部色素痣（facial nevus）

　　由于面部附属器开口缺乏色素、表皮突变薄的结构特点，面部色素痣皮肤镜特征常表现为假网状模式，而不是真性色素网络，此外，面部非黑素细胞性皮损也通常表现为假网状模式。少数情况下，面部黑素细胞性肿瘤也可以表现为真性色素网和（或）条纹，但常见由纤细线条组成的网状模式，这些纤细线条对应沿着表皮突或皮嵴分布的色素，称为"指纹样结构"，这种结构也最常见于脂溢性角化病和日光性黑子。因此，面部常表现为两种皮肤镜模式：假网状模式和网状模式（也称为指纹样结构），见图 5-109 至图 5-112。

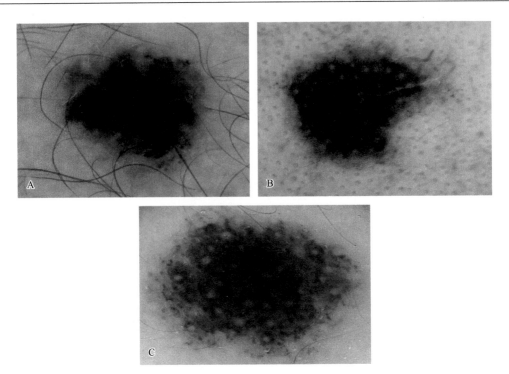

图 5-109　面部假网状模式的色素痣

A、B、C.主要结构为球状结构的色素痣，表现为由毛囊开口色素缺失形成的假网状模式

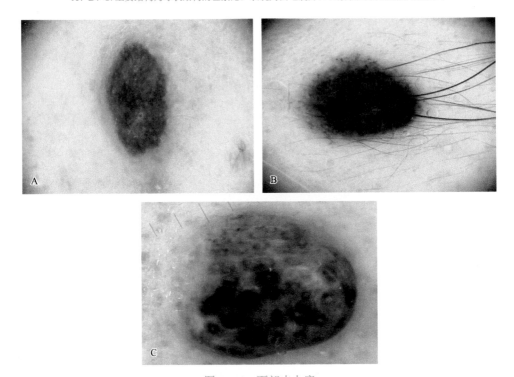

图 5-110　面部皮内痣

A、B、C.面部皮内痣皮肤镜也表现为假网状模式，毛囊和汗腺开口色素缺失，毛囊周围可见大小和形状均一色素沉着，色调单一，
且相对对称均质

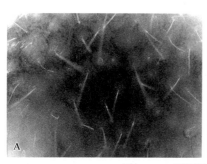
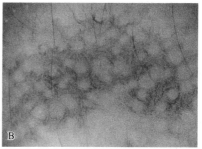

图 5-111 面部网状模式的色素痣

A、B.毛囊开口周围可见纤细线条组成的色素网，即指纹样结构

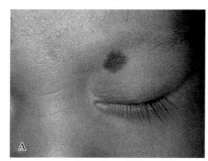
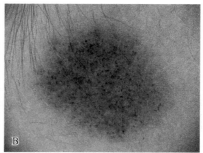

图 5-112 面部先天性色素痣

A.面部先天性色素痣临床表现；B.面部先天性色素痣与身体其他部位的具有相同的皮肤镜特征

第 2 节　恶性黑色素瘤

恶性黑色素瘤（malignant melanoma，MM）是来源于黑素细胞的恶性肿瘤，其组织病理特征为表皮及真皮内巢状黑素细胞，具有异型性，其恶性程度高，转移快，预后差。

恶性黑色素瘤临床常用的经典分型为：原位黑色素瘤（melanoma in situ）、恶性雀斑样痣黑色素瘤（lentigo maligna melanoma，LMM）、浅表扩散性黑色素瘤（superficial spreading melanoma，SSM）、肢端雀斑样痣黑色素瘤（acral lentiginous melanoma，ALM）、结节性黑色素瘤（nodular melanoma，NM）、黏膜黑色素瘤（mucosal melanoma）、甲下黑色素瘤（subungual melanoma）。

皮肤镜对恶性黑色素瘤的诊断敏感性最高可达 94%，可提高早期恶性黑色素瘤的诊断准确率，减少漏诊或误诊，避免盲目活检或过度治疗，又因其操作简单、无创、经济等特点，皮肤镜逐渐成为恶性黑色素瘤临床上最常用的辅助诊断工具。恶性黑色素瘤皮肤镜特征有 10 种基本结构（图 5-113 至图 5-124）。

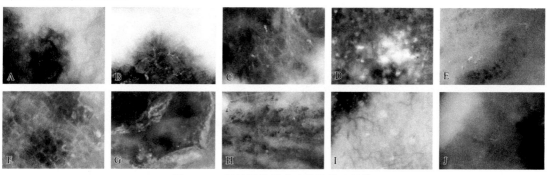

图 5-113 恶性黑色素瘤皮肤镜基本结构

A.不典型色素网；B.不规则条纹；C.负性色素网；D.晶状体结构；E.不规则点/球；F.不规则污斑；G.蓝白幕；H.胡椒粉样模式；I.不规则血管；J.褐色无结构区

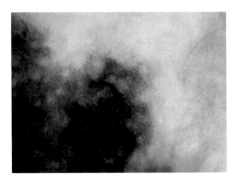

图 5-114　恶性黑色素瘤不典型色素网

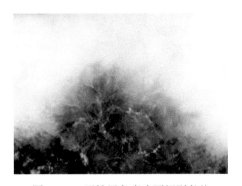

图 5-115　恶性黑色素瘤不规则条纹

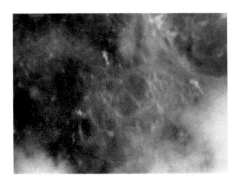

图 5-116　恶性黑色素瘤负性色素网

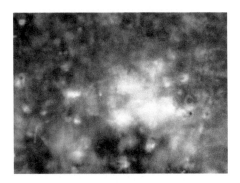

图 5-117　恶性黑色素瘤晶状体结构

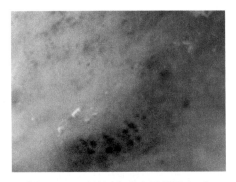

图 5-118　恶性黑色素瘤不规则点/球

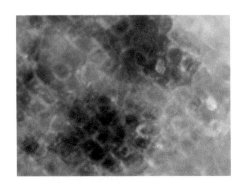

图 5-119　恶性黑色素瘤不规则污斑

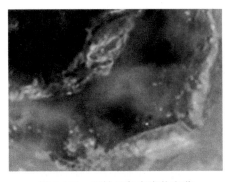

图 5-120　恶性黑色素瘤蓝白幕

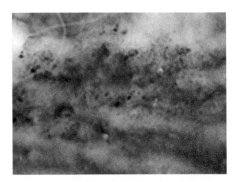

图 5-121　恶性黑色素瘤胡椒粉样模式

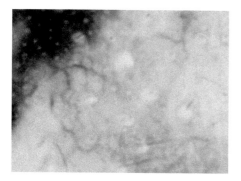

图 5-122　恶性黑色素瘤不规则血管

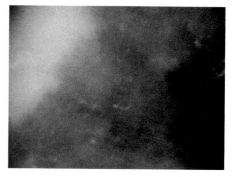

图 5-123　恶性黑色素瘤褐色无结构区

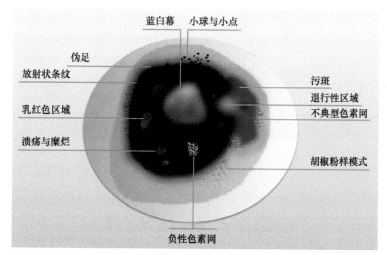

图 5-124　恶性黑色素瘤皮肤镜特征模式图

恶性黑色素瘤皮肤镜主要特征见表 5-1。

表 5-1　恶性黑色素瘤皮肤镜特征性模式

皮肤镜结构	描述
不典型色素网	黑色、棕色或灰色的增粗及分支状线段
不规则条纹	皮损边缘粗细不同的线状条纹结构，包括放射状状条和伪足
不规则点/球	大小、形状各异的圆形至椭圆形结构，分布不均匀
不规则污斑	遮盖其他皮肤镜下结构的弥漫性色素分布，大小形状不一，边缘不规则
蓝白幕	白色瘢痕样脱素区或淡蓝色的无结构区，或二者均有
血管征象	点状不规则血管、不规则发卡样血管、粉红色区域
负性色素网	与通常所见色素网相反，表现为浅色区域构成网格框架而深色区域作为填充
晶状体结构	只能在偏振光下见到，由互相垂直的有光泽的白线结构交错构成
退行性模式	斑疹上覆盖蓝白幕、瘢痕样区域和（或）胡椒粉样模式
褐色无结构区	周边分布不同形状的浅褐色或黄褐色无结构区

一、原位黑色素瘤

原位黑色素瘤（melanoma in situ）常见类型之一为恶性雀斑样痣，多发于老年人面颈部、手背等日光暴露的部位，表现为黑褐色斑片，色素不均，边缘不规则，约5%的恶性雀斑样痣可进展为恶性雀斑样痣黑色素瘤。另外还有浅表扩散性原位恶性黑色素瘤及肢端原位恶性黑色素瘤。

原位黑色素瘤的皮肤镜表现通常是毫无规则的，且大多数原位黑色素瘤当中至少表现出2种侵袭性黑色素瘤的皮肤镜特征，以下五个特征可作为提示原位黑色素瘤的重要线索：①不典型色素网；②退行性区域＞50%；③不规则弥漫性色素沉着；④线条交叉：一种"Z"形模式，线条可相互合并形成类似菱形的多边形结构；⑤正常皮肤纹路（图5-125）。

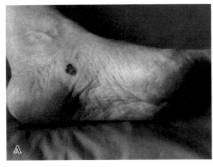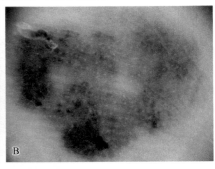

图 5-125　原位黑色素瘤

A. 临床照片示：左侧足部棕色斑片；B. 皮肤镜图片：可见皮嵴平行模式，不规则条纹，不规则弥漫性色素沉着，不规则点/球，退行性结构，小汗腺导管开口

二、恶性雀斑样痣黑色素瘤

恶性雀斑样痣黑色素瘤（lentigo maligna melanoma，LMM）好发于易受日光损伤的皮肤，以面部为主，皮肤镜下主要表现为以下特征（图5-126）：

（1）毛囊开口处不对称性色素沉着（敏感度为58.3%，特异度为71.3%）：仅毛囊开口处部分色素加深，形成月牙状色素沉着。

（2）环状-颗粒状模式：包括聚集于毛囊开口处及毛囊开口周围的点，以及毛囊开口周边的多边形短线。

（3）菱形结构：毛囊开口周围的多边形短线延长、增宽、融合后形成的多边形模式。

（4）暗色污斑（均质模式）：深褐色或黑色结构，逐渐累及毛囊开口，最终使其消失，形成均质的深色污斑。

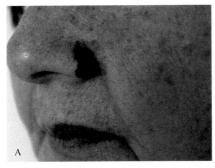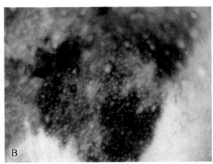

图 5-126　恶性雀斑样痣黑色素瘤皮肤镜特征

A. 临床照片示：左侧鼻翼一棕黑色斑片；B. 皮肤镜图片：可见毛囊开口处不对称色素沉着，环状-颗粒状模式，菱形结构，暗色污斑

三、浅表扩散性黑色素瘤

浅表扩散性黑色素瘤（superficial spreading melanoma，SSM）的皮肤镜特征主要表现为（图5-127）：

（1）多种色调：是SSM最常见的皮肤镜模式，大约85%的SSM中可出现多于3种颜色的改变，40%的病例中有多于5种颜色的改变，常见的颜色包括深褐色、黑色、蓝色、灰色、白色、红色等，且颜色越多，侵袭的可能性越大。

（2）不典型色素网：是SSM早期的特征性皮肤镜表现之一，常出现在皮损边缘处，一般来说，相对薄（＜0.76mm）的SSM更易出现不典型色素网，而相对厚（≥0.76mm）的皮损多表现为蓝灰色结构及不典型血管。

（3）不规则条纹：提示黑色素瘤呈放射性生长。

（4）负性色素网：与通常所见色素网相反，表现为浅色区域构成网格框架而深色区域作为填充。

（5）晶体状结构：由互相垂直的有光泽的白线组成，只在偏振光下可见，提示肿瘤侵袭性。

（6）蓝白幕：是由于真皮中层黑色素与表皮致密的角化过度所致，早期SSM特别是原位SSM中不易出现。

（7）其他：周边淡褐色无结构区、不规则的点球及污斑、不典型血管。

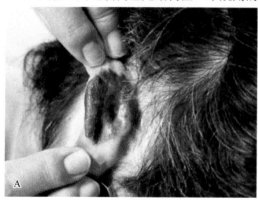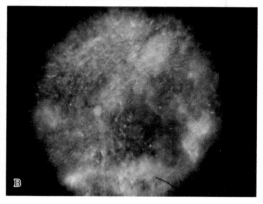

图5-127 浅表扩散性黑色素瘤皮肤镜特征

A.临床照片示：左侧耳廓及耳背棕黑色斑片；B.皮肤镜图像：可见多种色调（黑色、灰色、棕褐色、白色、红色），蓝白幕，不典型色素网，不规则条纹，负性色素网，晶状体结构

四、肢端雀斑样痣黑色素瘤

肢端雀斑样痣黑色素瘤（acral lentiginous melanoma，ALM）的皮肤镜特征主要表现为（图5-128至图5-133）：

（1）皮嵴平行模式（特异度：99%）：是原位ALM和早期侵袭性ALM的特异性模式，由于黑色素瘤细胞对正常结构的破坏，有时无法观察到典型的皮嵴平行模式，而是表现为无结构的色素性斑片。

（2）不规则弥漫性色素沉着（特异度：96.6%）：不对称性的无定形浅褐色色素沉着。

（3）多组分模式：是侵袭性ALM中常见的皮肤镜模式，即锐利的边缘、弥漫性色素沉着、不规则点/球、多种色调、不规则条纹等。

（4）局部良性模式：如皮沟平行模式、纤维样模式、网格样模式等。

（5）锯齿状的边缘结构：少部分ALM可见，即肿瘤边缘出现类似SSM中伪足和放射流的结构。

（6）除了上述各模式之外，当手掌出现纤维样模式或足底出现不典型纤维样模式即线条更粗、颜色更深或呈灰色、形状不规则时，也需提高警惕。

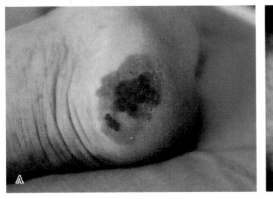
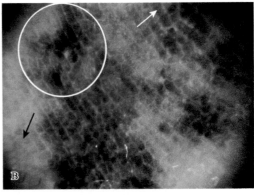

图 5-128　肢端雀斑样痣黑色素瘤皮肤镜特征（一）

A. 临床照片示：右侧足跟棕黑色斑片；B. 皮肤镜图像：可见皮嵴平行模式（白箭头），不规则弥漫性色素沉着（白圈），不规则条纹（黑箭头）

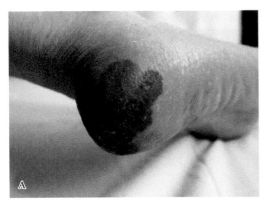
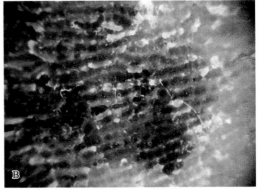

图 5-129　肢端雀斑样痣黑色素瘤皮肤镜特征（二）

A. 临床照片示：右足跟棕黑色斑片；B. 皮肤镜图像：可见皮嵴平行模式，不规则弥漫性色素沉着，不规则污斑

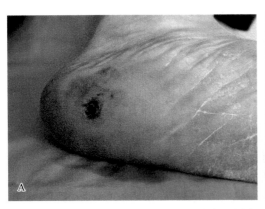
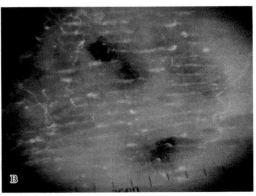

图 5-130　肢端雀斑样痣黑色素瘤皮肤镜特征（三）

A. 临床照片示：左足跟棕黑色斑片；B. 皮肤镜图像：可见皮嵴平行模式，不规则污斑

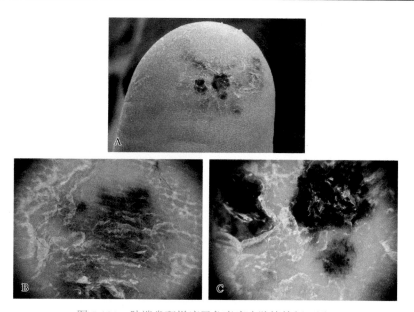

图 5-131 肢端雀斑样痣黑色素瘤皮肤镜特征（四）

A. 临床照片示：足跟棕黑色斑片；B. 皮肤镜图像：可见皮嵴平行模式，不规则弥漫性色素沉着；C. 皮肤镜图像示：蓝白幕、不规则污斑、不典型色素网、点/球

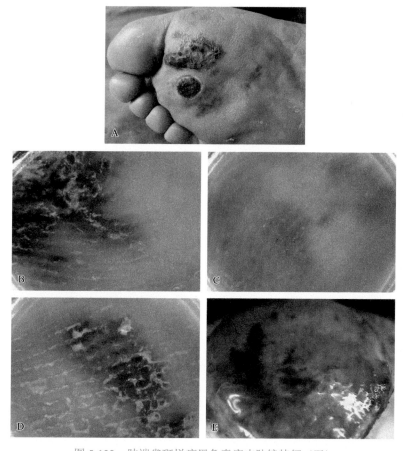

图 5-132 肢端雀斑样痣黑色素瘤皮肤镜特征（五）

A. 临床照片示：右足跖部红色和黑色皮肤肿物，表面糜烂，周围散在棕黑色斑片；B、C、D. 皮肤镜图像：可见皮嵴平行模式，不规则弥漫性色素沉着，不规则污斑；E. 皮肤镜图像：可见粉红色背景下的弥漫性不规则血管，可见糜烂及渗血

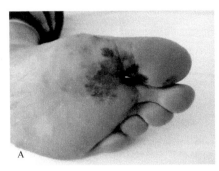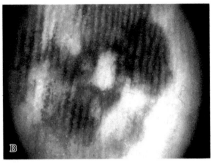

图 5-133　肢端雀斑样痣黑色素瘤皮肤镜特征（六）

A.临床照片示：左足跖可见散在深浅不一的棕黑色斑片；B.皮肤镜图像：可见皮嵴平行模式，不规则弥漫性色素沉着，不规则污斑

五、结节性黑色素瘤

相比于其他亚型，结节性黑色素瘤（nodular melanoma，NM）更容易出现无色素性或低色素性黑色素瘤（amelanotic and hypomelanotic melanoma，AHM）。

1. 色素性 NM 的典型皮肤镜特征　为溃疡、蓝白幕、多种色调、不典型的血管结构（多形性血管、红色均质结构等）以及红色或黑色区域，见图 5-134、图 5-135。

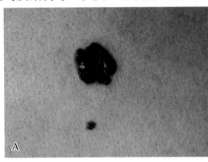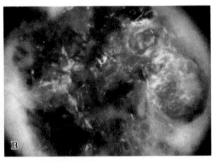

图 5-134　色素型 NM 皮肤镜特征（一）

A.临床照片示：背部黑色结节伴卫星灶；B.皮肤镜图像：可见多种色调（黑色、棕褐色、蓝色、白色、浅红色），蓝白幕，不典型色素网，晶状体结构

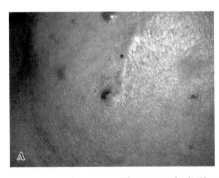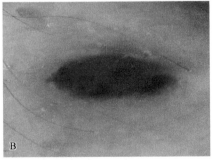

图 5-135　色素型 NM 皮肤镜特征（二）

A.临床照片示：面部黑色结节；B.皮肤镜图像：可见蓝白幕及不规则污斑

2. AHM 最常见的皮肤镜下特征　为负性色素网、晶体状结构、乳红色区域，以及更为突出的点状、线状的多形性不规则血管模式，有时还可以在皮损边缘看到较小的色素性结构，如蓝灰色区域、残存的色素网或不规则小球，见图 5-136。

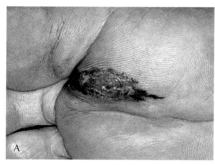
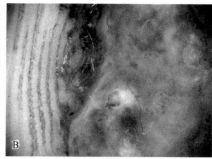

图 5-136 AHM 皮肤镜特征

A.临床照片示：足跖红黑色斑片，表面糜烂；B.皮肤镜图像：可见弥漫性不规则乳红色区域，多形性不规则血管模式，及残存蓝灰色区域

六、黏膜黑色素瘤

黏膜黑色素瘤（mucosal melanoma）可发生于多处解剖部位，如唇、外阴、眼睑、口腔、肠黏膜等。

其早期皮肤镜特征常可见无结构区和灰色区域，而后期多表现为多组分模式，即结构不对称、多种色调（白色、红色、浅棕色、深棕色、蓝灰色）、蓝白幕、不规则污斑、不规则条纹、退行性结构等，如图 5-137、图 5-138 所示。

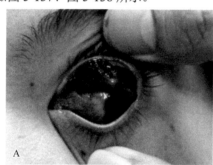
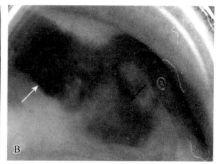

图 5-137 黏膜黑色素瘤皮肤镜特征（眼黏膜）

A.临床图片示：左侧上眼睑黑色斑片；B.皮肤镜图像：可见多组分模式，即结构不对称，蓝白幕（黑箭头），不规则污斑（白箭头），乳红色区域（星号）

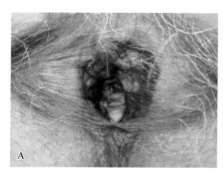
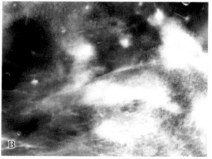

图 5-138 黏膜黑色素瘤皮肤镜特征（外阴黏膜）

A.临床图片示：女性外阴可见不规则棕黑色斑片；B.皮肤镜图像：可见结构不对称，蓝白幕，不规则污斑，不规则条纹

七、甲下黑色素瘤

甲下黑色素瘤（subungual melanoma）的皮肤镜特征为（图 5-139、图 5-140）：

（1）棕褐色背景上出现不规则条带：即多个纵行褐色或黑色线条组成的条带，线条宽度和间隙不规则且不平行，或平行结构在某些区域突然断开。其色素带可以是白色、浅棕色、深褐色、灰色或至黑色等。

（2）哈钦森（Hutchinson）征：甲皱襞和甲周皮肤色素沉着。

（3）微 Hutchinson 征：肉眼不可见但皮肤镜下可见的甲皱襞和甲周皮肤色素沉着，也提示甲下黑色素瘤早期病变。

（4）甲板破坏：侵袭性甲下黑色素瘤往往伴有甲萎缩、甲板破坏缺失，同时伴有溃疡、出血等。

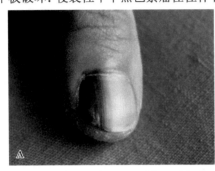
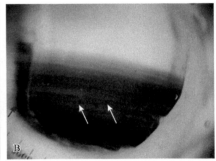

图 5-139　甲下黑色素瘤皮肤镜特征（右手拇指）

A. 临床图片示：右手拇指指甲棕黑色条带；B. 皮肤镜图像示：镜下可见背景多种色调（浅褐色、深褐色、黑色），色素带不规则，不规则点/球（白箭头），Hutchinson 征（红箭头）

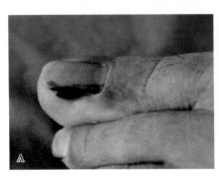
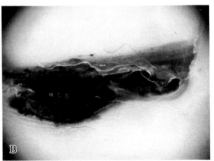

图 5-140　甲下黑色素瘤皮肤镜特征（左足踇趾）

A. 临床图片示：左足踇趾趾甲棕黑色条带；B. 皮肤镜图像：可见甲下弥漫性不规则污斑，Hutchinson 征

第 3 节　非黑素细胞性皮肤肿瘤

一、脂溢性角化病

脂溢性角化病（seborrheic keratosis，SK）为老年人最常见的良性表皮增生性肿瘤，皮损常多发，几乎见于除黏膜、掌跖部位以外的全身任何部位，最常见于躯干和面部。有时需要与寻常疣、光线性角化病、色素痣、黑色素瘤等鉴别，有些早期及特殊类型的 SK 需要与扁平疣相鉴别。

SK 的典型皮肤镜表现：边界清晰、粉刺样开口、粟粒样囊肿、脑回状模式、发卡样血管。除了典型表现外，皮肤镜下还可以看到指纹样结构、云母样结构、油腻性鳞屑及乳头瘤样结构等（图 5-141 至图 5-155）。

需要注意的是部分皮肤镜特征在偏振模式和非偏振模式下存在一些差异，但它们是相互兼容的，例如，在非偏振模式下能较好地观察到粟粒样囊肿、粉刺样开口、清晰的边界；相比之下，偏振模式下的发卡样血管、网状结构和颜色更为明显。

（一）脂溢性角化病皮肤镜基本结构

1. 边界清晰 大部分 SK 都是边界相对清晰的孤立皮损，皮损的色素变化会突然终止，早期 SK 可见到虫蚀样边缘。

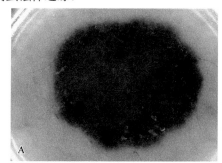
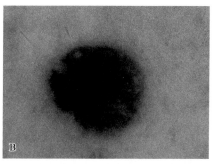

图 5-141 脂溢性角化病

A. 皮肤镜图片示：棕褐色背景下见粉刺样开口，粟粒样囊肿，边界清晰；B. 皮肤镜图片下可见虫蚀样边缘

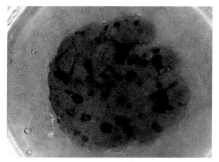

图 5-142 脂溢性角化病的粉刺样开口

皮肤镜图片示：棕褐色背景下见大量棕黑色粉刺样开口

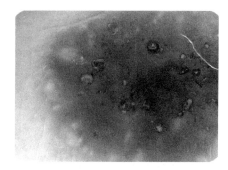

图 5-143 脂溢性角化病的粟粒样囊肿

皮肤镜图片：皮损中可见多数大而朦胧的白色粟粒样囊肿，中央可见脑回样结构

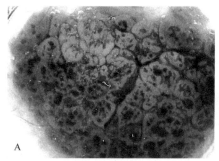
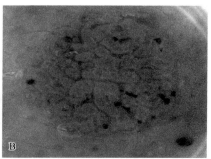

图 5-144 脂溢性角化病的脑回状模式

A. 宽大的沟嵴构成的脑回状模式；B. 较小的沟嵴构成的脑回状模式

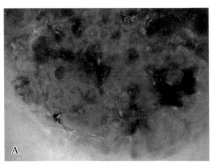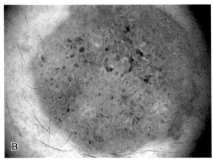

图 5-145 脂溢性角化病的发卡样血管

皮肤镜图片示：A.边缘较大的发卡样血管，周边白色晕；B.均匀分布整个皮损的发卡样血管，周边白色晕

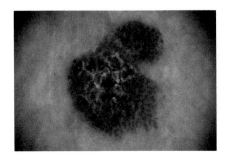

图 5-146 脂溢性角化病（一）

皮损的中央可见沟嵴样结构、鳞屑，边缘见胖手指样结构

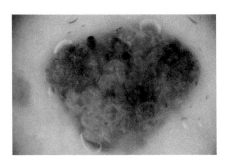

图 5-147 脂溢性角化病（二）

伴有不规则色素沉着与减退的疣状斑块

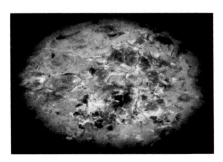

图 5-148 脂溢性角化病（三）

油腻性鳞屑、厚痂

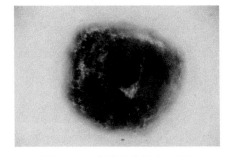

图 5-149 脂溢性角化病（四）

云母样结构

2. 粉刺样开口 圆形或卵圆形凹坑，内含有褐色、灰色或棕色的粉刺样角栓，组织病理学上对应于表皮的假性角囊肿。

3. 粟粒样囊肿 白色或黄色的朦胧的圆形结构，常与周围暗色背景形成对比，组织病理对应于表皮内真性角质囊肿。

4. 脑回状模式 多条皮沟（脑沟）与皮嵴（脑回）可形成弯曲的粗线，类似大脑表面的沟回，皮沟是一种线状而非圆形的粉刺样开口，可表现为网状、环状、腊肠样、胖手指样等，这些特征通常与棘层肥厚有关。

5. 发卡样血管 两个平行的线状血管形成半环状或发卡样结构，一般常见于激惹型脂溢性角化病。典型脂溢性角化病的发卡样血管周边可见一圈白色晕，黑色素瘤中的发卡样血管周边常没有白色晕，而呈粉红色晕。

6. 其他不典型表现 如胖手指样结构、云母样结构、油腻性鳞屑及乳头瘤样结构等。

（二）不同类型脂溢性角化病的皮肤镜表现

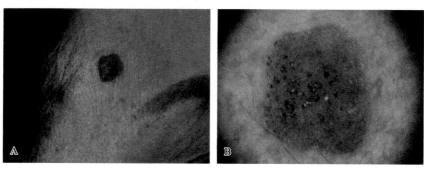

图 5-150　脂溢性角化病（额部）

A.临床图片示：额部棕褐色皮肤肿物，边界清；B.皮肤镜图像示：边界清晰，可见脑回状结构，粉刺样开口，边缘见发卡样血管

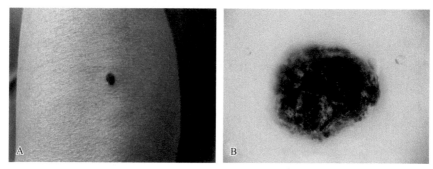

图 5-151　脂溢性角化病（上肢）

A.临床图片示：右上肢黑色皮肤肿物，边界清；B.皮肤镜图像示：边界清晰，灰褐色"云母样"结构，沟嵴模式，白色鳞屑

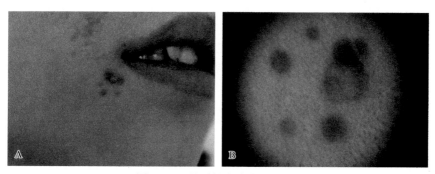

图 5-152　脂溢性角化病（口周）

A.临床图片示：右侧口角棕褐色皮肤肿物；B.皮肤镜图像示：边界清晰，脑回状结构，胖手指样结构，色素减退的疣状增生

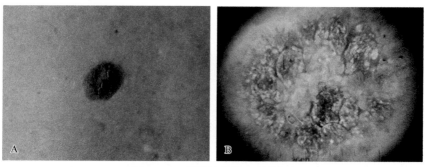

图 5-153　脂溢性角化病（背部）

A.临床图片示：背部棕褐色肿物，边界清，表面粗糙；B.皮肤镜图像示：色素沉着与色素减退的疣状结构、油腻性厚痂及沟嵴结构

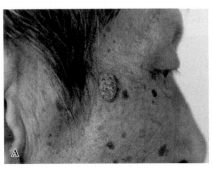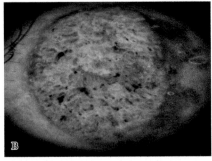

图 5-154　脂溢性角化病（颞部）

A.临床图片示：右侧颞部棕褐色肿物，边界清，表面粗糙；B.皮肤镜图像示：色素减退的疣状结构，其上乳头瘤样增生，可见大量发卡样血管，血管周围白色晕，见于激惹型脂溢性角化病

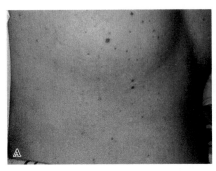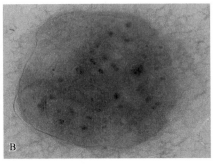

图 5-155　脂溢性角化病（躯干）

A.临床图片示：躯干部弥漫性棕褐色斑点、斑片；B.皮肤镜图像示：边界清晰，大量粉刺样开口，见于扁平疣样脂溢性角化病

二、日光性黑子

日光性黑子（solar lentigines，SL）又称为老年性黑子、日光性雀斑样痣，多见于曝光部位，与日晒及皮肤老化有关，是脂溢性角化病的早期表现。临床表现为大小不一的浅褐色或棕色斑片，直径数毫米至数厘米。

SL 的典型皮肤镜特征表现为：大部分皮损边界清晰；虫蚀样边缘，即边界清晰的圆齿状边缘；模糊的色素网即网状线，多呈浅褐色；指纹模式即平行弯曲的棕色细线；棕色均质模式即棕色无结构区，又称"果冻征"，犹如涂抹在皮肤上的棕色果冻；假性网络即棕色无结构区，间有毛囊及附属器开口或称假性色素网，有时毛囊周围可出现浅褐色同心圆样结构。皮损边界清晰以及虫蚀样边缘是 SL 的主要共同特征，见图 5-156 至图 5-161。

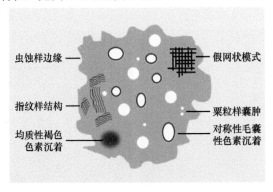

图 5-156　日光性黑子皮肤镜特征模式图

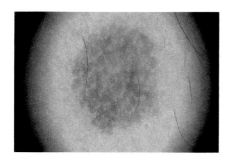

图 5-157 日光性黑子（一）

皮损边界清晰，可见虫蚀样边缘，皮损中央见假性色素网

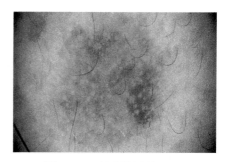

图 5-158 日光性黑子（二）

皮损边界清晰，可见虫蚀样边缘，皮损中央见假性色素网，毛囊
周围可出现浅褐色同心圆样结构

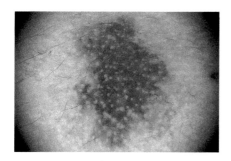

图 5-159 日光性黑子（三）

皮损边界清晰，可见虫蚀样边缘，皮损中央见假性色素网，
毛囊周围可出现浅褐色同心圆样结构

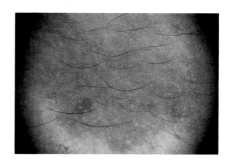

图 5-160 日光性黑子（四）

纤细的棕色的指纹样结构

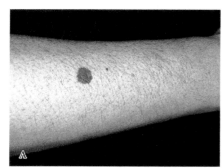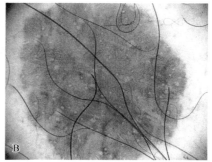

图 5-161 日光性黑子（五）

A.临床图片示：右上肢黑色圆形斑片；B.皮肤镜图像示：边界清晰，棕色均质模式即棕色无结构区，又称"果冻征"

三、透明细胞棘皮瘤

透明细胞棘皮瘤（clear cell acanthoma）又称苍白细胞棘皮瘤、Degos 棘皮瘤。发病机制不明，多在 40 岁后发病。典型皮损为褐色半球状结节，质软，界线清楚，表面可有结痂，周缘可附着衣领状鳞屑。通常直径为 1～2cm，压之可褪色。好发于胫前、小腿腓部，偶亦见于大腿、腹部及阴囊。皮损常为单个，但亦有多数发生者，罕见的发疹型皮损可多达 400 个以上。增长缓慢，无自觉症状。

皮肤镜表现为：点状或肾小球状血管呈珍珠串样排列，并交织成网状；亦称串珠样排列的血管模式，见图 5-162、图 5-163。

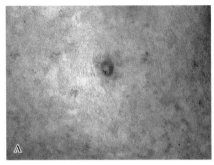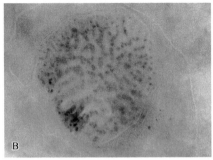

图 5-162 透明细胞棘皮瘤（躯干）

A. 临床图片：患者中年女性，左侧乳腺癌手术及放疗后，左胸壁发现增生性结节半年余，无自觉症状；B. 皮肤镜图像示：皮损边界清晰，皮损中央见点状或肾小球状血管呈珍珠串样排列，并交织成网状

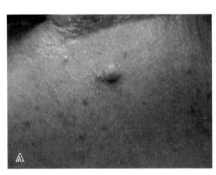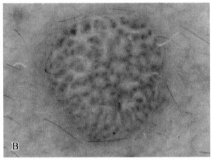

图 5-163 透明细胞棘皮瘤面部

A. 临床图片：患者中年女性，面部发现增生性结节 1 年余，逐渐增大，无自觉症状；B. 皮肤镜图像示：皮损边界清晰，皮损中央见点状或肾小球状血管呈珍珠串样排列，并交织成网状

四、角化棘皮瘤

角化棘皮瘤（keratoacanthoma，KA）是一种分化良好的皮肤鳞状细胞癌（squamous cell carcinoma，SCC）变异型，该病以其临床病程为特点，即早期快速生长，随后数月逐渐消退。

皮肤镜下 KA 的特征如下（图 5-164 至图 5-166）。

1. 中央黄白色无结构角质物。

2. 角化鳞屑。

3. 周围袢状、不规则线状、盘绕状血管，血管粗大，较少分支，血管周围白晕。

4. 珍珠样结构及白晕，黄色不透明中心及周围白晕，珍珠样结构对应于组织病理上的表皮内角珠，是 KA 和结节型 SCC 的特征性表现。

5. 血痂。

癌前病变与恶性角化性肿瘤性疾病主要包括光线性角化病（AK）、鲍温病（BD）、角化棘皮瘤（KA）与鳞状细胞癌（SCC），这些肿瘤被视为角质形成细胞发育不良的疾病。因此，各种角化性肿瘤的临床与皮肤镜模式会存在一定的重叠。

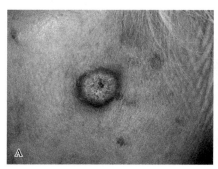
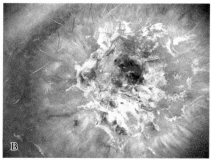

图 5-164 角化棘皮瘤（面部）

A. 临床图片示：左侧面部角化棘皮瘤；B. 皮肤镜图像示：中央黄白色无结构角质物、血痂，大量角化鳞屑，周围袢状、不规则线
状血管粗大，较少分支，血管周围白晕，边缘珍珠样结构及白晕

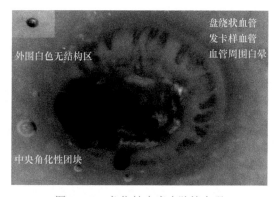

图 5-165 角化棘皮瘤皮肤镜表现

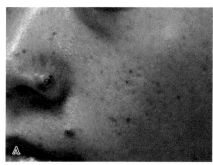
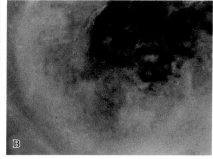

图 5-166 角化棘皮瘤（鼻翼）

A. 临床图片示：左侧鼻翼角化棘皮瘤；B. 皮肤镜图像示：中央黄白色无结构角质物、血痂，周围盘绕状血管，袢状、不规则线状血管

五、光线性角化病

光线性角化病（actinic keratosis，AK）也称为日光性角化病，是日光长期暴晒皮肤所引起的
一种癌前病变，目前多被认为是鳞状细胞癌的最初阶段。临床中好发于经常日晒的中老年人，男
性较女性多见。好发于头面、颈、躯干上部、四肢等日光暴露部位。典型皮损表现为红/红褐色斑
片、丘疹、斑块或小结节，表面覆着黄白色黏着性鳞屑，不易剥离，直径 0.5～1cm，周围有红晕；
单发或多发；皮损发生部位多有明显的日光损伤的表现，未经治疗部分可发展为非黑素细胞性皮
肤肿瘤，不易转移。

（一）光线性角化病皮肤镜表现

光线性角化病皮肤镜表现主要有以下几点（图 5-167 至图 5-177）：

（1）基底假网状红斑：指不累及毛囊的背景红斑与粉红色或红色的"假性网络"。

（2）毛囊口周围白晕。

（3）毛囊口黄色角栓。

（4）黄白色鳞屑或角化性团块。

（5）玫瑰花瓣征：毛囊口内 4 个白点排列成类似四叶草的结构，仅见于偏振光检查模式下，这一现象与毛囊口角化物和同心圆排列的毛囊周围纤维化在偏振光下产生的光学现象有关，不具有疾病特异性。

（6）色素结构：①周边色素加深；②棕-灰色假网状色素；③环-颗粒样结构：规则分布于毛囊口周围；④毛囊口周围多发灰色小点、球。

（7）血管结构：①毛囊口周围粗大的不规则线状血管；②毛囊口周围细小、线状-波浪状血管；③点状血管；④周边放射线状血管；⑤周边粗大血管。

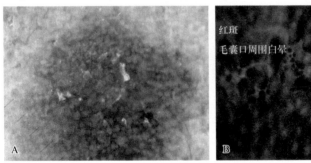

图 5-167　光线性角化病（一）

A. 基底假网状红斑；B. 毛囊口周围白晕

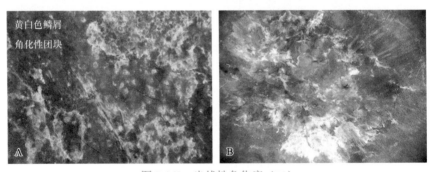

图 5-168　光线性角化病（二）

A. 表面多量黄白色鳞屑；B. 大量黄白色鳞屑形成角化性团块

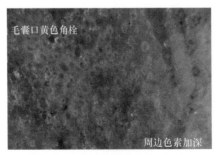

图 5-169　光线性角化病（三）

毛囊口黄色角栓，周围围绕白晕称靶样毛囊

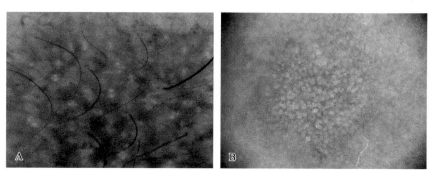

图 5-170　光线性角化病（四）

A 玫瑰花瓣征；B. 可见到玫瑰花瓣征、靶样毛囊

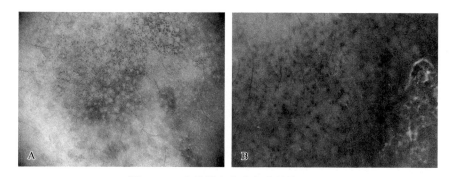

图 5-171　光线性角化病色素结构（一）

A. 环-颗粒样结构与充满角质物的毛囊口形成棕-灰色假网状色素结构；B. 毛囊口周围多发灰色小点、球构成的环-颗粒样结构

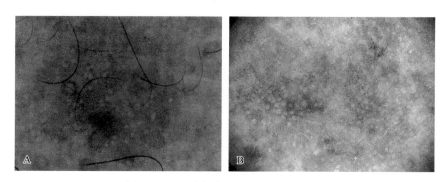

图 5-172　光线性角化病色素结构（二）

A. 基底假网状红斑上可见环-颗粒样结构，周边色素加深；B. 基底假网状红斑基础上可见棕-灰色假网状色素

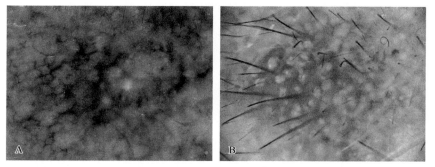

图 5-173　光线性角化病血管结构（一）

A. 毛囊口周围粗大的不规则线状血管；B. 毛囊口周围细小线状血管、粗大的不规则线状血管

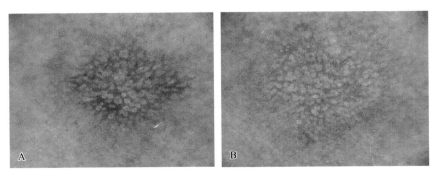

图 5-174　光线性角化病血管结构（二）

A. 毛囊口周围细小、线状-波浪状血管；B. 毛囊口周围细小线状血管

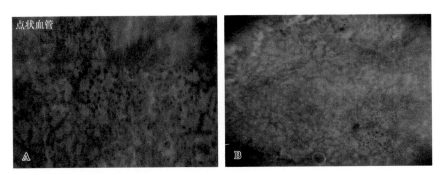

图 5-175　光线性角化病血管结构（三）

A. 均匀分布的点状血管；B. 毛囊口周围均匀分布的点状血管

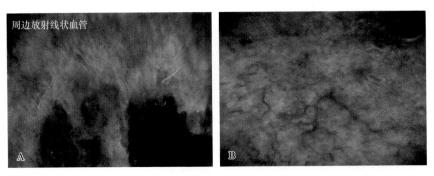

图 5-176　光线性角化病血管结构（四）

A. 周边放射线状血管；B. 周边粗大血管

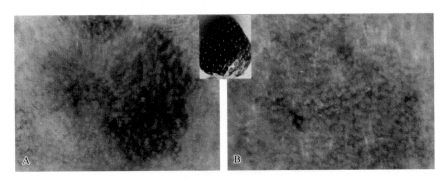

图 5-177　面部光线性角化病典型皮肤镜表现

"草莓状模式"，即：①基底假网状红斑；②毛囊口周围白晕；③毛囊口黄色角栓；④毛囊口周围细小、线状-波浪状血管。色素性 AK 皮肤镜常见特征为：草莓状模式与棕-灰色假网状结构同时存在，A. 草莓状模式基础上可见棕-灰色假网状色素；B. 草莓状模式上可见环-颗粒样结构

（二）光线性角化病皮肤镜分级

临床上 AK 分为 3 级，分别有相对特异的皮肤镜模式（图 5-178 至图 5-183）：

Ⅰ级，临床轻度可触及，皮肤镜下呈红色假网状模式。

Ⅱ级，中等厚度，皮肤镜下为"草莓状模式"。

Ⅲ级，明显角化过度，皮肤镜下显著角化表现，呈黄白色无结构区，角栓明显的扩张的毛囊开口，表面覆有黄白色鳞屑。

非面部皮损处，AK 通常表现为非特异性结构的特点，如表面鳞屑与角化，有时可见点状血管。

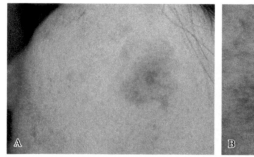
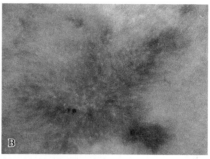

图 5-178　光线性角化病Ⅰ级

A. 临床图片：面部淡红色斑片；B. 皮肤镜图片：镜下见基底假网状红斑

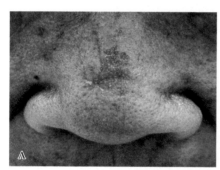
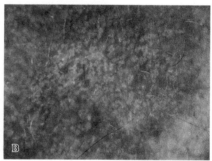

图 5-179　光线性角化病Ⅱ级（鼻部）

A. 临床图片：鼻部淡红色斑片；B. 皮肤镜图片："草莓状模式"，假网状红斑基底上混合有白色至黄色的角化性毛囊开口

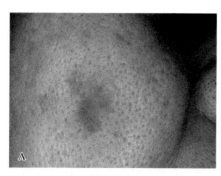
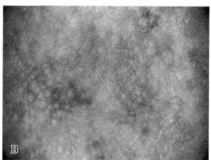

图 5-180　光线性角化病Ⅱ级（面部）

A. 临床图片：面部浅红棕色斑片；B. 皮肤镜图片：色素性 AK 的表现，可见棕-灰色假网状色素，环-颗粒样结构，毛囊口周围多发灰色小点、球

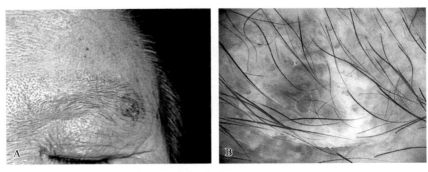

图 5-181 光线性角化病Ⅲ级（眉部）

A.临床图片：左侧眉部棕褐色斑块；B.皮肤镜图片：基底红斑，表面角化鳞屑明显

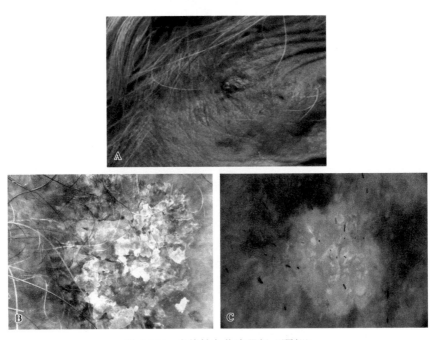

图 5-182 光线性角化病Ⅲ级（颞部）

A.临床图片：颞部棕褐色斑块，边缘可见红晕；B.皮肤镜图片：基底红斑，其上覆盖大量的黄白色鳞屑；C.皮肤镜图片：剥除鳞屑后可见致密的毛囊口黄色角栓，形成黄白色无结构区，边缘可见不规则血管结构

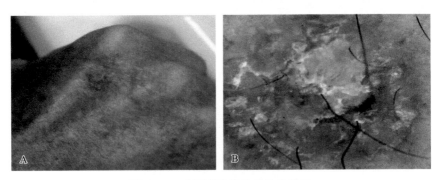

图 5-183 非面部光线性角化病Ⅲ级

A.临床图片：手背红棕色斑块，边缘可见红晕；B.皮肤镜图片：基底红斑，致密的毛囊口黄色角栓，形成黄白色无结构区，其上可见黄白色鳞屑

六、鲍恩病

鲍恩病（Bowen disease，BD）是一种发生在皮肤原位的鳞状细胞癌，又称为表皮内癌。典型表现为生长缓慢的、边界清楚的鳞屑性红斑或斑块；最常见的部位常是头和颈、四肢和躯干。

（一）BD 的典型皮肤镜表现

1. 盘绕状血管，亦称肾小球状血管，指成簇分布的细小卷曲紧密盘绕的血管，类似肾小球。

2. 灶状簇集分布的血管模式。

3. 表面黄白色鳞屑。

4. 红色背景。

前三项同时存在，诊断鲍恩病的可能性达 98%，见图 5-184 至图 5-187。

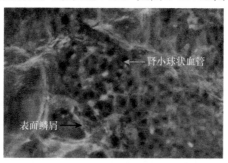

图 5-184 鲍恩病

皮肤镜下可见：①肾小球状血管；②簇集分布；③表面黄白色鳞屑；④红色背景

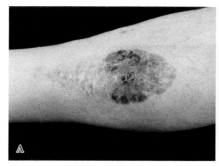 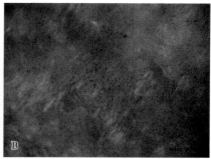

图 5-185 鲍恩病（下肢）

A.临床图片：右下肢红棕色斑片，边界清晰，边缘可见红晕，其上可见结痂；B.皮肤镜图片：红色背景下可见簇集分布的点状、肾小球状血管，散在黄白色鳞屑

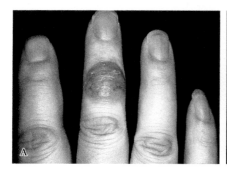 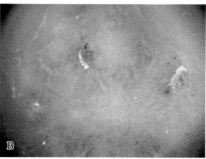

图 5-186 鲍恩病（手部）

A.临床图片：右手中指红色斑块，边缘可见红晕；B.皮肤镜图片：红色背景上簇集分布的多种血管，并可见黄白色鳞屑

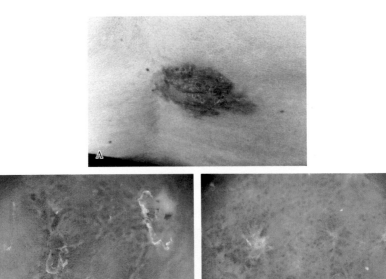

图 5-187　鲍恩病（背部）

A. 临床图片：背部可见片状红斑，边界清，其上可见黄白色鳞屑；B. 皮肤镜图片：红色背景上簇集分布的小球状血管、放射状分布的祥状血管、不规则线状血管；C. 皮肤镜图片：可见簇集分布的肾小球状血管

（二）色素型鲍恩病

在深色人种发病率较高，其皮肤镜特征主要为（图 5-188）：

1. 褐色或灰色点状、小球状结构，在皮损周围呈放射状分布时有重要意义。

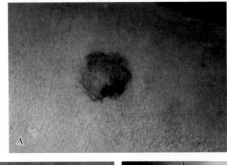

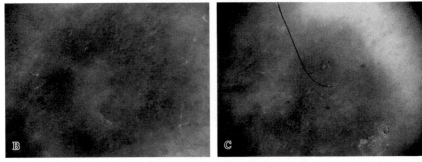

图 5-188　色素型鲍恩病

A. 临床图片示：下肢一暗红色斑块，边界清楚，可见棕褐色色素沉着；B. 皮肤镜图片示：褐色点状结构、灰色小球状结构在皮损周围呈放射状分布，偏心性粉红色无结构区，簇集状分布的盘绕状血管；C. 皮肤镜图片示：红色背景上褐色点状结构、灰色小球状结构在皮损周围呈放射状分布

2.无结构的均一性灰褐色色素沉着区。

3.粉红色或肤色的离心性无结构区域。

4.盘绕状血管呈随机、簇状或放射状排列。

七、基底细胞癌

基底细胞癌（basal cell carcinoma，BCC）是皮肤最常见的非黑素细胞性恶性肿瘤（约占75%以上），好发于头皮、面部等暴露部位，病变早期临床表现多为表面光亮、具有珍珠样隆起边缘的圆形斑片，也可表现为淡红色珍珠样丘疹、结节或斑块。早期的BCC仅凭肉眼有时很难与色素痣、脂溢性角化病、恶性黑色素瘤等疾病相鉴别，皮肤镜可显著提高BCC诊断的准确率。

（一）临床特征

1.多发于老年人。

2.曝光部位，面部多见。

3.皮损常单发。

4.早期皮损特征性表现为淡红色斑片，皮损易于卷起，周边呈珍珠样隆起，毛细血管扩张。

（二）临床分型

1.结节溃疡型 最常见，损害常单发，好发于面部，尤其是面颊部、鼻唇沟、鼻背部、前额、睑缘。初期为半透明隆起的小丘疹，淡红色，质地较硬，此时临床肉眼诊断极易误诊。此后损害缓慢扩大，形成结节，表面有蜡样光泽，质硬，表现为隆起的、半透明的伴有毛细血管扩张的丘疹或结节。后期出现中央凹陷、边缘隆起、坚硬，形成溃疡、结痂，溃疡可呈侵袭性扩大，并向深部生长，破坏周围组织，见图5-189。

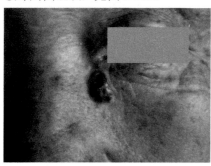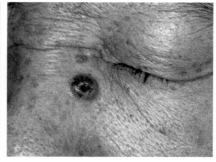

图5-189 结节溃疡型基底细胞癌

2.浅表型 损害多发，好发于躯干，头颈部也可受累。为卵圆形或不规则形红斑或薄的斑块，表面可有色素性鳞屑，部分呈半透明状，损害周边呈线状隆起的边缘，中央萎缩，少许糜烂结痂，见图5-190。临床肉眼诊断易误诊为光线性角化病、原位鳞状细胞癌，甚至是湿疹或银屑病。

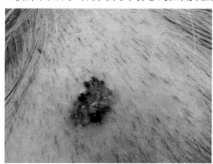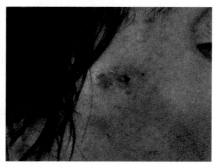

图5-190 浅表型基底细胞癌

3. 色素型 为结节溃疡型的变异型，呈黑褐色或深褐色，边缘部分颜色较深，中央呈点状或网状，与结节型溃疡类似，临床容易误诊为黑色素瘤，见图 5-191。

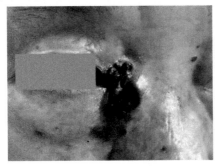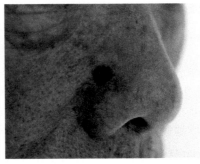

图 5-191 色素型基底细胞癌

4. 硬斑病样型 罕见，单发，好发于头面部。为白色或淡黄白色扁平、轻度萎缩小斑块，边界不清，表面光滑，质硬，类似于局限性硬皮病或瘢痕，见图 5-192。病情进展缓慢，少数可形成溃疡，侵犯神经、肌肉、骨骼。

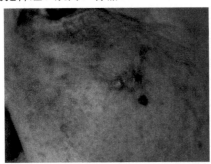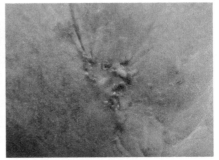

图 5-192 硬斑病样型基底细胞癌

5. 囊肿样型 表现为透明、蓝-灰色囊肿性结节，易误诊为汗囊瘤（图 5-193）。

6. Pinkus 纤维上皮瘤型 罕见，单发或多发性损害，好发于成人背部，为一个或数个有蒂或无蒂的丘疹或结节，高出皮面，质硬，淡红色或蓝灰色，表面光滑，类似皮肤纤维瘤（图 5-194）。

7. 痣样基底细胞癌综合征 是一种罕见的常染色体显性遗传性疾病，表现为多发性基底细胞癌、角化性颌骨囊肿、骨骼畸形三联征。

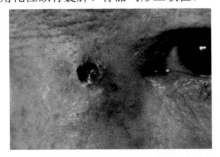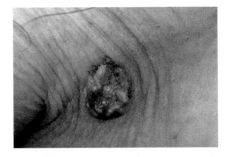

图 5-193 囊肿样型基底细胞癌 　　图 5-194 Pinkus 纤维上皮瘤型基底细胞癌

（三）基底细胞癌临床诊断线索（图 5-195 至图 5-200）

1. 扩张的毛细血管。

2. 蜷曲的边缘。

3. 珍珠样隆起的边缘。

4. 损害边缘色素加深。

5. 侵袭性溃疡。

6. 白-粉色斑块。

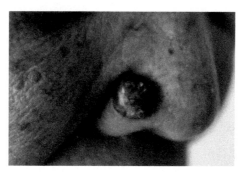

图 5-195　基底细胞癌扩张的毛细血管

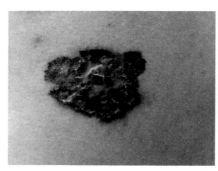 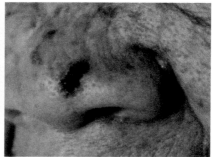

图 5-196　基底细胞癌蜷曲的边缘

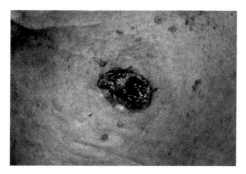

图 5-197　基底细胞癌珍珠样隆起的边缘

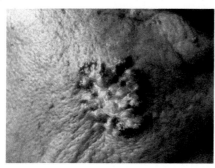 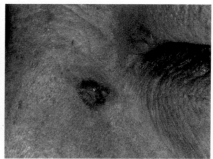

图 5-198　基底细胞癌损害边缘色素加深

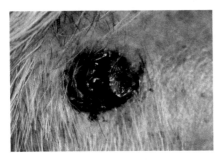

图 5-199　基底细胞癌侵袭性溃疡

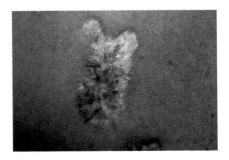

图 5-200　基底细胞癌白-粉色斑块

（四）基底细胞癌皮肤镜特征

1. 基底细胞癌皮肤镜基本结构（图 5-201 至图 5-213）

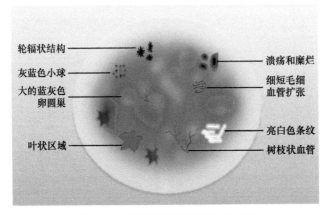

图 5-201　基底细胞癌皮肤镜模式图

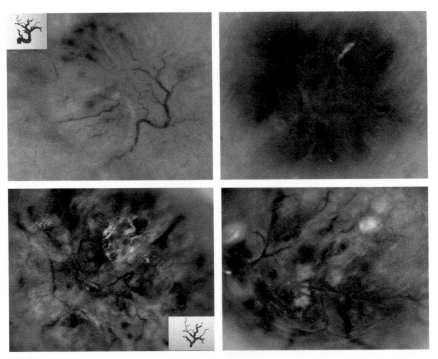

图 5-202　基底细胞癌树枝状血管

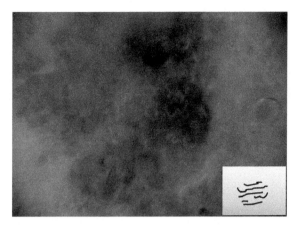

图 5-203　基底细胞癌细短毛细血管扩张

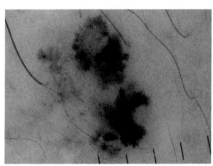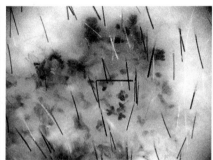

图 5-204　基底细胞癌叶状结构

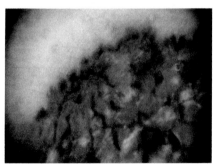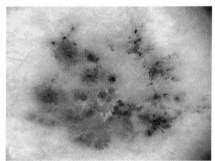

图 5-205　基底细胞癌轮辐状结构

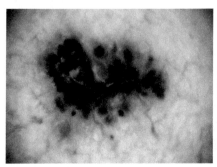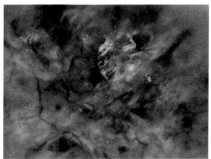

图 5-206　基底细胞癌蓝灰色卵圆巢

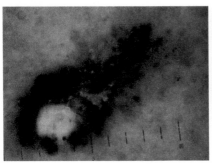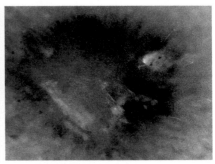

图 5-207　基底细胞癌灰蓝色小球

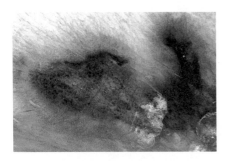

图 5-208　基底细胞癌聚集性小点

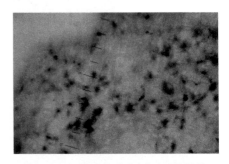

图 5-209　基底细胞癌同心环状结构

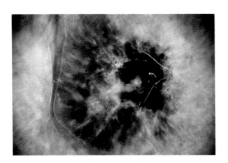

图 5-210　基底细胞癌溃疡

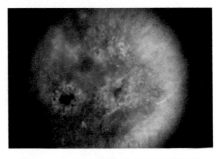

图 5-211　基底细胞癌多发浅表糜烂

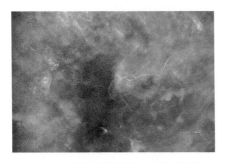

图 5-212　基底细胞癌亮红白色无结构区

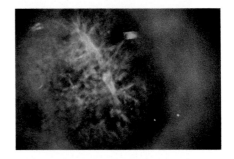

图 5-213　基底细胞癌白色条纹结构

　　包括以下 12 条基本模式：树枝状血管（占 15.6%～74.0%）、细短毛细血管扩张（2.5%～51.9%）、叶状结构（24.2%～26.9%）、轮辐状结构（5.6%～10.4%）、蓝灰色卵圆巢（7%～47.1%）、灰蓝色小球（18.5%～47.1%）、聚集性小点（3.2%～25.6%）、同心环状结构（14.4%～14.7%）、溃疡（22.5%～47.3%）、多发浅表糜烂（15.7%～17.6%）、亮红白色无结构区（0～25.5%）、白色条纹/蝶蛹样结构（0～69.1%），见表 5-2。

表 5-2 基底细胞癌皮肤镜表现（以出现频次递减排序）

非色素型基底细胞癌	色素型基底细胞癌	浅表型基底细胞癌
缺乏色素	缺乏色素网	亮红白色无结构区
树枝状血管	大的蓝灰色卵圆巢	细短毛细血管扩张
溃疡	灰蓝色小球	多发糜烂
细短毛细血管扩张	叶状结构	树枝状血管
	轮辐状结构	灰蓝色小球
	树枝状血管	叶状结构
	溃疡	大的蓝灰色卵圆巢

2. 基底细胞癌皮肤镜下基本模式（图 5-201 至图 5-213）

（1）树枝状血管：长度＞1mm 的亮红色血管，主干血管直径≥0.2mm，伴有不规则树枝状分支，是基底细胞癌皮肤镜下最经典的诊断模式，也是最常见的血管结构，其特异度约 94.1%。

（2）细短毛细血管扩张：是诊断基底细胞癌的第二类常见的血管结构，表现为细而短小的几乎无分支的卷曲血管，其长度小于 1mm。

（3）叶状结构：呈离散的球形，延伸连接于基底区域形成"枫叶状"，类似离散的色素巢-岛，通常呈褐色或蓝灰色，该特征对诊断基底细胞癌具有高度特异性。

（4）轮辐状结构：呈放射状突起，围绕中央一较深的点（中心轴）形成，突起呈棕褐色、蓝色或灰色，中央呈暗褐色、蓝色或黑色。

（5）蓝灰色卵圆巢：指融合或接近融合的边界清晰，与瘤体未紧密相连的卵圆形巢或细长区域，表现为不同程度的灰-蓝色。

（6）灰蓝色小球：为圆形或椭圆形结构，比点大，但比大的卵圆形巢小，常表现为蓝灰色，依据瘤岛中色素的位置不同，小球也可呈褐色或粉色。

（7）聚集性小点：为散在分布的灰色小点，局部可聚集成簇。

（8）同心环状结构：为形状不规则的球样结构，伴有多种颜色（蓝色、灰色、棕色、黑色），中央颜色最深，也被认为是轮辐状结构的变异或前体结构。

（9）溃疡：指单发或多发红色或红黑色的大片无结构区，可伴出血。

（10）多发浅表糜烂：为＞5 个浅表糜烂面，且最大直径＜11mm，其上可见红棕色或淡黄色痂皮。

（11）亮红白色无结构区：指透明或不透明的亮白色至红色区域，主要见于浅表型 BCC。

（12）白色条纹/蝶蛹样结构：该结构只在偏振光下可见，表现为相互垂直相交的粗短线条结构，其对非色素型基底细胞癌的诊断特异性高达 91%。

3. 皮肤镜下基底细胞癌血管结构（图 5-214 至图 5-222）

（1）树枝状血管：是基底细胞癌典型皮肤镜模式之一，多见于结节型基底细胞癌，主干血管直径≥0.2mm，伴有不规则树枝状分支，多为亮红色，是由于血管常聚集于肿瘤表面，紧邻表皮所致；病理表现为真皮内扩张的血管。

（2）细短毛细血管扩张：多见于浅表型基底细胞癌中白色或红色的无结构区，为细而短小几乎无分支的卷曲血管，血管长度小于 1mm；病理表现为真皮乳头内扩张的毛细血管。

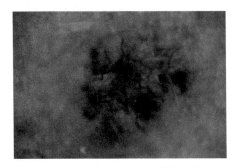

图 5-214 基底细胞癌树枝状血管

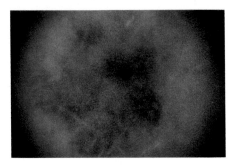

图 5-215 基底细胞癌细短毛细血管扩张

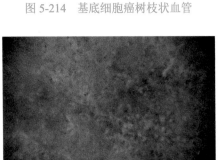

图 5-216 基底细胞癌点状血管

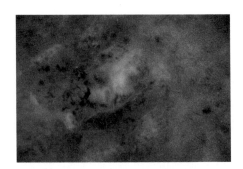

图 5-217 基底细胞癌多形性血管

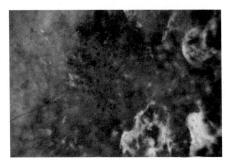

图 5-218 基底细胞癌肾小球状血管

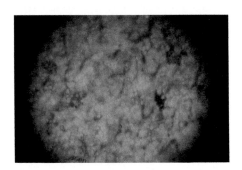

图 5-219 基底细胞癌线性不规则血管

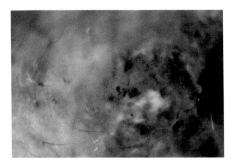

图 5-220 基底细胞癌逗号样血管

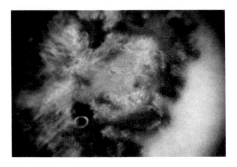

图 5-221 基底细胞癌发卡样血管

（3）点状血管：表现为直径为 0.01～0.02mm 的红色点状血管。

（4）多形性血管：包含三种或三种以上不同的血管结构。

（5）肾小球状血管：指成簇分布的细小卷曲血管，类似肾小球。

（6）线性不规则血管：表现为形状、大小、分布均不规则的线性血管。

（7）逗号样血管：表现为弯曲的短线状血管，也常见于皮内痣。

（8）发卡样血管：表现为弯曲的非闭合环状血管，也可见于脂溢性角化病、鳞状细胞癌。

（9）螺旋状血管：指多个"M"形血管相连。

4. 不同类型基底细胞癌皮肤镜模式（图 5-223 至图 5-246）

（1）色素型基底细胞癌：经典诊断模式中包含 1 个阴性标准，即不含色素网。6 个阳性特征，即大的蓝灰色卵圆巢、灰蓝色小球、叶状结构、轮辐状结构、溃疡、树枝状血管。满足 1 个阴性标准，且至少具备 6 个阳性特征中的 1 个即可诊断为色素型基底细胞癌。该诊断模式的特异性为 89%～92%，敏感性可达 93%。

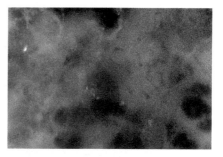

图 5-222　基底细胞癌螺旋状血管

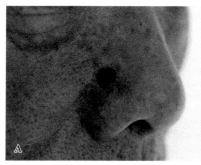
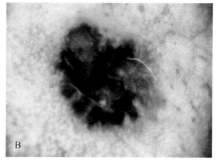

图 5-223　色素型基底细胞癌（右侧鼻翼）

A. 临床图片示：右侧鼻翼部一圆形黑色肿物；B. 皮肤镜图片示：大量蓝灰色卵圆形巢、叶状结构、树枝状血管

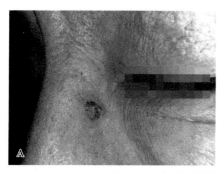
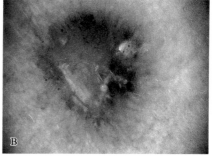

图 5-224　色素型基底细胞癌（左侧鼻根一）

A. 临床图片示：左侧鼻根部一圆形灰褐色肿物；B. 皮肤镜图片示：大量灰蓝色小点、蓝灰色卵圆形巢、细短毛细血管扩张

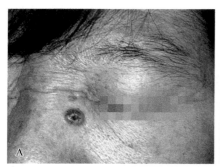
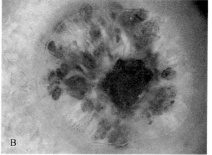

图 5-225　色素型基底细胞癌（左侧鼻根二）

A. 临床图片示：左侧鼻根部一圆形黑褐色肿物；B. 皮肤镜图片示：大量蓝灰色卵圆形巢、轮辐状结构、浅表溃疡

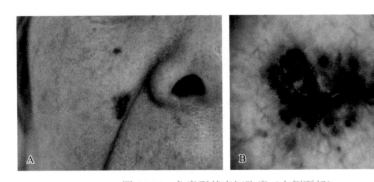

图 5-226 色素型基底细胞癌（右侧面部）

A. 临床图片示：右侧面部一不规则黑色肿物；B. 皮肤镜图片示：大量蓝灰色卵圆形巢、叶状结构、树枝状血管

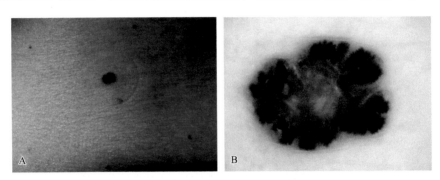

图 5-227 色素型基底细胞癌（躯干）

A. 临床图片示：躯干部一圆形黑色肿物；B. 皮肤镜图片示：大量蓝灰色卵圆形巢、叶状结构、树枝状血管

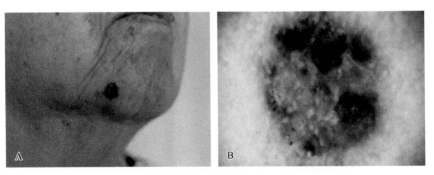

图 5-228 浅表型基底细胞癌（下颌）

A. 临床图片示：下颌一棕褐色皮肤肿物；B. 皮肤镜图片示：红色无结构区、白色条纹、细短毛细血管扩张

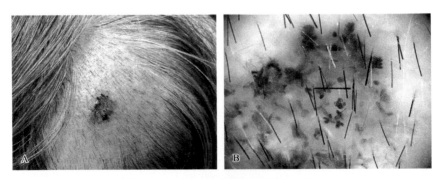

图 5-229 浅表型基底细胞癌（头皮）

A. 临床图片示：头皮一棕褐色皮肤肿物；B. 皮肤镜图片示：叶状结构、白色条纹、细短毛细血管扩张及浅表糜烂

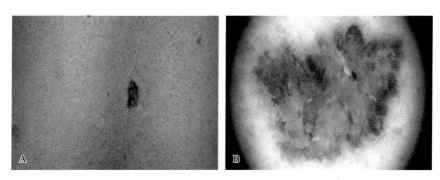

图 5-230 浅表型基底细胞癌（背部）

A.临床图片示：背部一棕褐色皮肤肿物；B.皮肤镜图片示：红色无结构区、叶状结构、细短毛细血管扩张及浅表糜烂

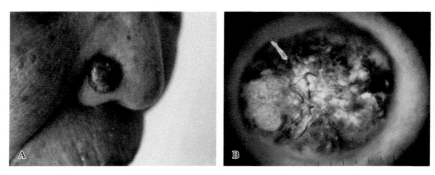

图 5-231 结节型基底细胞癌（右侧鼻翼）

A.临床图片示：右侧鼻翼一圆形黑色肿物；B.皮肤镜图片示：粗大的树枝状血管、白色条纹、叶状结构、蓝灰色卵圆形巢、灰蓝色小点

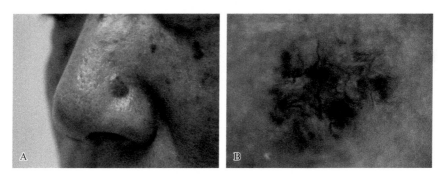

图 5-232 结节型基底细胞癌（左侧鼻翼）

A.临床图片示：左侧鼻翼一圆形黑色肿物；B.皮肤镜图片示：粗大的树枝状血管、白色条纹、蓝灰色卵圆形巢

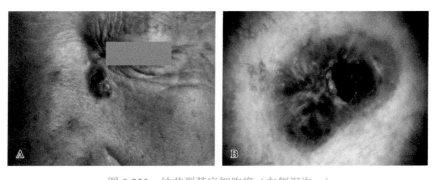

图 5-233 结节型基底细胞癌（左侧泪沟一）

A.临床图片示：左侧泪沟处圆形黑色肿物；B.皮肤镜图片示：粗大的树枝状血管、白色条纹、蓝灰色卵圆形巢

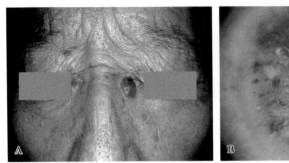
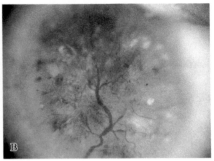

图 5-234　结节型基底细胞癌（左侧泪沟二）

A. 临床图片示：左侧泪沟处见类圆形黑色肿物；B. 皮肤镜图片示：树枝状血管、白色条纹、蓝灰色小球

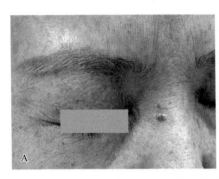
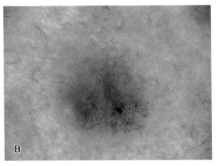

图 5-235　结节型基底细胞癌（右侧鼻根）

A. 临床图片示：右侧鼻根一圆形肤色肿物；B. 皮肤镜图片示：粗大的树枝状血管、蓝灰色小点

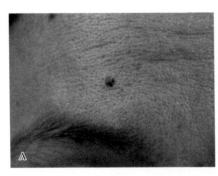
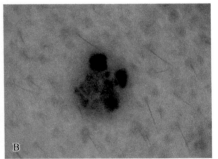

图 5-236　结节型基底细胞癌（额部）

A. 临床图片示：额部一圆形黑色肿物；B. 皮肤镜图片示：蓝灰色卵圆形巢、蓝灰色小点

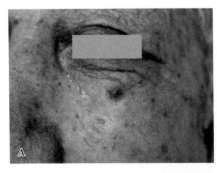
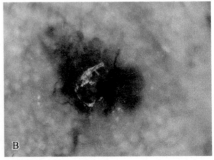

图 5-237　结节型基底细胞癌（左侧面部）

A. 临床图片示：左侧面部一圆形黑色肿物；B. 皮肤镜图片示：粗大的分支状血管、蓝灰色卵圆形巢、蓝灰色小点

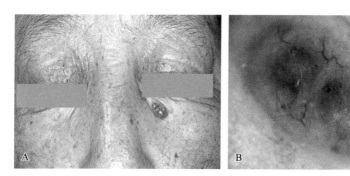

图 5-238 结节型基底细胞癌（左侧内眦下方）

A.临床图片示：左侧内眦下方一圆形皮肤肿物；B.皮肤镜图片示：大量分支状血管、蓝灰色卵圆形巢、蓝灰色小点

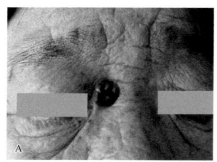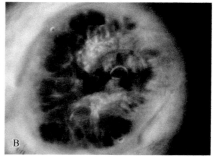

图 5-239 结节型基底细胞癌（右侧内眦）

A.临床图片示：右侧内眦一圆形黑色肿物；B.皮肤镜图片示：大量蓝灰色卵圆形巢、蓝灰色小点、叶状结构、浅表溃疡、
白色条纹

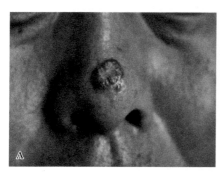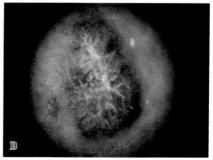

图 5-240 结节型基底细胞癌（鼻尖）

A.临床图片示：鼻尖部一圆形黑色肿物；B.皮肤镜图片示：白色条纹、细短毛细血管扩张、蓝灰色卵圆形巢

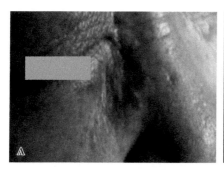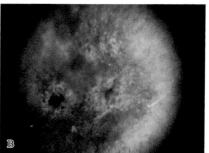

图 5-241 硬斑病样型基底细胞癌（右侧泪沟）

A.临床图片示：右侧泪沟一红色斑片；B.皮肤镜图片示：白色条纹、细短毛细血管扩张、灰蓝色小球、浅表溃疡

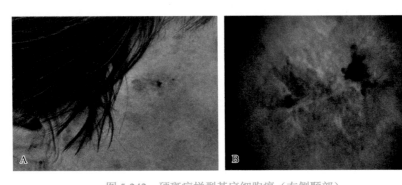

图 5-242　硬斑病样型基底细胞癌（右侧颞部）

A.临床图片示：右侧颞部一红色斑片；B.皮肤镜图片示：白色条纹、细短毛细血管扩张、灰蓝色小球、浅表溃疡

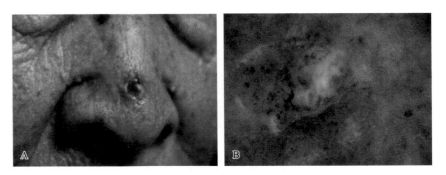

图 5-243　基底样鳞状细胞癌（鼻背）

A.临床图片示：鼻背部一红色斑片，中央破溃；B.皮肤镜图片示：白色无结构区，浅表溃疡，环状、螺旋状血管

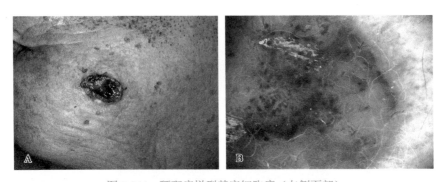

图 5-244　硬斑病样型基底细胞癌（左侧面部）

A.临床图片示：左侧面部一红棕色皮肤肿物，中央溃疡；B.皮肤镜图片示：红色无结构区，糜烂，环状、螺旋状血管，边缘可见叶状结构

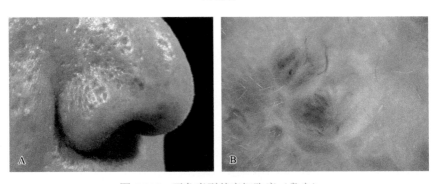

图 5-245　无色素型基底细胞癌（鼻尖）

A.临床图片示：右侧鼻尖处可见一皮肤色肿物，约绿豆粒大小；B.皮肤镜图片示：白色条纹、分支状血管、蓝灰色小球

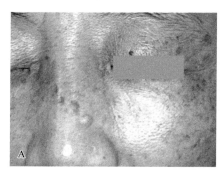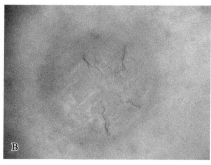

图 5-246　无色素型基底细胞癌（鼻背）

A. 临床图片示：左侧鼻背处可见一皮肤色肿物，约绿豆粒大小；B. 皮肤镜图片示：亮白色条纹、分支状血管

（2）浅表型基底细胞癌：皮肤镜下主要表现为亮白色或红色无结构区、白色条纹、细短毛细血管扩张及浅表糜烂，其中细短毛细血管扩张是其主要血管结构，且该型基底细胞癌中一般不出现大的蓝灰色卵圆巢状结构。

（3）结节型基底细胞癌：主要模式表现为典型的树枝状血管、大的蓝灰色卵圆巢、灰蓝色小球、溃疡，若树枝状血管和溃疡同时出现，则肿瘤局部复发的可能性较大，一般来说，色素性结构（即大的蓝灰色卵圆巢、灰蓝色小球、叶状结构、轮辐状结构、聚集性小点、同心环状结构）在结节型基底细胞癌中相对常见，其中又以蓝灰色卵圆巢结构最多见。

（4）硬斑病样基底细胞癌：多表现为亮白色背景，其上可见树枝状血管、蓝灰色卵圆巢、灰蓝色小球、聚集性小点，部分可见溃疡，需注意的是，该型中树枝状血管较结节型基底细胞癌中的血管更细小、分散，并且分支相对较少。

（5）基底样鳞状细胞癌（basaloid squamous cell carcinoma，BSC）：皮肤镜下主要表现为角化性斑块、浅表鳞屑、溃疡或血痂、白色无结构区、角化斑块上的白色污斑或出血斑、蓝灰污斑等；血管模式常表现为多种血管形态，如树枝状血管、直线型血管、螺旋状血管、环状血管等。基底样鳞状细胞癌有基底细胞癌相关的血管形态及鳞状细胞癌相关的其他形态，其共同特征表现为基底细胞癌相关的多种或单一形态性血管以及皮肤镜下的角化特征。

（6）无色素型基底细胞癌：皮肤镜下主要表现为纤细的毛细血管扩张、多种血管结构、多发小糜烂、亮白色条纹/亮白色团块（只见于偏振模式）、玫瑰花瓣状（只见于偏振模式）、乳红色区域、亮白色至红色无结构区及蓝白幕等。

八、鳞状细胞癌

鳞状细胞癌（squamous cell carcinoma，SCC）多在原有皮损基础上，出现外生性生长的结节、斑块或肿物。

（一）高分化 SCC

皮肤镜表现类似角化棘皮瘤（图 5-247、图 5-248）：

1. 中央黄白色角质物。

2. 周围袢状、不规则线状、盘绕状血管，不规则分布。

3. 边缘白色珍珠样结构。

4. 靶样毛囊（也称为白色圆圈），即充满角栓的毛囊口周围白色晕呈靶形。

5. 若由光线性角化病发展而来，可见光线性角化病的表现。

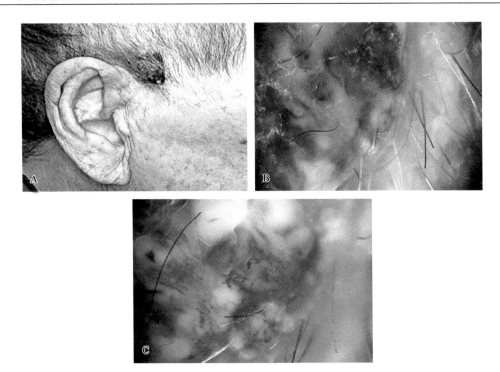

图 5-247 高分化鳞状细胞癌（右侧颞部）

A. 临床图片示：右侧颞部角化性斑块，表面结痂；B. 皮肤镜下可见黄白色角质物；C. 皮肤镜下可见黄色至浅棕色无结构区域，周围不规则分布的袢状、不规则线状血管，珍珠样结构

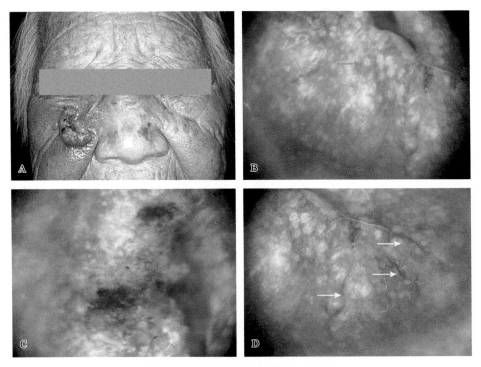

图 5-248 高分化鳞状细胞癌（面部）

A. 临床图片示：面部巨大红色肿物，中央溃疡；B. 皮肤镜可见多数靶样毛囊（蓝色箭头所示）；C. 皮肤镜可见黄色角栓，可见溃疡，周围不规则分布的血管，白色珍珠样结构；D. 皮肤镜可见周边明显不规则袢状、不规则线状血管、分支状血管（黄色箭头所示）

（二）中分化 SCC

皮肤镜下外周祥状血管和弥漫黄色至浅棕色无结构区域更常见，常伴有大溃疡，仍可见珍珠样结构，见图 5-249、图 5-250。

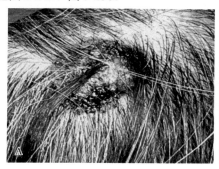
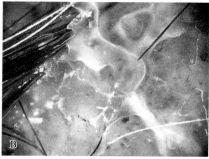

图 5-249　中分化鳞状细胞癌（头顶）

A. 临床图片示：头顶部一皮肤肿物，其上可见结痂；B. 皮肤镜图片示：中央黄白色角质物，周围不规则分布的祥状、不规则线状血管，珍珠样结构，伴溃疡

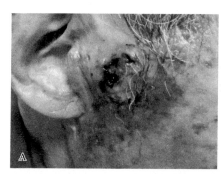
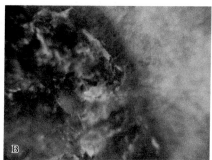

图 5-250　中分化鳞状细胞癌（右侧颞部）

A. 临床图片示：右侧颞部一皮肤肿物，中央破溃结痂；B. 皮肤镜图片示：中央溃疡、黄褐色痂，可见血管结构和白色条纹

（三）低分化 SCC

主要皮肤镜表现（图 5-251、图 5-252）：

1. 皮肤镜下常缺乏角化结构。

2. 表现为红色背景上大量细小线状血管、祥状血管和盘绕状血管的多形性血管模式（＞50% 皮损面积）。

3. 偶尔可见外周白色无结构区域，是重要的诊断线索。

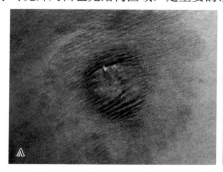
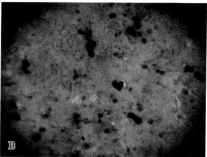

图 5-251　低分化鳞状细胞癌

A. 临床图片示：躯干部一圆形浸润性红斑，表面轻度角化；B. 皮肤镜图片示：大量多形性血管结构，白色无结构区、小溃疡

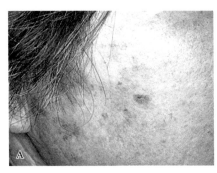
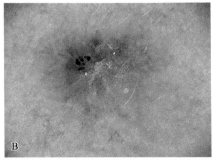

图 5-252　浅表侵袭性鳞状细胞癌

A.临床图片示：面部一圆形淡红斑；B.皮肤镜图片示：不规则分布的点状血管、线状血管，可见小溃疡、白色鳞屑

鳞状细胞肿瘤被视为角质形成细胞来源的同一病谱性疾病，各病的皮肤镜特征有所重叠。

九、佩吉特病

佩吉特病（Paget disease），又称湿疹样癌，是一种特殊类型的皮肤肿瘤，女性多见，在临床上表现为顽固性湿疹样皮损，单侧发病者居多，呈渐进病程。多发生于女性乳头部位，男性也可累及，称为乳房佩吉特病，也可以发生于其他富有大汗腺的区域，如腋窝、阴囊或肛周等部位，称为乳房外佩吉特病。

皮肤镜基本特点（图 5-253 至图 5-255）：①白色、粉红色区域及亮白色条纹；②可有不规则血管；③点状色素沉着（胡椒粉样结构）；④个别可见污斑。

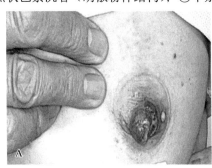
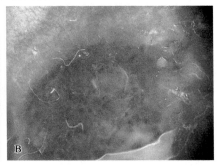

图 5-253　乳房佩吉特病（一）

A.老年女性乳房佩吉特病临床图片；B.皮肤镜图片示：粉红色区域内亮白色网状条纹、不规则血管

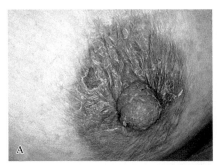
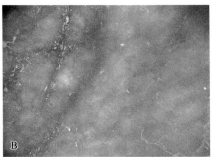

图 5-254　乳房佩吉特病（二）

A.老年女性乳房佩吉特病临床图片；B.皮肤镜图片示：粉红色、白色区域及不规则血管，周边可见点状色素沉着

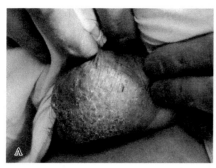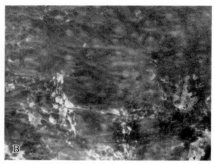

图 5-255 乳房外佩吉特病（青岛市市立医院于海洋医师提供）

A. 老年男性阴囊乳房外佩吉特病临床图片；B. 皮肤镜图片示：粉红色、白色区域及不规则血管

第 4 节 皮肤附属器肿瘤

一、皮脂腺增生

皮脂腺增生（sebaceous hyperplasia）为皮肤内正常的皮脂腺增大所导致，属于良性增生性病变，好发人群为 50 岁以上中老年人，病变临床表现为发生于额头或两侧颊部米粒大小肤色或淡黄色丘疹，皮疹中央常见脐凹，偶可见巨大皮脂腺增生，一般无自觉症状。

皮肤镜诊断皮脂腺增生，应观察皮损的数量、分布及形态，对该皮损的主要特征进行初步判断（图 5-256 至图 5-259）：

1. 边界清楚的圆形或卵圆形黄白色呈分叶样结构，或呈乳白色/黄白色的云朵样结构，这些结构向皮损的中央聚集。

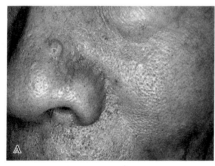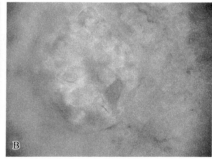

图 5-256 皮脂腺增生（鼻背）

A. 临床图片；B. 皮肤镜表现：黄白色云朵样结构

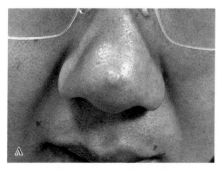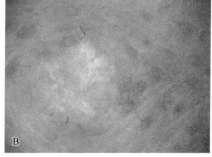

图 5-257 皮脂腺增生（鼻尖）

A. 临床图片；B. 皮肤镜表现：黄白色分叶样结构

2. 皮损周围可见环绕的细小、短线状或树枝状排列有序的血管，这些血管自皮损边缘向中央延伸不跨越皮损中央，形成皇冠状的血管分布，称为"皇冠状血管"模式。

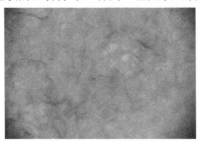

图 5-258　皮脂腺增生的血管模式

黄白色结构穿插线状血管，排列呈网状

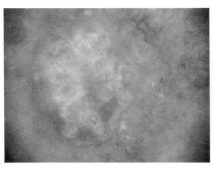
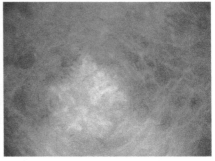

图 5-259　皮脂腺增生的皇冠状血管

黄白色结构周围血管呈皇冠状排列

二、皮脂腺痣

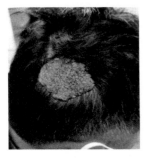

图 5-260　皮脂腺痣临床表现

皮脂腺痣（sebaceous nevus）又称为器官样痣，是先天性局限性表皮发育异常所致，是以皮脂腺增生为特征的良性皮肤附属器肿瘤。

皮脂腺痣皮肤镜基本特征（图 5-260 至图 5-262）：

1. 圆形或卵圆形的黄色、黄白色、乳白色或灰褐色结构，可单独或聚集分布。

2. 黄色小叶结构（多见于面部）。

3. 可伴有黄色点、棕褐色点或粉刺样开口结构。

4. 皮损周边围绕毛细血管结构。

5. 可伴有裂沟。

6. 小叶样结构、圆形黄白色结构、黄点、乳白色点或灰褐色点状结构。

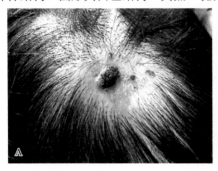
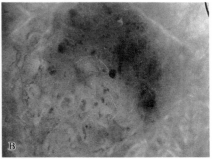

图 5-261　皮脂腺痣（一）

A. 临床表现；B. 皮肤镜表现：小叶样结构，周边围绕毛细血管结构

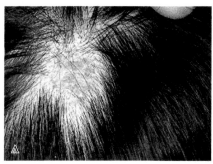
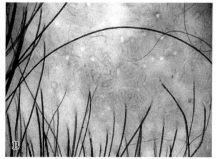

图 5-262 皮脂腺痣（二）

A.临床表现；B.皮肤镜表现：伴黄色点、粉刺样开口结构

三、汗 管 瘤

汗管瘤（syringoma）是一种汗管末端分化的小汗腺导管的良性附属器肿瘤，其实质是向小汗腺末端导管分化的一种错构瘤。

临床表现为小而坚实的丘疹。常为多发，有时单发。临床可分为 3 型：眼睑型、发疹型、局限型。

汗管瘤皮肤镜基本特征（图 5-263）：

1. 背景为黄白色、肤色或淡褐色的均质模式。

2. 多发性粟粒大小丘疹，其周边围绕纤细的浅褐色色素网。

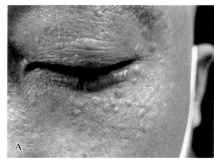

图 5-263 汗管瘤（眼睑）

A.临床表现；B.皮肤镜表现：黄白色均质模式，周边围绕浅褐色纤细色素网

四、黑头粉刺痣

黑头粉刺痣（comedo nevus）多于出生时或出生后不久即发生；临床表现为黑头粉刺样丘疹，丘疹中央可见黑色、坚硬的角质栓；皮疹好发部位为面部、眼睑、颈部和躯干；多无明显自觉症状。

黑头粉刺样痣皮肤镜基本特征（图 5-264、图 5-265）：

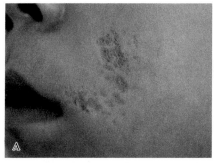
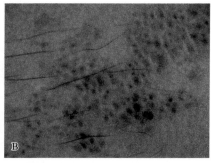

图 5-264 黑头粉刺样痣（一）

A.临床表现；B.皮肤镜表现：大量粉刺样开口，伴角栓

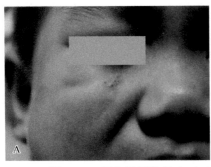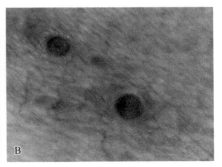

图 5-265　黑头粉刺样痣（二）（青岛市市立医院于海洋医师提供）

A. 临床表现；B. 皮肤镜表现：粉刺样开口，充满坚硬角质栓，伴有粟粒样囊肿

1. 可见大量的粉刺样开口。

2. 开口内充满坚硬角质栓。

3. 粉刺开口周围蓝晕。

4. 可伴有粟粒样囊肿。

五、毛发上皮瘤

　　毛发上皮瘤（trichoepithelioma，TE）是一种起源于基底细胞的良性皮肤肿瘤，其临床特征为发生于沿鼻唇沟对称分布的半球形丘疹，呈正常皮色，坚实透明。临床上有两种类型：多发性毛发上皮瘤（multiple trichoepithelioma，MTE）和孤立性毛发上皮瘤（solitary trichoepithelioma，ST）。特殊类型包括：结缔组织增生性毛发上皮瘤（desmoplastic trichoepithelioma，DTE），又称硬化型上皮错构瘤（sclerosing epithelial harmatoma）。

　　毛发上皮瘤皮肤镜基本特征（图 5-266）：

1. 背景为肤色、浅褐色或蓝灰色。

2. 皮损内可见灰白色条纹样结构。

3. 血管呈树枝状或线状。

4. 粟粒样囊肿。

5. 边界清楚。

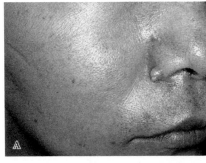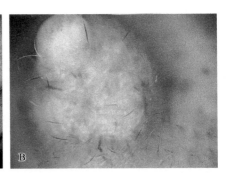

图 5-266　毛发上皮瘤（鼻翼）

A. 临床表现；B. 皮肤镜表现：肤色背景、树枝样血管、粟粒样囊肿、边界尚清

六、毛母质瘤

　　毛母质瘤（pilomatricoma）又称为钙化上皮瘤，位于真皮甚至皮下，与表皮不相连，为边界清楚的良性肿瘤。可发生于任何年龄，青年女性多见；好发部位为头皮、面、颈部及上肢等处；表现为单发性坚实的真皮或皮下的实性结节、质硬，可程度不等地隆起于皮面；表面皮肤可为正常肤色、暗红色、褐红色、淡蓝色；多无自觉症状。

毛母质瘤皮肤镜基本特征（图 5-267、图 5-268）：

1. 不规则白色、红色、黄色或浅蓝色结构或条纹，呈均质性分布。

2. 可见发卡样、线状不规则、点状血管。

3. 有时可见溃疡和无结构区域。

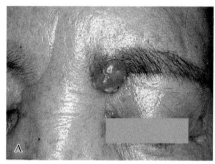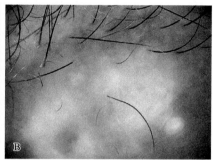

图 5-267 毛母质瘤（眉部）

A. 临床表现；B. 皮肤镜表现：黄色、红色结构呈均质性分布

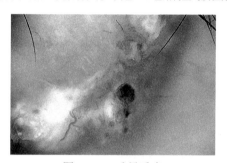

图 5-268 毛母质瘤

发卡样、线状不规则血管，可见溃疡

七、发疹性毳毛囊肿

发疹性毳毛囊肿（eruptive vellus hair cysts）是一种常染色体显性遗传疾病，也可散发。高发人群为 17～24 岁青年，男女发病率无显著差异；皮损最常见部位为胸背部、腹部和四肢，偶可见于面、颈、腋窝和腹股沟等处；典型皮损表现为淡褐色或红棕色质软的毛囊性丘疹，偶可呈蓝色、淡黄色、青紫色或为正常肤色，直径为 1～4mm，表面光滑，可群集或散在分布；一般无自觉症状，夏天出汗时可自觉瘙痒，部分丘疹表面可有脐凹或结痂，可挤出乳酪样物质；病程慢性，少数病例乳酪样物质经表皮排出后囊肿可自行消退。

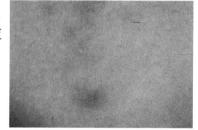

图 5-269 发疹性毳毛囊肿

（青岛市市立医院于海洋医师提供）

红棕色均质结构

发疹性毳毛囊肿皮肤镜基本特征（图 5-269）：

1. 淡褐色或红棕色毛囊性均质结构，偶见蓝色、淡黄色、青紫色或肤色。

2. 个别皮疹内可见线形或"C"形毛发。

八、粟 丘 疹

粟丘疹（milium）俗称为白色痤疮或粟丘疹白色苔藓，是表皮或附属器上皮潴留性囊肿，可分为原发性和继发性两种。原发性皮损常见于颜面，眼睑周围及颊部多见；继发性皮损则发生于原有皮疹的表面及其周围，临床表现为黄白色实性小丘疹，表面光滑，顶部尖圆，无融合，大小为 1～2mm，上覆极薄表皮，挤压可见坚实的角质样球状颗粒。皮损发展缓慢，可持续存在多年，皮损偶可自然脱落消失，通常无自觉症状。

粟丘疹皮肤镜基本特征：为圆形或卵圆形白色、青黄色或黄白色的均质无结构区，见图 5-270、图 5-271。

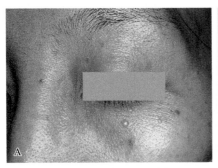
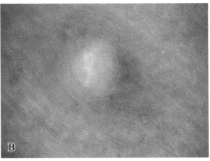

图 5-270　粟丘疹（一）

A. 临床表现；B. 皮肤镜表现：圆形黄白色均质无结构区

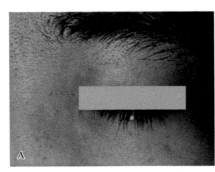
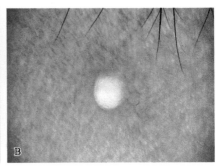

图 5-271　粟丘疹（二）

A. 临床表现；B. 皮肤镜表现：圆形白色均质无结构区

九、黏液囊肿

黏液囊肿（myxoid cyst）高发人群为 40～65 岁，亦可发生于年轻人，女性多见；临床表现是直径为 3～15mm 的表面光滑或呈轻度疣状增生的囊肿结节，质地柔软或橡皮状韧度；皮肤色，呈半透明状，穿刺后可流出黏液样物质；多为单发，也可两个或多个；本病可有疼痛或触痛，大多数病例经久不退，少数可自愈；类似腱鞘瘤，好发部位为手指或足趾末端，尤其末指/趾关节的背面；关节侧面呈疝状突起。另一类型为黏液瘤样，呈半球形的囊性结节，位于甲皱襞近侧，触之有波动感。若发生在甲床部位时可致指甲变形，呈现纵深沟纹。

黏液囊肿皮肤镜基本特征（图 5-272 至图 5-274）：

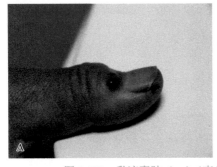
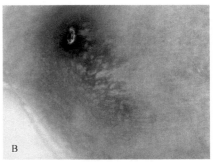

图 5-272　黏液囊肿（一）（青岛市市立医院于海洋医师提供）

A. 临床表现；B. 皮肤镜表现：粉红色均质结构，树枝状血管，皮损边缘线状毛细血管扩张、扇形排列

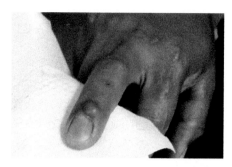

图 5-273 黏液囊肿临床表现（二）（青岛市市立医院于海洋医师提供）

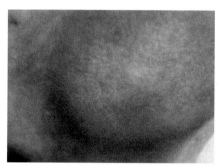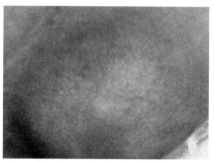

图 5-274 黏液囊肿皮肤镜表现（三）（青岛市市立医院于海洋医师提供）

粉红色均质结构，表面树枝状血管，皮损边缘线状毛细血管扩张

1. 肤色或粉红色均质结构。
2. 粗细不一树枝状血管，呈排列网状。
3. 破溃时，可见浅黄色半透明黏液样物质溢出，皮损边缘可见线状毛细血管扩张、呈扇形排列。

十、多发性脂囊瘤

多发性脂囊瘤（steatocystoma multiplex）是一种错构瘤，为皮脂腺开口受阻所致潴留性囊肿。发病人群多见于青春期男性；多发生于前胸、颈部、背部、腋窝、四肢，偶可发生于阴囊及外阴；典型皮损表现为多发性皮内小结节，直径 5mm 左右；切开皮损内见油脂样物质，多年保持不变。

多发性脂囊瘤皮肤镜基本特征（图 5-275）：
1. 黄白色背景，呈均质性分布。
2. 周围可见线状不规则血管。

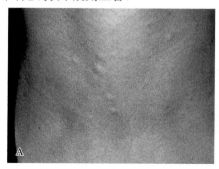

图 5-275 多发性脂囊瘤

A. 临床表现；B. 皮肤镜表现：黄白色均质背景，发卡样、线状不规则血管

第5节 神经、纤维组织及其他肿瘤

一、皮肤纤维瘤

皮肤纤维瘤（dermatofibroma）又称为纤维组织细胞瘤，是成纤维细胞或组织细胞灶性增生所致的一种真皮内良性肿瘤。其病因可能为微小皮肤损伤所致的成纤维细胞反应性增生。好发于女性，多见于成年患者；皮损表面光滑或粗糙呈疣状，常为单发，偶见多发；好发部位为四肢伸侧；早期表现为淡褐色斑丘疹，后可缓慢增大形成小结节，一般小于2cm；上方与表皮粘连，质地较硬，生长缓慢；皮损常持久存在，少数可自行消退，一般无自觉症状；泛发型皮肤纤维瘤少见，多见于成人，泛发常呈对称分布，无簇集倾向，成批发生，可自行消退。

皮肤纤维瘤皮肤镜基本特征：皮肤纤维瘤皮肤镜表现形态多样，包括典型特征及分类特征。

1. **典型特征** 皮损外周为纤细色素网格，皮损中央为白色瘢痕样结构。

2. **分类特征**（图5-276至图5-295）

（1）遍布皮损的纤细色素网络。

（2）外周纤细色素网络和中央白斑。

（3）外周纤细色素网络和中央白色瘢痕样斑片。

（4）外周纤细色素网络和中央白色网络。

（5）外周纤细色素网络和中央均质色素区域。

（6）遍布皮损的白色网络。

（7）遍布皮损的均质区域。

（8）遍布皮疹的均质白色瘢痕样斑片。

（9）多发性灶性分布的白色瘢痕样斑片。

（10）外周均质色素及中央白色瘢痕样斑片。

（11）外周均质色素及中央白斑。

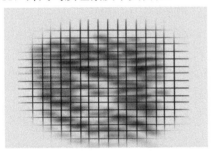

图5-276 皮肤纤维瘤皮肤镜分类特征模式图（一）

遍布皮损的纤细色素网络样结构

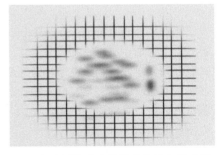

图5-277 皮肤纤维瘤皮肤镜分类特征模式图（二）

外周纤细色素网络和中央白色瘢痕样斑片

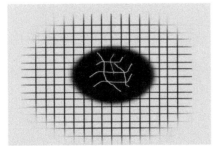

图5-278 皮肤纤维瘤皮肤镜分类特征模式图（三）

外周纤细色素网络和中央白色网络样结构

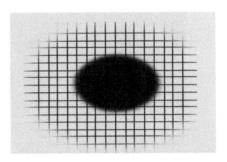

图5-279 皮肤纤维瘤皮肤镜分类特征模式图（四）

外周纤细色素网络和中央均质色素区域

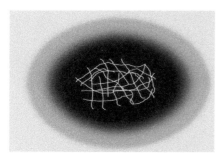

图 5-280　皮肤纤维瘤皮肤镜分类特征模式图（五）
外围均质色素和中央白色网络样结构

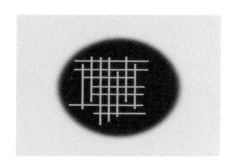

图 5-281　皮肤纤维瘤皮肤镜分类特征模式图（六）
遍布皮损的白色网络样结构

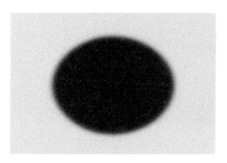

图 5-282　皮肤纤维瘤皮肤镜分类特征模式图（七）
遍布皮损的均质区域

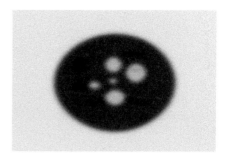

图 5-283　皮肤纤维瘤皮肤镜分类特征模式图（八）
多发性灶性分布白色瘢痕样斑片

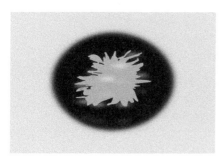

图 5-284　皮肤纤维瘤皮肤镜分类特征模式图（九）
外周均质色素及中央白色瘢痕样斑片

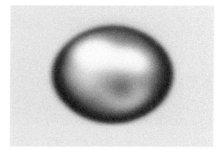

图 5-285　皮肤纤维瘤皮肤镜分类特征模式图（十）
遍布皮疹的均质白色瘢痕样斑片

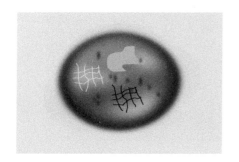

图 5-286　皮肤纤维瘤皮肤镜分类特征模式图（十一）
非典型模式：非典型色素网络、非典型瘢痕样斑块或白色网络、
非典型均质色素沉着或这些结构不规则分布

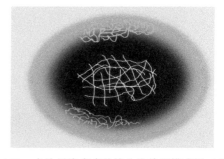

图 5-287　皮肤纤维瘤皮肤镜分类特征模式图（十二）
非典型模式：中央白色网络，周围脑回样结构

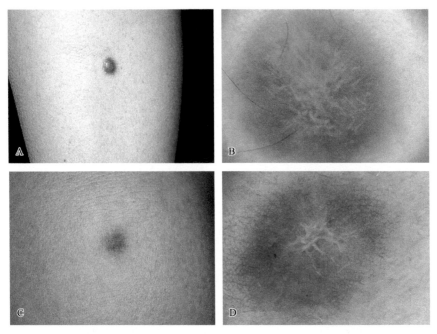

图 5-288　皮肤纤维瘤：外周纤细色素网，中央白色瘢痕样结构

A、C 临床表现；B、D. 对应皮肤镜表现

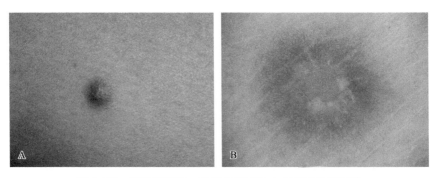

图 5-289　皮肤纤维瘤：外周色素网及中央均质色素区域

A. 临床表现；B. 对应皮肤镜表现

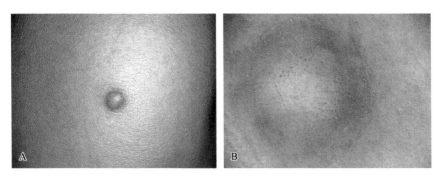

图 5-290　皮肤纤维瘤：外周均质色素及中央白斑

A. 临床表现；B. 对应皮肤镜表现

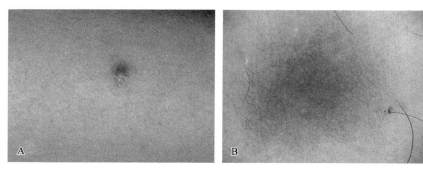

图 5-291　皮肤纤维瘤：弥漫分布的纤细色素网络

A. 临床表现；B. 对应皮肤镜表现

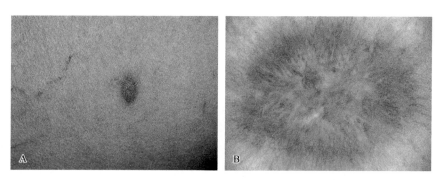

图 5-292　皮肤纤维瘤：多发性灶性分布白色瘢痕样斑片

A. 临床表现；B. 类脂质为对应皮肤镜表现

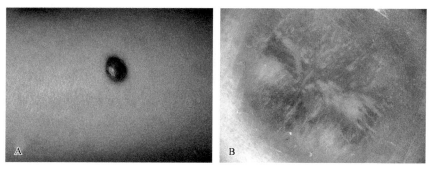

图 5-293　皮肤纤维瘤：外周均质色素及中央白色网络样结构

A. 临床表现；B. 对应皮肤镜表现

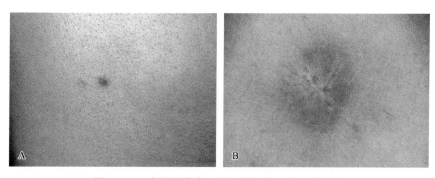

图 5-294　皮肤纤维瘤：脑回样结构中央白色网络

A. 临床表现；B. 对应皮肤镜表现

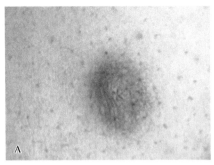
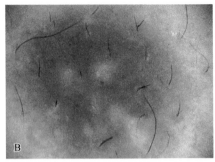

图 5-295　皮肤纤维瘤：纤维色素网络环绕中央多发性灶性白色瘢痕样斑片

A. 临床表现；B. 对应皮肤镜表现

（12）外周均质色素及中央白色网络。

（13）非典型模式：皮损中央白色网络，周围呈脑回样结构；灶性白色斑疹伴毛周色素减退，均匀色素沉着融合成脑回样结构。

二、神经纤维瘤病

神经纤维瘤病（neurofibromatosis，NF）是一种遗传性全身性神经外胚层异常性疾病，临床表现包括神经系统、骨骼以及皮肤的发育异常。可分为 7 种亚型。临床上主要表现包括皮肤咖啡斑、多发性皮肤软纤维瘤，多器官和系统（如眼、骨骼、血管及内分泌）受累。并可伴有智力障碍、先天性发育不良以及恶性肿瘤。

（一）发生在皮肤的病变表现

1. 皮肤色素斑　几乎所有病例于出生时即发生，偶于出生后数个月至 1 年内发生，表现为皮肤咖啡色斑疹，形状大小不一，边界清楚，常多发，除掌跖外可发生于体表任何部位皮肤，称为皮肤咖啡斑，青春期前出现 6 个或 6 个以上 ＞5mm 的皮肤咖啡斑（青春期后 ＞15mm）具有高度诊断价值；此外，腋窝及会阴部出现小雀斑样色素沉着斑（称为 Crowe 征），也是其特征之一。

2. 神经纤维瘤　于儿童期发病，主要发生于躯干、面部及四肢，呈多发的粉红色软瘤，固定或有蒂，触之柔软有弹性，可移动，数目不定，可多达上千，大小不等，可从芝麻至柑橘大小，丛状神经纤维瘤是神经干及其分支弥漫性神经纤维瘤，常伴有皮肤以及皮下组织大量增生，引起该区域或肢体弥漫性肥大，质地可较韧，称为象皮肿样神经纤维瘤。

3. 多无自觉症状　部分肿瘤有压痛。

（二）皮肤镜基本特征

皮肤镜基本特征为粉红色至红色区域，可见裂隙及白色瘢痕样网纹，皮损间与皮沟纹理方向一致的棕色色素沉着形成网络样结构（图 5-296）。

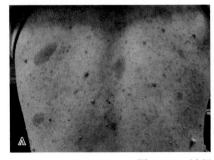
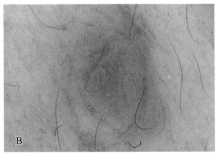

图 5-296　神经纤维瘤病（背部）

A. 临床表现；B. 皮肤镜表现：粉红色区域、皮损间与皮沟纹理方向一致的棕色色素沉着形成网络样结构

第 6 节 脉管组织肿瘤

一、血管角皮瘤

血管角皮瘤（angiokeratoma）分为：①肢端血管角皮瘤；②阴囊血管角皮瘤；③丘疹型血管角皮瘤；④局限性血管角皮瘤；⑤泛发性系统型-弥漫性躯体血管角皮瘤。

（一）皮肤镜表现

皮肤镜对于血管角皮瘤的诊断具有较高的特异性，主要表现为圆形或多形态的腔隙样结构，多表现为深色腔隙，呈深紫色、深蓝色或黑色边界清晰的卵圆形结构；另外，浅白色幕是血管角皮瘤敏感性较高的皮肤镜特征，指边界不清的白色无结构区，好像覆盖了白色毛玻璃样膜；其他皮肤镜表现还包括：红色腔隙、红斑、鳞屑或结痂。血管角皮瘤临床及皮肤镜表现见图 5-297 至图 5-304。

1. **肢端血管角皮瘤** 又称为 Mibelli 血管角皮瘤，有提示可能存在遗传倾向，常有冻疮史，通常见于儿童期和青春期，好发于指（趾）背面及膝部或肘部骨突出处，皮损为直径 1～5mm 的红色血管性丘疹，呈圆形，颜色为暗红色或紫黑色，压之有时可褪色，表面呈疣状，故又称为疣状毛细血管扩张。无明显自觉症状。

2. **阴囊血管角皮瘤** 又名 Fordyce 血管角化瘤，主要发生于中老或老年人的阴囊，偶见于阴茎、龟头、股部，有时也可累及中老年女性的外阴部，表现为多发性圆顶状丘疹，早期为鲜红色，质软、晚期为暗红色或紫色，质硬，一般无自觉症状，常伴静脉曲张。

3. **丘疹型血管角皮瘤** 又称为孤立型或多发型血管角化瘤，皮损好发于下肢，常为单发，偶可为多个，为蓝黑色疣状小丘疹，无明显症状。

4. **局限性血管角皮瘤** 又称为角化性血管瘤，通常出生即有，也可发生于儿童或青年，好发于小腿及足部，也可见于背部及前臂，皮损多为单发，偶为多发的淡紫红色聚集性丘疹或囊性结节（内容物为血液），后发生融合，为不规则或线形斑块。

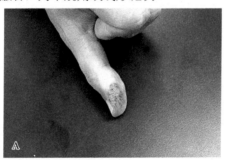

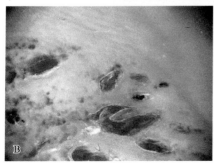
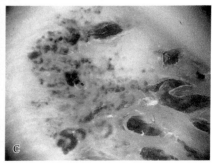

图 5-297 肢端血管角皮瘤（指侧缘）

A. 临床表现；B、C. 皮肤镜表现可见红色腔隙样结构

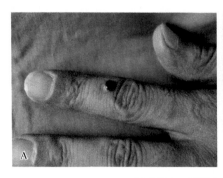
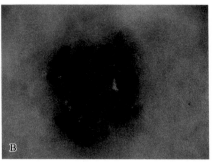

图 5-298　肢端血管角皮瘤（指背）

A. 临床表现；B. 皮肤镜表现可见大小不一的紫红色腔隙样结构，表面及腔隙周围浅白色幕结构

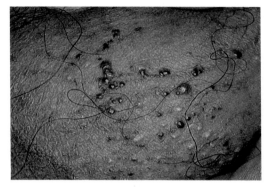
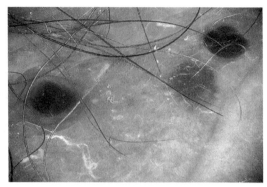

图 5-299　阴囊血管角皮瘤临床表现

图 5-300　阴囊血管角皮瘤皮肤镜表现（外阴）

可见均质紫蓝色腔隙样结构及浅白幕

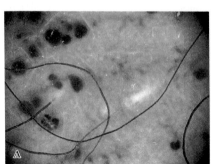
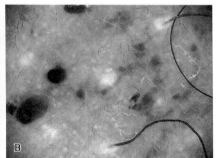

图 5-301　阴囊血管角皮瘤皮肤镜表现

A、B. 可见多形态的红色腔隙样结构

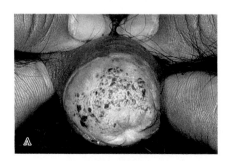

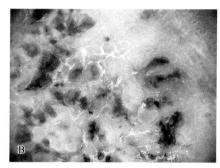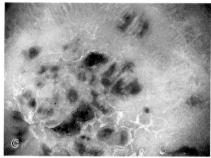

图 5-302 累及龟头的阴囊血管角皮瘤

A.累及龟头的阴囊血管角皮瘤临床表现；B、C.皮肤镜表现：可见多形态的红色、紫红色腔隙样结构，浅白色幕，腔隙结构周围
白色条纹结构，表面黄白色结痂，周边白色放射状条纹、点状血管

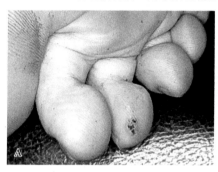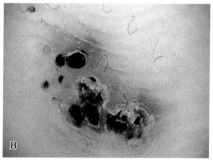

图 5-303 丘疹型血管角皮瘤

A.临床表现；B.皮肤镜表现：可见多个紫色、黑紫色腔隙样结构，浅白色幕，黄白色结痂、鳞屑

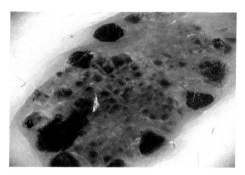

图 5-304 局限性血管角皮瘤皮肤镜（躯干）

可见大小不一的紫红色腔隙样结构及浅白色幕，腔隙结构周围包绕白色条纹

（二）鉴别诊断

1. 脂溢性角化病 皮肤镜表现为脑回样结构，粟粒样囊肿及粉刺样开口，有时表现为虫蚀样边缘，可见发卡样血管（图 5-305）。

2. 恶性黑色素瘤 皮肤镜可见不典型或负性色素网，不规则点状和球状结构，不规则的无结构区，表现为颜色不一的蓝色，表面覆盖毛玻璃样白色结构（蓝白幕），亦可见大小不一，不规则的污斑。镜下血管表现为不规则点状或发卡样血管。

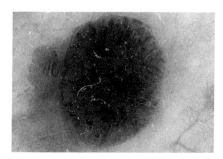

图 5-305 脂溢性皮炎皮肤镜（躯干）

可见脑回样结构

二、化脓性肉芽肿

化脓性肉芽肿（granuloma pyogenicum）又称为毛细血管扩张性肉芽肿，可发生于任何年龄，常发生于身体容易受伤的部位，临床表现为单发性的发疹性小丘疹，易破溃。

（一）皮肤镜表现

化脓性肉芽肿皮肤镜表现为红色或白色均质区，有时被白色条纹（轨道）分隔，周围可见白色领圈样结构，皮损内可见粗大血管，见图5-306至图5-309。

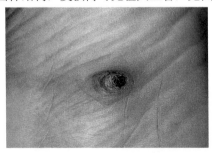

图5-306　化脓性肉芽肿临床表现（足跖）

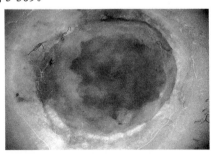

图5-307　化脓性肉芽肿皮肤镜表现（足跖）

可见红色或白色均质区，周围可见白色领圈样结构及鳞屑

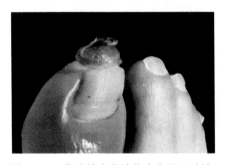

图5-308　化脓性肉芽肿临床表现（趾端）

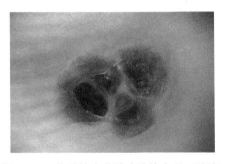

图5-309　化脓性肉芽肿皮肤镜表现（趾端）

可见红色或白色均质区，表面被白色条纹（轨道）分隔

（二）鉴别诊断

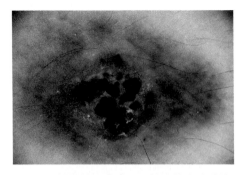

图5-310　靶样含铁血黄素沉积性血管瘤皮肤镜表现

不规则球状紫红色血管腔结构，最外周绕以紫红色红斑

1.靶样含铁血黄素沉积性血管瘤　皮肤镜下表现为紫红色背景，中央可见不规则球状紫红色血管腔结构，呈靶心样模式，边界清楚。而化脓性肉芽肿皮损则表现为红色或白色，皮损内为粗大迂曲样血管（图5-310）。

2.恶性黑色素瘤　皮肤镜下颜色与结构的高度不对称，可见不典型或负性色素网，血管表现为不规则点状或发卡样血管。不规则点状和球状结构，不规则的无结构区，表现为颜色不一的蓝色，表面覆盖毛玻璃样白色结构（蓝白幕），亦可见大小不一，不规则的污斑。

三、鲜红斑痣

鲜红斑痣（nevus flammeus）又名毛细血管扩张痣（nevus telangiectaticus），是一种常见的先天性毛细血管畸形，本病多发生于婴幼儿或儿童，临床表现为单发或多发的淡红色或鲜红色斑片，不高起于皮肤表面，边界清楚，边缘不整，皮损压之可褪色。

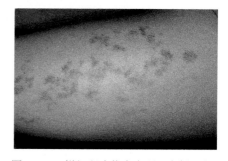

图 5-311　鲜红斑痣临床表现（左侧股部）

（一）皮肤镜表现

鲜红斑痣皮肤镜表现为粉红色背景，其上可见弥漫性分布的血管呈多形性，多为点状、球状或短棒状，亦可见边界清楚的红色腔隙，腔隙较小，见图 5-311 至图 5-318。

可分为五种皮肤镜类型：

1. 点状血管分布模式，主要为红色点状血管，围绕红斑均一分布（图 5-312 至图 5-314）。

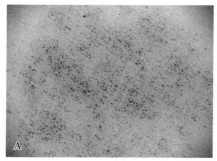
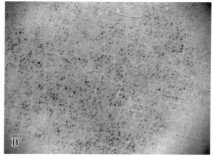

图 5-312　鲜红斑痣皮肤镜点状血管分布模式（左侧股部）

A、B. 点状血管分布模式：均一分布的点状血管，形态大小均质

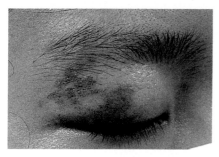

图 5-313　鲜红斑痣临床表现（右侧上眼睑）

2. 网状血管分布模式，表现为皮肤红斑基础上分布均一的网格样结构（图 5-315）。

3. 点状模式+网状模式，均质的红色网格样结构，网格中夹杂大小均一的红色小点（图 5-316）。

4. 不规则分支血管模式，表现为粗细不一血管，多呈树枝状分布，树枝结构近端血管粗大，远端末梢血管细小（图 5-317）。

5. 均一红色区域模式，模糊均质的红色区域，缺少点状、网状血管等结构（图 5-318）。

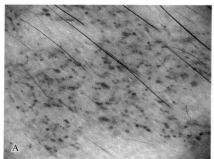
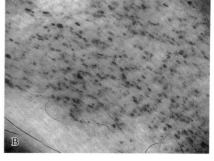

图 5-314　鲜红斑痣皮肤镜点状血管分布模式（右侧上眼睑）

A、B. 红斑基础上可见弥漫性分布的血管呈点状或球状

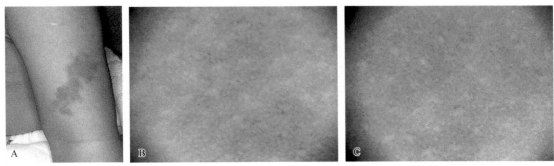

图 5-315　鲜红斑痣皮肤镜网状血管分布模式（上肢）

A. 临床表现；B、C. 皮肤镜表现为网状血管分布模式：可见红斑基础上弥漫性分布均一的网格状结构

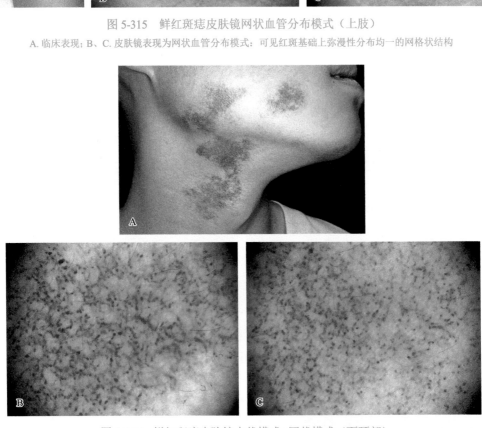

图 5-316　鲜红斑痣皮肤镜点状模式+网状模式（面颈部）

A. 临床表现；B、C. 皮肤镜表现为点状模式+网状模式：可见均质的红色网格样结构，网格中夹杂大小均一的红色点状血管

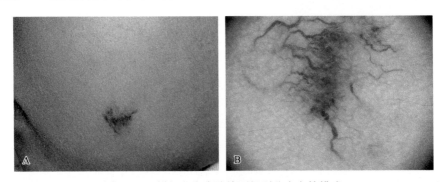

图 5-317　鲜红斑痣皮肤镜不规则分支血管模式

A. 临床表现，面部皮疹，出生时发病；B. 皮肤镜表现为粗细不一血管，呈树枝状分布，树枝结构近端血管粗大，逐渐变细，远端末梢血管细小

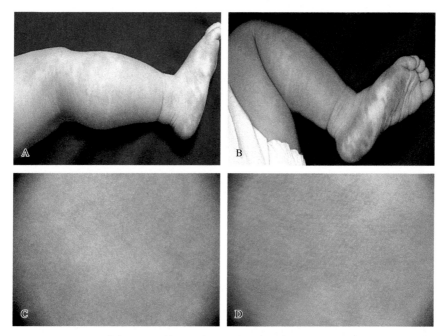

图 5-318 鲜红斑痣皮肤镜均一红色区域模式

A、B.临床表现，右下肢皮疹，出生时发病，表现为克利佩尔-费尔综合征；C、D.皮肤镜表现为均一红色区域模式，模糊均质的
红色区域，缺少点状、网状血管等其他结构

（二）鉴别诊断

1. 婴儿血管瘤 皮肤镜下该疾病可见鲜红色、红蓝色或紫蓝色腔隙样结构，常见螺旋状或逗号样血管，部分血管扩张，而鲜红斑痣腔隙较小，血管多为点状、球状或短棒状，呈弥漫性分布（图 5-319）。

2. 匐行性血管瘤 皮肤镜可见为散在分布的点状、短粗线或圆形、椭圆形腔隙结构，鲜红斑痣腔隙较小，可见多形性血管。

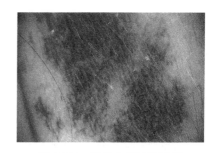

图 5-319 婴儿血管瘤皮肤镜

可见鲜红色腔隙样结构，常见螺旋状或逗号样血管

四、婴儿血管瘤

婴儿血管瘤（hemangioma of infant）是婴幼儿常见的良性肿瘤，是真性血管肿瘤，好发于头、面、颈部，其他部位也可发生，皮损于出生数月内显著增长，数年后可缓慢消退。皮损起初为粉红色斑片，后发展为鲜红色或暗红色隆起性斑块，进入消退期后，皮损逐渐变平，其上可出现白色条纹和正常皮岛。皮损边缘清楚，容易压扁。皮损消退后可遗留毛细血管扩张、萎缩，也可表现为正常皮肤。

（一）皮肤镜表现

根据血管瘤位置的深浅不同，主要表现为：鲜红色，红蓝色或紫蓝色腔隙样结构；亦可见多形性血管，最常见的是螺旋状或逗号样血管，部分血管扩张膨大；其他皮肤镜表现还有：皮损周边血管结构、红色结构，红色结构可表现为部分红色结构、弥漫性红色结构、脑回状红色结构，见图 5-320 至图 5-325。

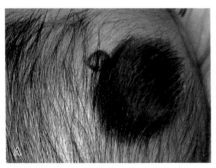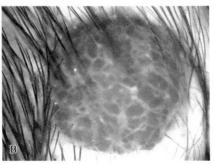

图 5-320 婴儿血管瘤（头部）

A. 临床表现；B. 皮肤镜下鲜红色腔隙样结构，周围包绕白色条纹

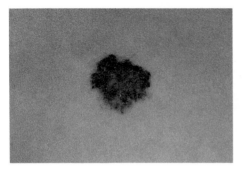

图 5-321 婴儿血管瘤临床表现

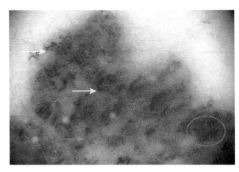

图 5-322 婴儿血管瘤皮肤镜表现

可见鲜红色腔隙样结构（蓝色箭头所示）、部分红色结构（蓝色圈所示），皮损内、边缘均可见扩张膨大的血管（黄色箭头所示），呈线状、逗号样、螺旋状

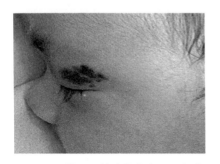

图 5-323 婴儿血管瘤临床表现（上睑）

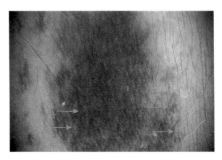

图 5-324 婴儿血管瘤皮肤镜表现（上睑）

以弥漫性红色结构表现为主，皮损内、周边均可见扩张膨大的血管（蓝色箭头所示），未见明显腔隙样结构，考虑与其病变浅表有关

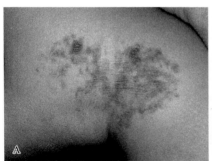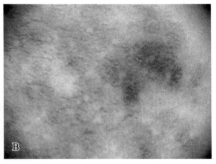

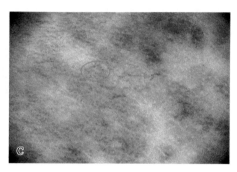

图 5-325　婴儿血管瘤（下肢）

A. 临床表现为红斑的血管瘤早期，不易和鲜红斑痣鉴别；B. 皮肤镜下可以看到局部红色结构，皮损内可见多样血管（×20）；
C. 皮肤镜下可见螺旋状血管（蓝色箭头所示）、逗号样血管（蓝色圈所示）、扩张膨大的血管，皮肤镜下可以很好地与
鲜红斑痣鉴别（×30）

（二）鉴别诊断

1. 鲜红斑痣　皮肤镜下可见弥漫性分布的点状，球状或线状血管，或红色小腔隙（图 5-326），而婴儿血管瘤腔隙较大，血管为螺旋状或逗号样。

2. 化脓性肉芽肿　皮肤镜表现为红色均质区域，可见白色条纹状结构，无腔隙样结构，可与之鉴别。

五、靶样含铁血黄素沉积性血管瘤

靶样含铁血黄素沉积性血管瘤（targetoid hemosiderotic hemangioma）又名靶钉样血管瘤，好发于青中年，多为女性，常见于躯干和上下肢、臀部及胸壁，其临床特点为中央呈褐色或紫色的丘疹围以瘀斑样晕，直径为 2～3cm，瘀斑样晕可自行消退，留下丘疹，皮损快速生长，无明显症状。

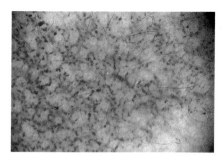

图 5-326　鲜红斑痣皮肤镜（右侧上睑）
可见弥漫性分布的点状，球状或线状血管

（一）皮肤镜表现

靶样含铁血黄素沉积性血管瘤皮肤镜表现为近圆形均质紫红色背景，中央可见不规则球状紫红色血管腔结构，呈靶心样模式，边界清楚，见图 5-327 至图 5-329。

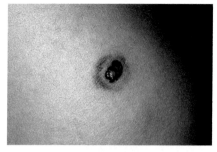

图 5-327　靶样含铁血黄素沉积性血管瘤临床表现
（右侧肩部）

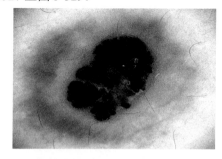

图 5-328　靶样含铁血黄素沉积性血管瘤皮肤镜表现
（右侧肩部）

可见不规则球状紫红色血管腔结构、边界清，周边环以淡黄色边缘，其外为红色环，呈靶形结构

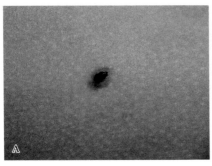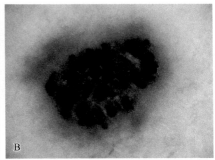

图 5-329　靶样含铁血黄素沉积性血管瘤

A. 临床表现；B. 皮肤镜表现：大小不一球状紫红色血管腔结构、边界清，周边环以淡黄色边缘，其外为紫红色环，呈靶形结构，中间可见白色条纹

（二）鉴别诊断

1. 卡波西（Kaposi）肉瘤　皮肤镜上可见多光谱的色彩组合（彩虹征），可见粗网状血管，白色条纹，而靶样含铁血黄素沉积性血管瘤则表现为靶心样模式。

2. 淋巴管瘤（淋巴管扩张症）　皮肤镜表现为边界清楚的多个圆形或椭圆形白、红、深红色腔（图 5-330），周围可有不规则血管。

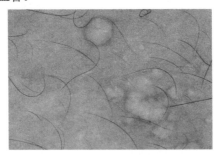

图 5-330　淋巴管瘤皮肤镜表现

边界清楚的多个圆形或椭圆形白色腔

六、静　脉　湖

静脉湖（venous lake）又名老年性唇部血管瘤，好发于老年人暴露部位的皮肤和黏膜，皮损为深蓝色、紫色或黑色的丘疹，易被压扁。

（一）皮肤镜表现

静脉湖临床表现、皮肤镜表现可见紫色或紫红色团块结构，白色线条，见图 5-331 至图 5-332。

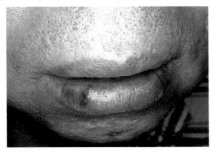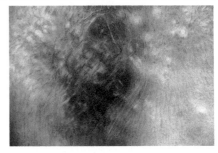

图 5-331　静脉湖临床表现（唇部）　　　　图 5-332　静脉湖皮肤镜表现（唇部）

可见紫色或紫红色大团块结构，较多白色条纹

（二）鉴别诊断

1. 靶样含铁血黄素沉积性血管瘤 皮肤镜表现为紫红色背景中央可见不规则球状紫红色血管腔结构，呈靶心样，而该疾病则表现为团块样结构，皮损中可见白色线条（图 5-333）。

2. 化脓性肉芽肿 皮肤镜下表现为红色或白色均质区，周围可见白色领圈样结构，皮损内可见粗大血管（图 5-334）。

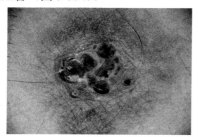

图 5-333 靶样含铁血黄素沉积性血管瘤皮肤镜

中央可见不规则球状紫红色血管腔结构，边缘肤色，最外缘绕以紫色环状，呈淤血样斑

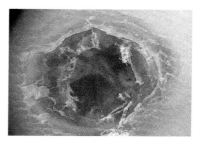

图 5-334 化脓性肉芽肿皮肤镜

可见为红色或白色均质区，周围可见白色领圈样结构、鳞屑

七、樱桃状血管瘤

樱桃状血管瘤（cherry angioma）又名老年性血管瘤（senile angioma），常见于老年人，也可见于青少年，皮疹为鲜红色丘疹，质软，大小不一，略高起于皮肤表面，一般不伴痛痒。

（一）皮肤镜表现

樱桃状血管瘤皮肤镜下为特征性的界线清楚的红色到紫红色的腔隙，中央可见亮白色规则条纹，部分可见不规则线状血管，见图 5-335 至图 5-341。

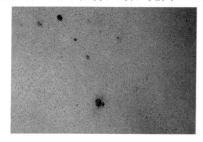

图 5-335 樱桃状血管瘤临床表现（躯干）

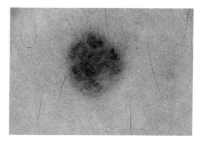

图 5-336 樱桃状血管瘤皮肤镜（躯干）

可见界线清楚的大小不一红色腔隙、白色条纹

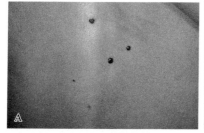

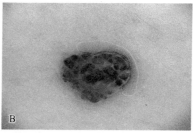

图 5-337 樱桃状血管瘤皮肤镜（一）

A. 临床表现；B. 皮肤镜表现：可见界线清楚的大小不一红色腔隙、白色条纹

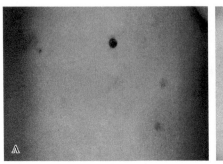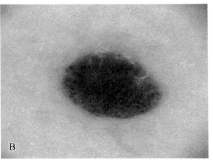

图 5-338 樱桃状血管瘤皮肤镜（二）

A. 临床表现；B. 皮肤镜表现：可见界线清楚的均质小的红色腔隙

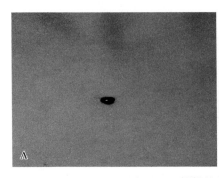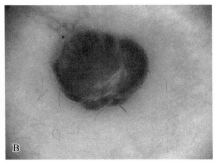

图 5-339 樱桃状血管瘤皮肤镜（三）

A. 临床表现；B. 皮肤镜表现：可见界线清楚的大的红色腔隙、白色条纹

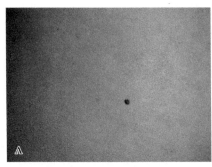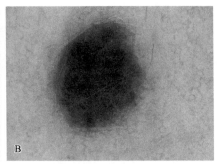

图 5-340 樱桃状血管瘤皮肤镜（四）

A. 临床表现；B. 皮肤镜表现：可见界线清楚的大的红色腔隙

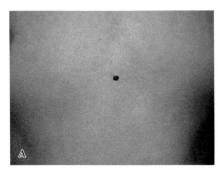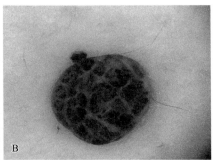

图 5-341 樱桃状血管瘤皮肤镜（五）

A. 临床表现；B. 皮肤镜表现：可见界线清楚的大小不一的暗红色腔隙、多数白色条纹

（二）鉴别诊断

1. 化脓性肉芽肿　皮肤镜下为红色均质区，无腔隙结构，中央白色条纹表现为不规则短线状，可伴破溃出血。而樱桃状血管瘤则表现为腔隙结构，中央亮白色条纹较规则均匀，可与之鉴别。

2. 卡波西肉瘤　皮肤镜为紫红或暗紫色背景，可见"彩虹征"，血管为粗网状，皮损中央亦可见不规则白色条纹，一般无腔隙结构。

八、皮肤淋巴管瘤

皮肤淋巴管瘤即淋巴管扩张症（lymphangiectasia），临床表现为白色半透明的厚壁水疱，疱液清澈，皮损可自发流出稻草色至乳白色液体，接触到周围皮肤会产生刺激性红斑。

（一）皮肤镜表现

皮肤淋巴管瘤皮肤镜表现为边界清楚的多个圆形或椭圆形白、红、深红色腔，周围可有不规则血管（图 5-342）。

（二）鉴别诊断

1. 单纯疱疹　皮肤镜上特异性不明显，皮损早期可见扩张充血的毛细血管及小脓疱，后皮损破裂后可见结痂。临床上该疾病有自限性，但易反复发作，好发于黏膜交界处。

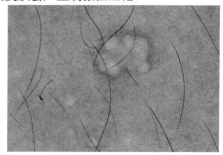

图 5-342　淋巴管瘤皮肤镜表现
可见边界清楚的多个圆形或椭圆形白色腔

2. 大疱性类天疱疮　皮肤镜无特异性表现，组织病理学对该疾病有较大的诊断意义，主要表现为表皮下水疱，水疱内可见嗜酸性粒细胞，直接免疫荧光可见基底膜带 IgG 及补体 C3 呈线状沉积。

第6章 感染性和寄生虫性皮肤病

第1节 病毒性皮肤病

一、寻常疣

寻常疣（verruca vulgaris），是人乳头瘤病毒感染引起的良性表皮疣状增生物（图6-1至图6-3）。

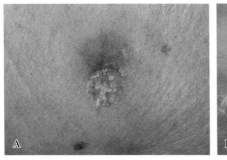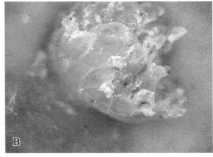

图6-1 寻常疣（腹部）

A.临床表现；B.皮肤镜图像显示粉红色或黄色的乳头瘤样结构，在乳头瘤样增生的顶端可见点状或线状的毛细血管及血痂，乳头的基底部可见粗发卡样血管

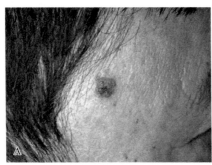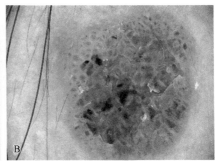

图6-2 寻常疣（右侧颞部）

A.临床表现；B.皮肤镜图像显示蛙卵状模式，白色乳头内袢状或点状的血管及血痂

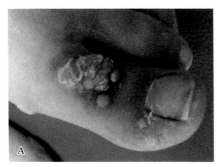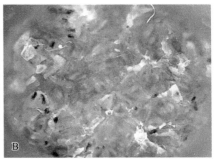

图6-3 寻常疣（左足蹁趾）

A.临床表现；B.皮肤镜图像显示乳头瘤样结构，其内可见线状或点状的血管及血痂

皮肤镜特点：典型乳头瘤样增生的皮损皮肤镜下表现为多发致密的堆积状乳头，每个乳头中央可见红色或黑褐色点状或袢状的血管，周围绕以白晕。较为扁平的皮损皮肤镜下表现蛙卵状模式，典型的白色乳头内袢状或点状的血管。红色或黑褐色的点和袢分别代表正常和栓塞的毛细血管。

二、甲 周 疣

甲周疣（periungual wart）是发生于甲周的寻常疣（图 6-4、图 6-5）。

皮肤镜特点：常表现为蛙卵状模式或乳头瘤样结构；皮损中央可见线状、袢状、点状或不规则的血管及血痂；点状、线状等血管周围可见白色或淡粉色的晕周。

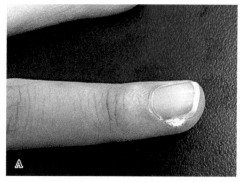
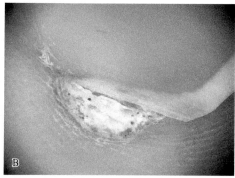

图 6-4　甲周疣（左手中指）

A. 临床表现；B. 皮肤镜图像显示黄色的乳头瘤样结构，在乳头瘤样增生的顶端可见点状出血及血痂

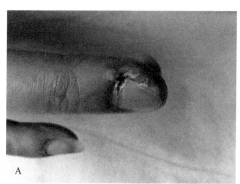
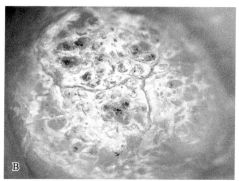

图 6-5　甲周疣（右手无名指）

A. 临床表现；B. 皮肤镜图像显示蛙卵样模式，伴点状出血及血痂

三、跖 疣

跖疣（verruca plantaris）是发生于足底的寻常疣。

皮肤镜特点：黄色或淡红色无结构区内，伴红色或黑褐色的点状或线状的出血点（图 6-6）。

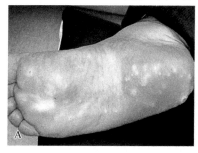
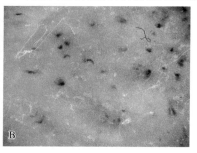

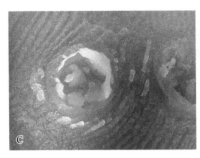
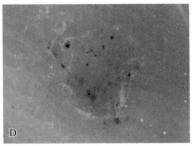

图 6-6 跖疣

A. 临床表现；B、C、D. 皮肤镜图像显示黄色或淡红色的无结构区，其上散在点状、线状的血管及棕褐色的出血点

四、扁 平 疣

扁平疣（verruca plana）好发于颜面部、手背及前臂。典型皮损为米粒至黄豆粒大小的扁平隆起性圆形或椭圆形丘疹，表面较光滑，质硬，呈皮色或淡褐色。

皮肤镜特点：常表现为褐色或肤色的背景下规则分布的点状血管，血管周围可有白晕（见图 6-7 至图 6-9）。

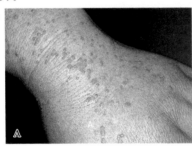
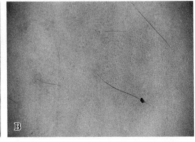

图 6-7 扁平疣（一）

A. 左侧手背及手腕处扁平疣临床表现；B. 扁平疣皮肤镜图像显示黄白的背景下散在点状的血管

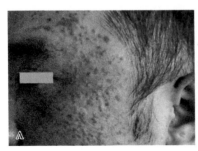
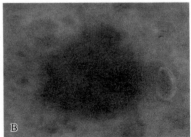

图 6-8 扁平疣（二）

A. 面部扁平疣临床表现；B. 扁平疣皮肤镜图像显示黄白的背景下散在点状的血管，血管周围绕有白晕

面部多发扁平疣样脂溢性角化病与面部扁平疣临床表现极其相似，皮肤镜下表现可帮助鉴别诊断（图 6-9）。

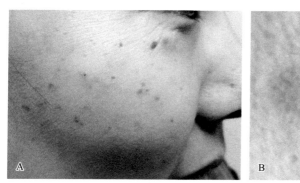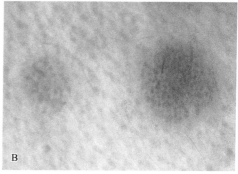

图 6-9　面部多发扁平疣样脂溢性角化病

A.面部多发扁平疣样脂溢性角化病临床表现；B.皮肤镜图像显示脑回状模式、胖手指样结构、虫蚀样边缘及网络样结构

五、传染性软疣

　　传染性软疣（molluscum contagiosum）是传染性软疣病毒引起的传染性皮肤病。典型皮损为表面具有蜡样光泽的灰色或珍珠色的半球形丘疹，顶部有脐凹。

　　皮肤镜特点：典型表现为中心多叶状白色或粉红色的无结构区域，周围环绕皇冠状血管。这种多叶状的无结构区域形似均质化小球是内含干酪样物质的软疣小体（图 6-10、图 6-11）。

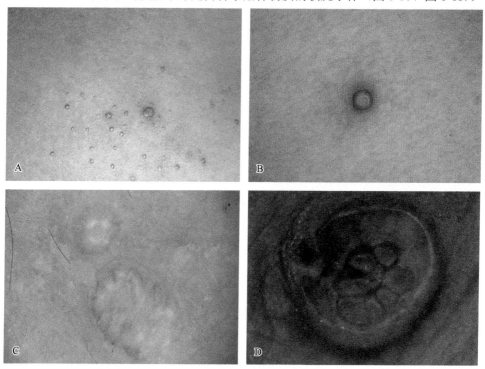

图 6-10　传染性软疣（一）

A、B.临床表现；C、D.皮肤镜图像显示中心多叶状白色或粉红色的无结构区域，周围环绕皇冠状排列的血管

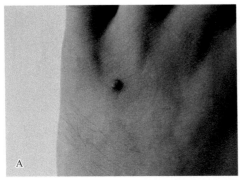
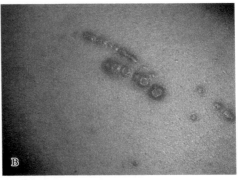
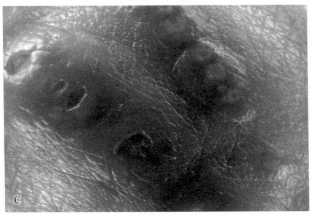

图 6-11 传染性软疣（二）

A、B. 临床表现；C. 皮肤镜图像显示皮损中央有脐凹

六、尖锐湿疣

尖锐湿疣（condyloma acuminatum，CA）是乳头瘤病毒引起的常发生于肛门及生殖器的皮肤黏膜赘生物。

尖锐湿疣根据临床表现不同有多种皮肤镜特征。乳头状、鸡冠状及菜花状皮损皮肤镜下表现为单独或簇集分布的粉红色、肉色或者褐色乳头，中央可见红色的血管，见图 6-12 至图 6-14。蕈样状皮损皮肤镜常表现为粉红色或肉色的背景下散在点状血管。

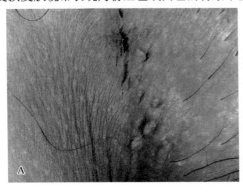
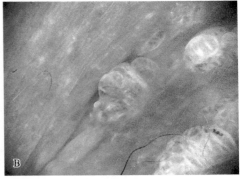

图 6-12 尖锐湿疣（一）

A. 临床表现；B. 皮肤镜图像显示肉粉色的乳头样结构，伴线状及袢状的血管

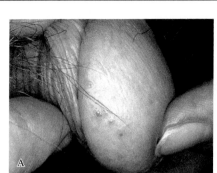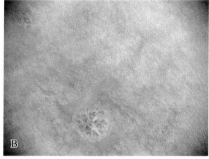

图 6-13　尖锐湿疣（二）

A. 临床表现；B. 皮肤镜图像显示蛙卵状模式，白色乳头内祥状或点状的血管

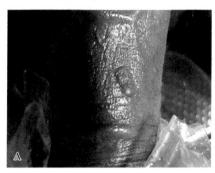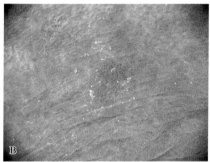

图 6-14　尖锐湿疣（三）

A. 临床表现；B. 皮肤镜图像显示粉红色背景，白色网状结构，伴点状血管

第 2 节　细菌性皮肤病

一、毛　囊　炎

毛囊炎（folliculitis）是局限于毛囊口的化脓性炎症，为一种常见的细菌感染性皮肤病。

皮肤镜特点：表现为粉红色背景；毛囊内有白色或黄色的点；有时周围可见点状或线状血管；皮疹破溃后可形成白色或淡黄色的无结构区（图 6-15）。

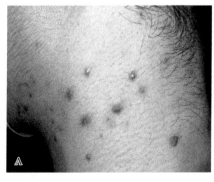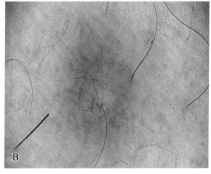

图 6-15　毛囊炎

A. 临床表现；B. 皮肤镜图像显示毛囊及周围粉红色背景，周围可见点状及线状血管，中央有黄色无结构区（脓头）

二、非典型分枝杆菌感染

非典型分枝杆菌属是一类具有独特的生物学特性，既非结核杆菌又不能归属于腐物寄生型分枝杆菌的细菌，亦有称为未分类或未命名分枝杆菌。

临床特点：非典型分枝杆菌皮肤感染的临床表现多为肉芽肿性结节到坏死性溃疡。起初为红色的小丘疹，缓慢发展为高出皮面的结节，偶可破溃呈浅溃疡，多单发，有时沿淋巴管排列。

皮肤镜特点：红色、红黄色的背景；亮白色条纹；皮损及皮损周围可见点状、线状的血管；表面散在黄白色的鳞屑；皮损破溃时可见出血点及糜烂面（图6-16）。

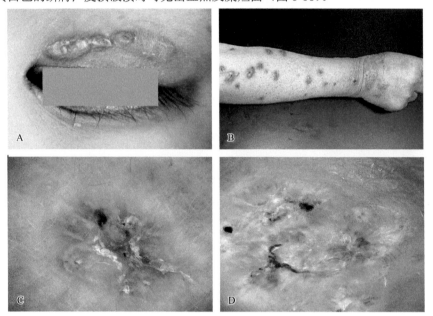

图6-16 非典型分枝杆菌感染

A、B.临床表现；C、D.皮肤镜下显示红黄色背景下，可见点、线状血管及亮白色条纹，皮损上覆黄白色或黄色鳞屑

第3节 真菌性皮肤病

一、头 癣

头癣（tinea capitis）是累及头发和头皮的皮肤癣菌感染，根据病原体和临床表现可分为黄癣、脓癣、黑点癣和白癣。

皮肤镜特点：头癣典型的皮肤镜可表现为逗号样发、螺旋状发、"Z"字形发、"i"字形发、莫尔斯码样发，还可表现为黑点征、断发，还可见到毛细血管扩张、发卡样血管等，见图6-17、图6-18。

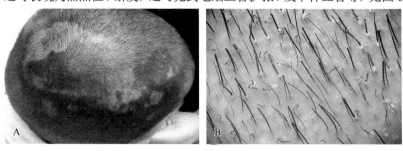

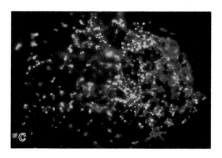

图 6-17 白癣

A. 临床表现；B. 皮肤镜图像显示部分病发残根处环绕白色套装鳞屑，呈螺旋样发、"Z"字形发、莫尔斯码样发，皮损范围内还可见到毛细血管扩张；C. 真菌镜检上可见多数的圆形孢子

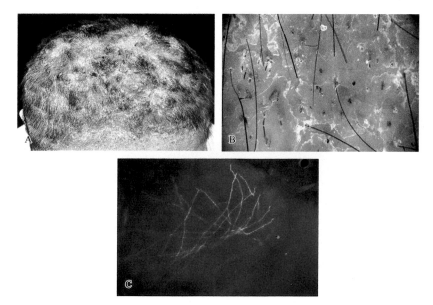

图 6-18 脓癣

A. 临床表现；B. 皮肤镜图像显示"黑点征"，皮损内可见弥漫性黄色鳞屑，还可见毛细血管扩张；C. 真菌镜检可见高折光性的树枝状菌丝

二、花斑糠疹

花斑糠疹（pityriasis versicolor）是马拉色菌引起的皮肤角质层浅表感染。

皮肤镜特点：常表现为褐色、白色、粉红色或黄色的无结构区域；皮沟及毛囊周围可见色素减退；可散在线状或点状的血管；表面附有薄层糠秕状鳞屑，边界清楚（图 6-19、图 6-20）。

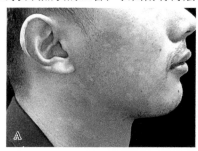
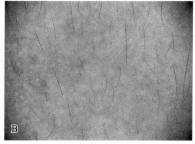

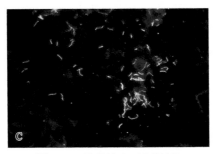

图 6-19　花斑糠疹（头颈部）

A.临床表现；B.皮肤镜图像显示白色、粉红色的无结构区域，毛囊周围色素减退，皮损内散在线状及不规则血管；C.真菌镜检可见多数"腊肠形"菌丝

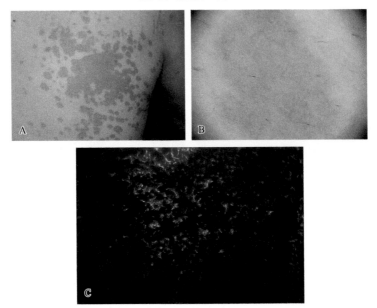

图 6-20　花斑糠疹（躯干）

A.临床表现；B.皮肤镜图像显示褐色的无结构区域，散在线状及点状血管；C.真菌镜检可见弥漫分布的"腊肠形"菌丝

三、糠秕孢子菌性毛囊炎

　　糠秕孢子菌性毛囊炎（pityrosporum folliculitis）是马拉色菌感染引起的毛囊炎性皮肤病。常发生于前胸、颈、肩背及腹部。典型皮损表现为周围有红晕的炎性毛囊性丘疹、丘疱疹及小脓疱。

　　皮肤镜特点：常表现为粉红色至紫红色背景；毛囊相关性丘疹；毛囊周边绕以红晕；毛囊顶部可有白色或黄色的点（脓头）；皮损内可见点状或线状的血管；消退皮损可见毛囊周围色素沉着（图 6-21、图 6-22）。

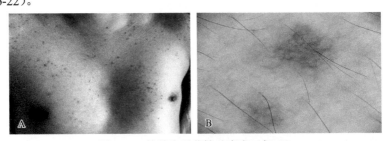

图 6-21　糠秕孢子菌性毛囊炎（躯干）

A.临床表现；B.皮肤镜图像显示毛囊及毛囊周边红斑，其上散在点状及线状血管，顶部有白色或黄色的点，部分毛囊周围有褐色的色素沉着

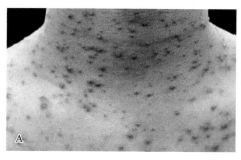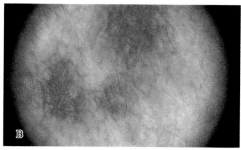

图 6-22 糠秕孢子菌性毛囊炎（颈胸部）

A. 临床表现；B. 皮肤镜图像显示毛囊及毛囊周边红斑，其上散在点状及线状血管，顶部有白色或黄色的点，部分毛囊周围有褐色的色素沉着

第4节 寄生虫性皮肤病

一、疥　疮

疥疮（scabies）是疥螨引起的传染性皮肤病，易发生于皮肤薄嫩部位。临床表现多为对称性的丘疹、丘疱疹及隧道，夜间瘙痒为甚。

皮肤镜特点：典型的皮肤镜表现为喷气式飞机模式，即白色鳞屑窄带末端可见褐色三角。白色鳞屑窄带即隧道，褐色三角为虫体的口器和前足。部分可见"蛇形"隧道样皮屑；高倍镜时有时可找到虫体、虫卵或残体（图 6-23 至图 6-27）。

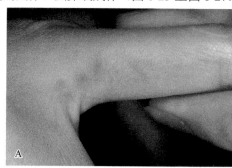

图 6-23 疥疮（指缝一）

A. 临床表现；B. 皮肤镜图像显示白色鳞屑窄带，末端可见褐色三角，呈喷气式飞机模式

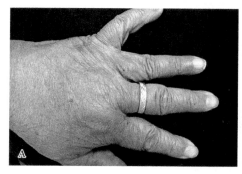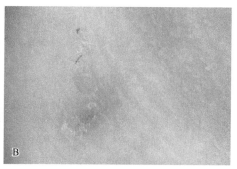

图 6-24 疥疮（指缝二）

A. 临床表现；B. 皮肤镜图像显示粉红色背景下白色鳞屑窄带，末端可见褐色三角，呈喷气式飞机模式

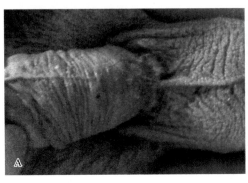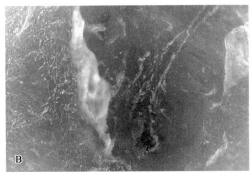

图 6-25　疥疮（会阴部）

A. 临床表现；B. 皮肤镜图像显示粉红色背景下"蛇形"白色鳞屑窄带

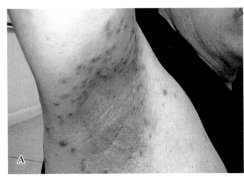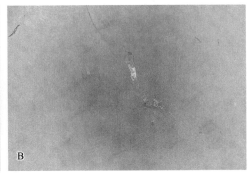

图 6-26　疥疮（腋下）

A. 临床表现；B. 皮肤镜图像显示粉红色背景下"蛇形"白色鳞屑窄带

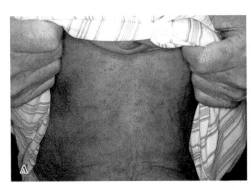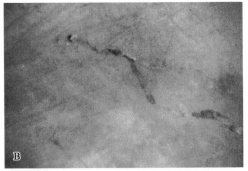

图 6-27　疥疮（腹部）

A. 临床表现；B. 皮肤镜图像显示棕黄色背景下可见白色鳞屑窄带，末端可见褐色三角，呈喷气式飞机模式

二、虱　病

虱病（pediculosis）是虱寄生于人体后反复叮咬引起的传染性皮肤病。分为头虱、体虱及阴虱。临床表现为虱叮咬处的红斑、丘疹，常伴抓痕及血痂。可在毛发及附近衣物等处发现虱及虱卵。

皮肤镜特点：皮肤镜下可见附着于毛干的虱卵和（或）虱，周围可见丘疹、抓痕及血痂。镜下活卵为褐色、卵圆形，空卵为半透明状、卵圆形、游离端扁平（图 6-28）。

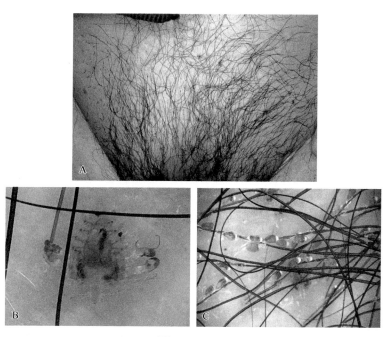

图 6-28　阴虱

A. 临床表现；B、C. 皮肤镜下可见附着于毛干的虱卵和（或）虱，镜下活卵为褐色、卵圆形，空卵为半透明状、卵圆形、游离端扁平

三、蜱　叮　咬

蜱叮咬（tick bite）是由蜱虫叮咬引起的皮肤病。临床典型表现为被叮咬处可出现出血点、水肿性红斑、丘疹或水疱。体表发现虫体即可确诊。

皮肤镜特点：镜下可见蜱虫，两对前足突出于皮肤表面，虫体呈褐色或灰色半透明的"盾样"，伴色素性条纹（图 6-29）。

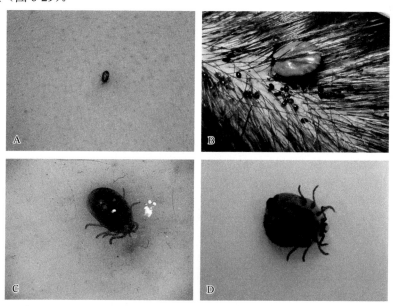

图 6-29　蜱叮咬

A、B. 临床表现：B. 可见蜱虫及其幼虫；C、D. 皮肤镜可见蜱虫，两对前足刺入皮肤并紧紧夹住。虫体呈褐色"盾样"，伴色素性条纹及多对螯

第7章 炎症性皮肤病

第1节 红斑及丘疹鳞屑性皮肤病

一、概　　述

由于大多数红斑鳞屑性皮肤病的病变主要发生于表皮和真皮浅层，皮肤镜表现以血管结构的改变为主，皮肤镜检查在这些疾病中，起到辅助诊断的作用，能够提高诊断的准确率。

（一）红斑鳞屑性皮肤病的皮肤镜诊断步骤

皮肤镜检查前应观察皮损的数量、形态及分布，初步判断疾病的性质，即炎症性或肿瘤性，色素性或非色素性。皮肤镜检查这类疾病时，首先判断血管的形态，其次判断血管的分布，最后判断是否存在附加特征，最终做出诊断。

（二）红斑鳞屑性皮肤病的皮肤镜描述术语

2020年国际皮肤镜协会专家共识提出了5类非肿瘤性皮肤病标准化皮肤镜术语：血管（形态和分布）、鳞屑（颜色和分布）、毛囊改变、其他结构（颜色和形态）及特异线索。2016年我国《红斑鳞屑性皮肤病皮肤镜诊断专家共识》中也提出了有关红斑鳞屑性皮肤病皮肤镜诊断的建议：

1. 相关的血管形态描述术语

（1）点状血管表现为密集排列的小的点状结构。

（2）小球状血管是点状血管的一种特殊类型，表现为扭曲的血管成簇分布，似肾小球状。

点状血管既往被描述为"丛状血管""肾小球状血管""盘绕的网篮状血管"等，最新共识均将其归入"点状血管"（图7-1至图7-2）。

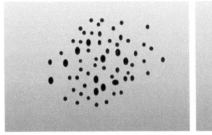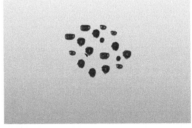

图 7-1　红斑鳞屑性皮肤病的点状血管模式图

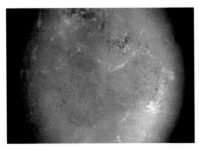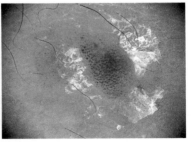

图 7-2　红斑鳞屑性皮肤病的点状血管皮肤镜表现

（3）发卡样血管表现为扭曲或弯曲的血管（图 7-3）。

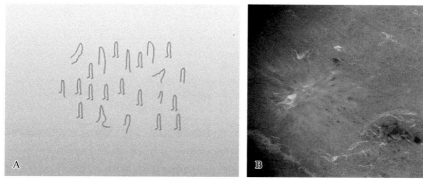

图 7-3 红斑鳞屑性皮肤病的发卡样血管

A. 红斑鳞屑性皮肤病的环状血管示意图；B. 红斑鳞屑性皮肤病的发卡样血管皮肤镜表现

（4）环状血管表现为闭合扭曲或者弯曲的血管（图 7-4）。

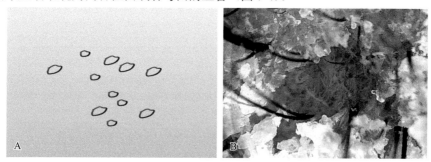

图 7-4 红斑鳞屑性皮肤病的环状血管

A. 红斑鳞屑性皮肤病的环状血管示意图；B. 红斑鳞屑性皮肤病的皮肤镜图像示环状血管

（5）线状血管表现为水平方向的红色线状结构（图 7-5）。

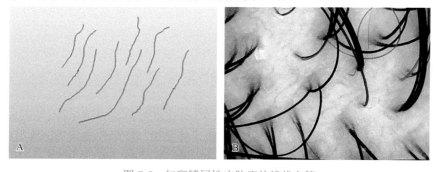

图 7-5 红斑鳞屑性皮肤病的线状血管

A. 线状血管示意图；B. 皮肤镜图像示直的、迂曲的线状血管

（6）分支状血管表现为直径大的血管不规则地分支成极小的终末毛细血管（图 7-6）。

（7）非典型血管表现为无法用特定血管形态描述的线状或环形血管。

（8）细的短棒状血管表现为细短的线状血管（图 7-7）。

（9）精子样血管结构为由点状血管和细的弧形线状血管组成的复合血管结构，似"精子样"。

（10）红斑表现为粉红色无血管的结构，通常出现在皮损边缘或消退区。

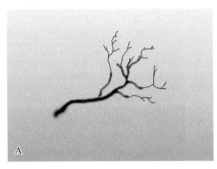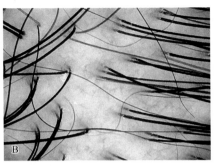

图 7-6　红斑鳞屑性皮肤病的分支状血管

A. 分支状血管示意图；B. 皮肤镜图像显示分支状血管

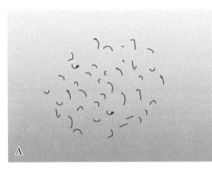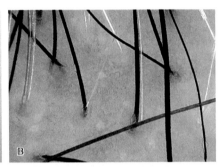

图 7-7　红斑鳞屑性皮肤病的细短棒状血管

A. 细的短棒状血管示意图；B. 皮肤镜图像显示血管呈稍微弯曲状短线状血管

2. 对血管分布的描述　一致性均匀分布、灶性分布、边缘分布、放射状分布等。

3. 附加特征

（1）背景颜色：暗红、鲜红、淡红、黄色、橘黄色。

（2）鳞屑：鳞屑的颜色常呈白色、黄色和褐色，其中白色鳞屑最为常见；鳞屑的分布包括弥漫、中央、外周及片状分布。

（3）毛囊改变包括毛囊角栓、毛囊红点、毛周白晕和毛周色素沉着，其他结构还包括 4 种形态类型，即无结构区（弥漫或灶状）、点/球状、线状（可为平行、网状、垂直、成角或不规则排列）和环形。其他特异线索，如白色网纹、蜂窝状色素网、蓝灰色点、溃疡、出血等。

二、银 屑 病

银屑病（psoriasis）是一种多基因介导的慢性、复发性、炎症性皮肤病，典型临床表现为鳞屑性红斑或斑块，根据临床特征，可分为寻常性银屑病（psoriasis vulgaris）、关节病性银屑病（psoriasis arthropathica）、脓疱性银屑病（pustular psoriasis）和红皮病性银屑病（erythroderma psoriaticum）四类。蜡滴现象、薄膜现象、点状出血对银屑病具有诊断价值。

（一）寻常性银屑病

寻常性银屑病，最常见的为斑块状银屑病，临床特征表现：红色斑疹或斑块，表面附着大量银白色鳞屑，刮除鳞屑后可见薄膜现象，刮除薄膜后可见点状出血。皮损以头皮和四肢伸侧为主，头部皮损鳞屑较厚，可呈现束状发表现。指甲/趾甲受累者，甲板表面呈顶针状凹陷或失去光泽、变形、肥厚、剥离等。

　　斑块状（寻常型）银屑病典型的皮肤镜表现主要有（图 7-8 至图 7-16）：

　　1. 血管形态　皮损中央最常见的特征是点状血管，而外周可见线状弯曲血管，即发卡样或扭曲环状血管，对于诊断有很高特异性。

　　2. 血管分布　一致性均匀分布。

　　3. 附加特征　亮红色背景、弥漫分布的白色鳞屑。

　　4. 皮肤镜下血管形态与病理的对应关系　①血管结构对应病理上表皮银屑病样增生，真皮乳头扩张的毛细血管，一直延伸到乳头顶部；②皮肤镜与扩张的真皮乳头毛细血管垂直，显示点状或球状血管；③皮肤镜与真皮乳头毛细血管一定角度倾斜，显示环状或发卡样的血管；④白色鳞屑：对应组织病理学特征为融合性角化不全伴角化过度。

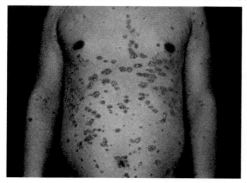
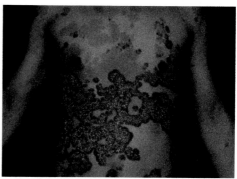

图 7-8　斑块状银屑病临床表现（躯干）

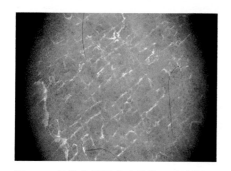

图 7-9　斑块状银屑病皮肤镜：白色鳞屑

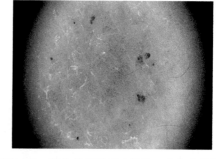

图 7-10　斑块状银屑病皮肤镜：亮红色背景

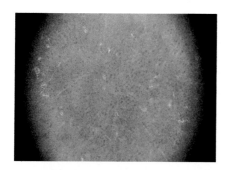

图 7-11　斑块状银屑病皮肤镜：点状或小球状血管

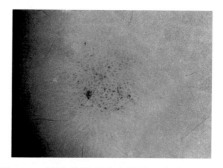

图 7-12　斑块状银屑病皮肤镜：小球状血管、点状出血

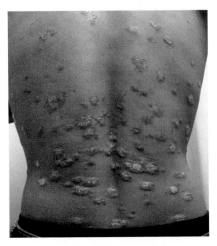

图 7-13　斑块状银屑病临床表现（背部）

图 7-14　斑块状银屑病皮肤镜表现（背部）

可见红色背景上均匀分布点状血管

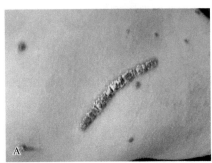
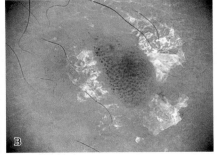

图 7-15　银屑病同形反应（肩部）

A. 临床表现：进展期，可见同形反应；B. 亮红色背景，多数黄白色鳞屑及均匀分布小球状血管

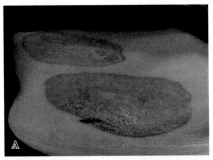

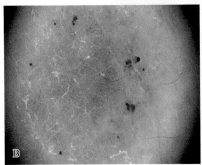
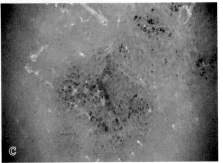

图 7-16　斑块状银屑病（躯干）

A. 临床表现；B、C. 亮红色背景，均匀分布的点状血管，多数出血点，弥漫分布的白色鳞屑

（二）特殊类型银屑病

1. 头皮银屑病皮肤镜特征（图 7-17 至图 7-22）：

（1）与斑块状银屑病皮肤镜表现一致，毛囊周围受累。

（2）血管形态：点状血管、发卡样血管、环状血管，出现环状血管或发卡样血管对于诊断有很高特异性。

（3）血管分布：一致性均匀分布。

（4）附加特征：亮红色背景、弥漫分布的白色鳞屑和毛囊周围鳞屑、点状出血，有时可见红色无结构区。

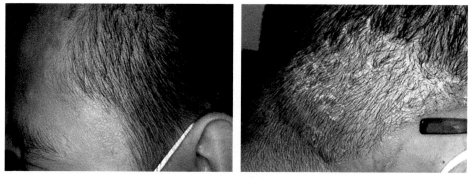

图 7-17　头皮银屑病临床表现

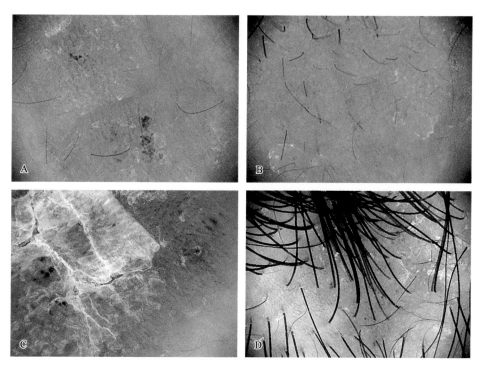

图 7-18　头皮银屑病皮肤镜表现（一）

A. 亮红色背景上白色鳞屑伴点状、小球状血管；B. 亮红色背景均匀分布点状血管；C. 弥漫性白色鳞屑，均匀小球状血管，边缘发卡样血管；D. 点状血管、小球状血管，毛囊周围鳞屑

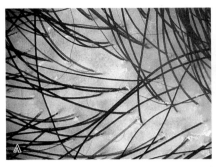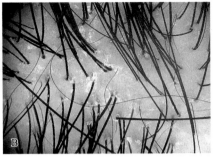

图 7-19　头皮银屑病皮肤镜表现（二）

A. 均匀分布点状血管；B. 均匀分布点状血管，毛囊周围鳞屑

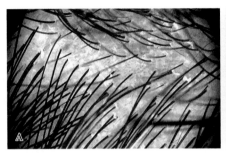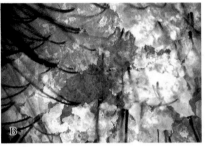

图 7-20　头皮银屑病皮肤镜表现（三）

A. 弥漫性白色鳞屑，均匀分布点状、小球状血管；B. 亮红色背景上环状血管均匀分布，大量鳞屑

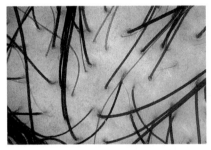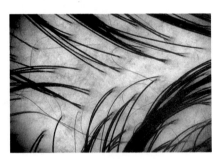

图 7-21　头皮银屑病皮肤镜表现（四）　　　　　图 7-22　头皮银屑病皮肤镜表现（五）

均匀分布的短线状血管　　　　　　　　　　　均匀分布的线状、分支状血管

2. 掌跖部位的银屑病皮肤镜特征　以弥漫分布的白色鳞屑特征最为常见，较其他部位更为明显，同时可见点状血管及亮红色背景（图 7-23 至图 7-30）。

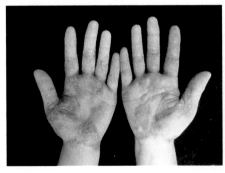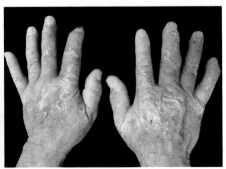

图 7-23　掌跖银屑病临床表现（手部）

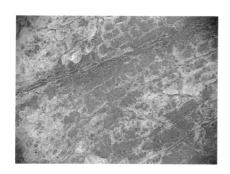

图 7-24 掌跖银屑病皮肤镜：白色鳞屑伴点状血管

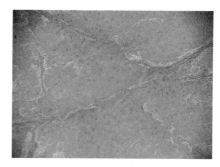

图 7-25 掌跖银屑病皮肤镜：小球状血管

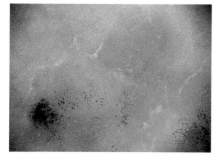

图 7-26 掌跖银屑病皮肤镜：点状出血

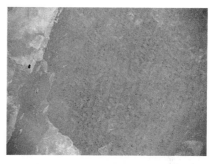

图 7-27 掌跖银屑病皮肤镜：均匀分布点状血管

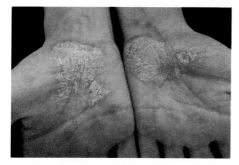

图 7-28 掌跖银屑病：银屑病（手掌）

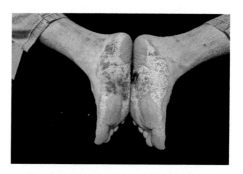

图 7-29 掌跖银屑病：银屑病（足跖）

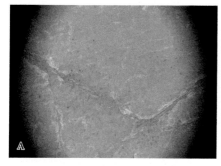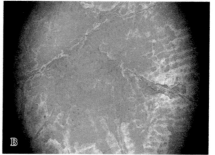

图 7-30 掌跖银屑病：银屑病皮肤镜表现（掌跖）

A.亮红色背景，均匀分布点状血管，白色鳞屑；B.弥漫性大量白色鳞屑，点状血管

3. 反向型银屑病（inverse psoriasis） 又称屈侧银屑病，多见于腋窝、乳房下、腹股沟、臀间沟、肘窝、脐窝、腘窝等部位，有光泽的红斑，无典型的干燥云母状鳞屑（图 7-31 至图 7-40）。

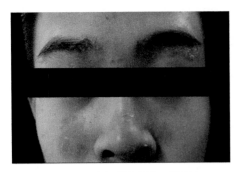

图7-31 反向型银屑病（面部）

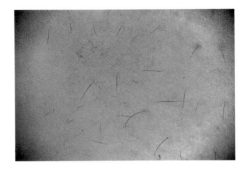

图7-32 反向型银屑病皮肤镜表现（面部）

亮红色背景基础上白色鳞屑伴点状、扭曲血管

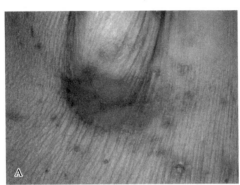

图7-33 反向型银屑病皮肤镜表现（乳房下）

A.乳房下反向型银屑病临床表现；B.红色无结构区少许点状血管

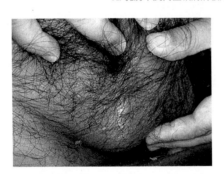

图7-34 反向型银屑病（阴囊）

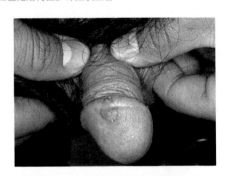

图7-35 反向型银屑病（龟头一）

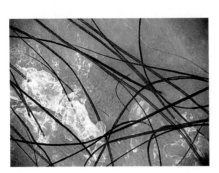

图7-36 反向型银屑病：白色鳞屑伴点状血管

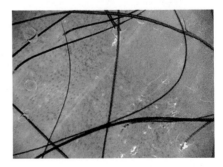

图7-37 反向型银屑病：亮红背景均匀点状血管

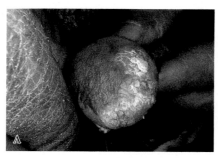
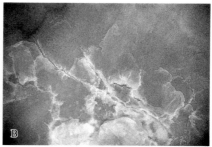

图 7-38　反向型银屑病（龟头二）

A. 临床表现；B. 皮肤镜表现：厚积黄色鳞屑伴点状血管

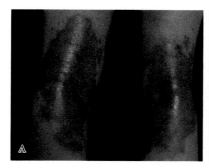

图 7-39　反向型银屑病（腘窝）

A. 临床表现；B. 皮肤镜表现：亮红色背景均匀分布点状血管，弥漫性白色鳞屑

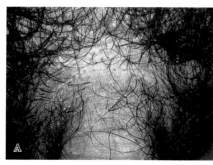
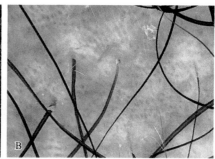

图 7-40　反向型银屑病（会阴区）

A. 临床表现；B. 皮肤镜表现：亮红色背景均匀分布环状、发卡样血管

（三）脓疱性银屑病

脓疱性银屑病临床上分为泛发性脓疱性银屑病和局限性脓疱性银屑病（掌跖脓疱病）。

1. 泛发性脓疱性银屑病　临床特征表现：红斑基础上出现粟粒大小黄白色表浅脓疱，部分可融合成脓湖，脓疱可干燥、结痂、脱屑。

2. 局限性脓疱性银屑病（掌跖脓疱病）　临床特征表现：掌跖部红斑基础上出现粟粒大小黄白色表浅脓疱，脓疱可干燥、结痂、脱屑；脓疱常反复发作、迁延不愈。

脓疱性银屑病皮肤镜特征表现：①亮红色背景；②点状或小球状血管呈灶状分布；③可见淡黄色小脓疱或脓痂（图 7-41 至图 7-49）。

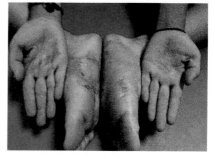

图 7-41　掌跖脓疱病（一）

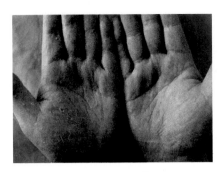

图 7-42　掌跖脓疱病（二）

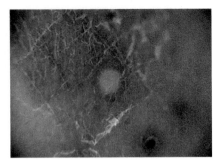

图 7-43　掌跖脓疱病皮肤镜：脓疱、脓痂

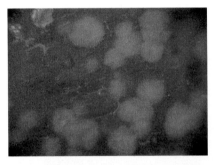

图 7-44　掌跖脓疱病皮肤镜：淡黄色脓疱

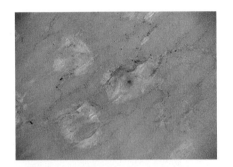

图 7-45　掌跖脓疱病皮肤镜：淡黄色脓痂

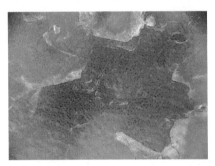

图 7-46　掌跖脓疱病皮肤镜：点状或小球状血管呈灶
　　　　状分布

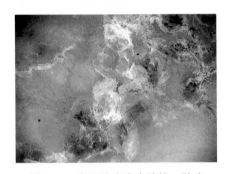

图 7-47　掌跖脓疱病皮肤镜：脓痂

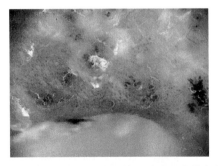

图 7-48　掌跖脓疱病皮肤镜：脓疱、点状血管

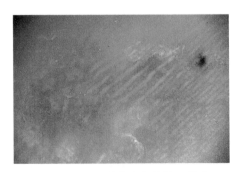

图 7-49　掌跖脓疱病皮肤镜：脓疱

（四）红皮病性银屑病

红皮病性银屑病临床特征表现：全身皮肤弥漫性潮红、肿胀，伴有大量糠秕状脱屑；可伴有发热等全身症状。

红皮病性银屑病皮肤镜表现与斑块状银屑病类似，见图 7-50 至图 7-52。

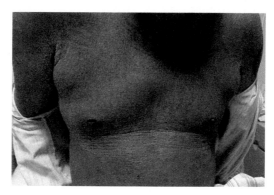

图 7-50　红皮病性银屑病

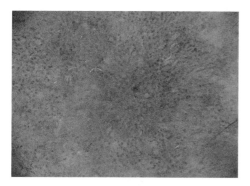

图 7-51　红皮病性银屑病：环状、发卡样血管

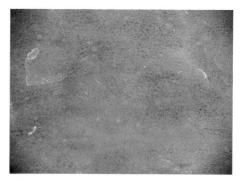

图 7-52　红皮病性银屑病：点状、小球状血管

三、扁平苔藓

扁平苔藓（lichen planus，LP）是一种特发性炎症性皮肤病，可累及皮肤、黏膜、毛囊和甲。

临床特征表现：红色或紫红色多角形扁平丘疹，表面可见灰白色斑点或网状白色条纹；颊黏膜可见树枝状或网状白色细纹。

扁平苔藓常见皮肤镜特征有以下表现（图 7-53 至图 7-65）：

（1）白色网状条纹即威克姆（Wickham）纹：可表现为网状、球状、分支状、线状、环状、成群分布的点状。

（2）色素结构：蓝灰色色素结构、黄棕色色素结构。

（3）色素模式：点状和球状、片状均质、网状。

（4）蓝白幕。

（5）毛囊角栓。

（6）血管形态：点状、线状、球状、发卡样、分支状。

（7）血管分布：Wickham 纹边缘放射状、簇状、弥漫、不规则分布。

（8）背景颜色：暗红色、白色、黄色、淡红色。

（一）进展期主要表现

进展期主要表现为：暗红色背景、白色网纹；点状血管、线状血管呈边缘分布或放射状分布，见图 7-53 至图 7-64。

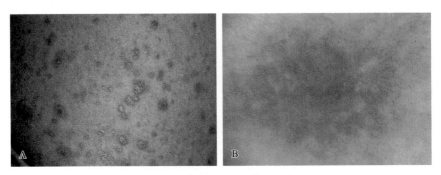

图 7-53　扁平苔藓进展期（腹部）

A. 临床表现；B. 皮肤镜表现：红色背景，白色网纹，边缘点状血管、线状血管

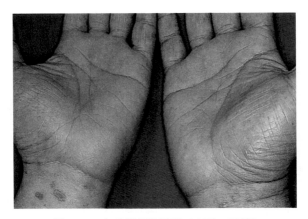

图 7-54　扁平苔藓进展期（双手、手腕）

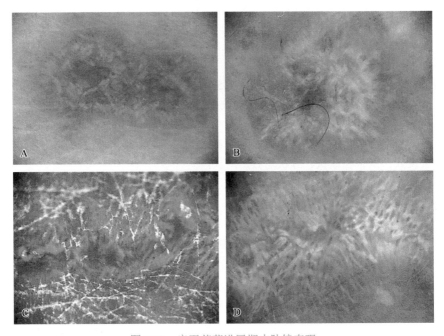

图 7-55　扁平苔藓进展期皮肤镜表现

A. 暗红色背景，白色网纹；B. 点状血管、线状血管呈边缘分布或放射状分布，中央点状、白色网状条纹；C. 边缘线状血管；
D. 点状血管、线状血管呈边缘分布或放射状分布

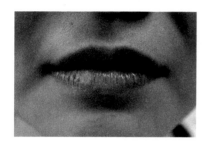

图 7-56 扁平苔藓临床表现（唇部）

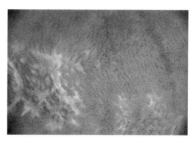

图 7-57 扁平苔藓皮肤镜（唇部）：白色网纹、边缘放射状分布点状及线状血管

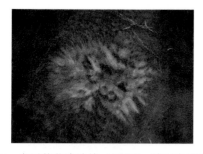

图 7-58 扁平苔藓皮肤镜（唇部）：暗红色背景、白色网纹

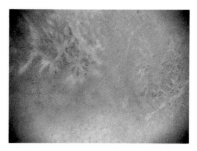

图 7-59 扁平苔藓皮肤镜（唇部）：白色网纹

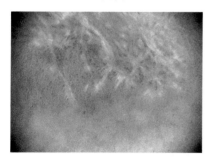

图 7-60 扁平苔藓皮肤镜（唇部）：白色网纹、点状血管

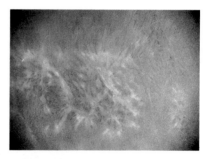

图 7-61 扁平苔藓皮肤镜（唇部）：边缘线状血管

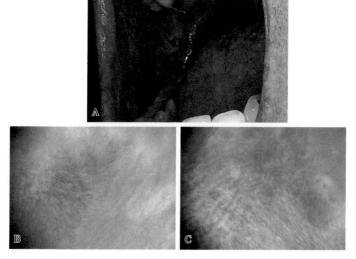

图 7-62 扁平苔藓进展期（颊黏膜）

A.扁平苔藓颊黏膜皮损临床表现；B.皮肤镜表现：大量长线状血管呈放射状分布；C.皮肤镜表现：白色网纹，线状血管呈放射状分布

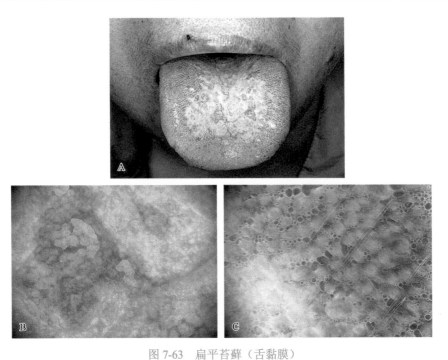

图 7-63　扁平苔藓（舌黏膜）

A. 扁平苔藓舌黏膜皮损临床表现；B. 皮肤镜：球状白色网纹、成群分布点状白色网纹；C. 皮肤镜：大量球状白色网纹，网纹中可见放射状分布线状血管，少量线状白色网纹

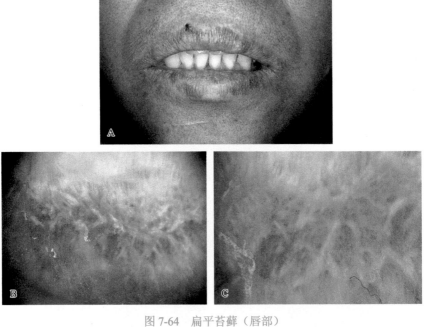

图 7-64　扁平苔藓（唇部）

A. 扁平苔藓唇部皮损临床表现；B、C. 皮肤镜表现：暗红色背景，白色网纹，淡褐色小点弥漫分布，如胡椒粉样，边缘线状血管放射状分布

（二）消退期表现

消退期表现为血管结构减少或消失；可见蓝灰色点；伴有或不伴有白色网状条纹（Wickham纹）（图 7-65）。

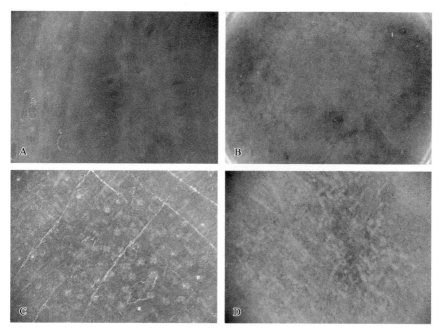

图 7-65　扁平苔藓消退期

A. 暗红色背景，中央白色网纹，边缘放射状血管模糊；B. 暗紫色背景，边缘灰蓝色小球网状分布，白色网状条纹不明显；C. 暗红色背景，四叶草样白色网纹，未见明显其他结构；D. 淡褐色小点弥漫分布，如胡椒粉样，线状、球状白色网纹，少量散在分布点状血管

（三）色素性扁平苔藓

色素性扁平苔藓（lichen planus pigmentosus，LPP）是扁平苔藓的一种变异型，与经典扁平苔藓表现稍有不同（表 7-1），皮肤镜主要表现有（图 7-66 至图 7-69）：

表 7-1　经典扁平苔藓与色素性扁平苔藓皮肤镜表现区别

皮肤镜特征	经典扁平苔藓	色素性扁平苔藓
Wickham 纹	+++	+
血管结构	+++，多呈 Wickham 纹外周放射状分布	+
蓝灰色、黄棕色色素结构	+++，黄棕色片状均质模式为主	+++，蓝灰色点/球模式为主
毛囊角栓	+	+++
蓝白幕	+	++

1. 呈弥漫性无结构的褐色色素沉着，可见蓝灰色、紫色或褐色小点/小球。

2. 点球分布方式呈线状、网状、汉字模式，弥漫分布或胡椒粉样分布。

3. 毛囊角栓。

4. 色素性毛囊口及小汗腺口周围色素沉着。

5. 白色小点或假性色素网。

6. 靶样结构见中央色素点/球，周围环绕色素减退晕。

7. 亦可见毛细血管扩张。

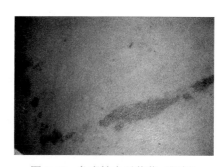

图 7-66　色素性扁平苔藓（腰部）

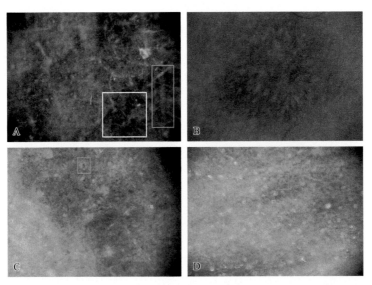

图 7-67　色素性扁平苔藓皮肤镜（一）

A.弥漫性淡褐色色素沉着背景，白色小点，毛囊、小汗腺口周围色素沉着，分布蓝灰色点球，呈线状分布（蓝色方框）、网状分布（黄色方框）；B.淡褐色小点呈胡椒粉样、线状分布，放射线状白色网纹；C.灰蓝色小球毛囊口、小汗腺口周围沉积呈假性网状分布，靶样结构（蓝色方框）；D.灰褐色小点小汗腺口周围沉积，白色小点，靶样结构（蓝色方框），毛囊角栓

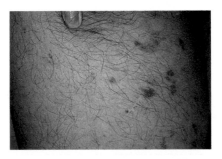

图 7-68　色素性扁平苔藓（下肢）

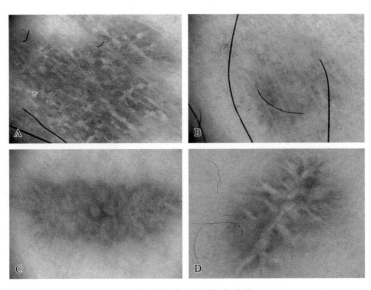

图 7-69　色素性扁平苔藓皮肤镜（二）

A.灰蓝色小球网状分布，毛囊角栓，边缘少量晶状体分布白色网纹及放射状分布线状血管；B.淡褐色小点、球呈胡椒粉样、线状分布；C.灰蓝色小球毛囊口周围沉积呈假性网状分布，毛囊角栓；D.暗红色背景，中央白色网纹，灰褐色小球沿白色网纹周围分布

四、玫瑰糠疹

玫瑰糠疹（pityriasis rosea）是一种炎症性、自限性红斑鳞屑性皮肤病，多发生于躯干及四肢近端（图7-70）。

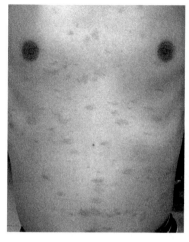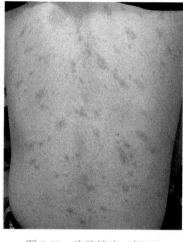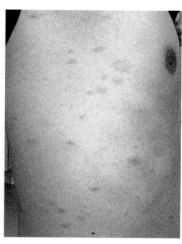

图7-70 玫瑰糠疹（躯干）

皮肤镜特征表现：常见淡红色至橘黄色、黄色背景，白色鳞屑呈"领圈样"分布在皮损边缘，点状血管或线状血管呈灶状分布；色素性玫瑰糠疹：灰褐色背景，点状或线状血管，可见蓝灰色或棕褐色点状色素沉着。与银屑病相比点状血管形态不明显，数量较少（图7-71至图7-75）。

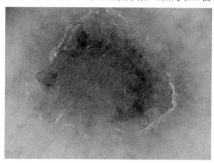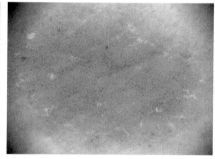

图7-71 玫瑰糠疹皮肤镜表现（一）

橘红色背景、"领圈样"分布的白色鳞屑、点状血管或线状血管呈灶状分布

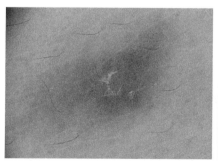

图7-72 玫瑰糠疹皮肤镜表现（二）

橘黄色背景、"领圈样"白色鳞屑、边缘点状血管灶状分布

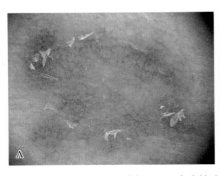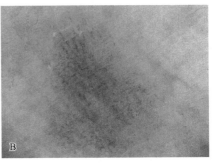

图 7-73　玫瑰糠疹皮肤镜表现（三）

A. 橘红色背景、"领圈样"白色鳞屑、线状血管呈网状分布；B. 橘黄色背景，多数线状血管线状分布

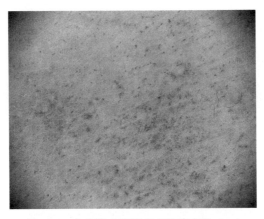

图 7-74　色素性玫瑰糠疹皮肤镜表现（一）

淡红色背景，多数褐色点状色素沉着颗粒呈胡椒粉样分布

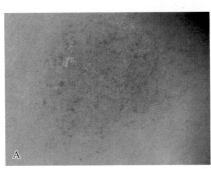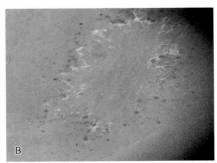

图 7-75　色素性玫瑰糠疹皮肤镜表现（二）

A. 淡褐色背景，多数褐色点状色素沉着颗粒散在分布；B. 中央黄红色背景，"领圈样"鳞屑，棕色色素点/球边缘分布

五、毛发红糠疹

　　毛发红糠疹（pityriasis rubra pilaris，PRP）又称毛发糠疹，是一种少见的慢性丘疹鳞屑性炎症性皮肤病。皮疹的临床特征为小的毛囊角化性丘疹和散在性融合成糠秕状鳞屑性棕红色斑片或斑块，对称分布。

　　皮肤镜特征表现：粉红色背景；毛囊口周围黄色无结构区；白色鳞屑；可见点状或逗号样血管（图 7-76）。

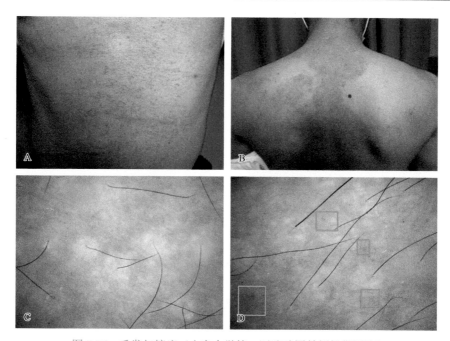

图 7-76 毛发红糠疹（山东大学第二医院魏国教授提供图片）

A、B.临床表现；C、D.皮肤镜表现：淡红色背景，毛囊口周围黄色、白色无结构区，少量点状、逗号样血管（蓝框所示）

六、光泽苔藓

光泽苔藓（lichen nitidus）是一种原因不明、无自觉症状的慢性炎症性丘疹性皮肤病。儿童和青少年多发。

临床特征表现：针尖至粟粒大圆形或平顶、坚实的丘疹，呈正常皮色、淡白色、银白色、粉红色或淡黄色，表面有光泽，群集而互不融合，表面可有少量细小白色鳞屑（图 7-77）。

皮肤镜特征表现：正常肤色背景；均匀分布的银白或乳白色圆形结构；有光泽感；群集而互不融合（图 7-78）。

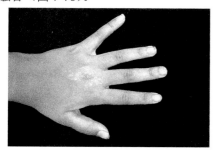

图 7-77 光泽苔藓（手部）

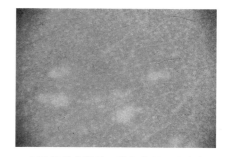

图 7-78 光泽苔藓皮肤镜：肤色背景下乳白色圆形结构

七、多形性红斑

多形性红斑（erythema multiforme，EM）是一种急性炎症性皮肤病，皮疹呈多形性，可有红斑、丘疹、风团、水疱等，特征性皮损为靶形或虹膜状红斑，可伴有不同程度黏膜损害（图 7-79）。

皮肤镜特征表现：皮损边缘呈淡红色或粉红色，中央为蓝灰色或淡黄色斑片，中央和边缘之间可以呈蓝紫色斑片，

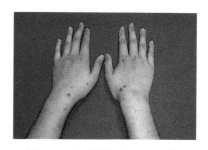

图 7-79 多形性红斑（双上肢）

可见点状或线状血管（图7-80，图7-81）。

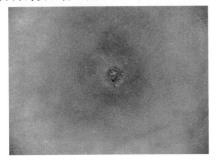 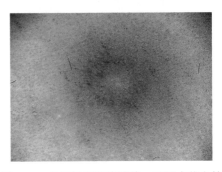

图7-80 多形性红斑皮肤镜：皮损边缘呈淡红色或粉红色　　图7-81 多形性红斑皮肤镜：可见点状血管

八、白色糠疹

白色糠疹（pityriasis alba）又称单纯糠疹、面部干性糠疹，是一种发生于颜面部位的、以干燥糠状鳞屑性色素减退斑为特征的皮肤病。多发生于儿童和青少年，春季多见。

临床特征表现：圆形或椭圆形浅色斑片，颜色较周围皮肤浅，呈苍白色，表面干燥，覆少许灰白色细碎鳞屑（图7-82）。

皮肤镜特征表现：边界不清楚的淡白色斑，覆少许灰白色细碎鳞屑；散在小白点；毛囊周围可见白晕（图7-83）。

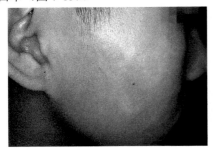 

图7-82　白色糠疹（右侧面颊部）　　　　图7-83　白色糠疹皮肤镜：边界不清的淡白色斑及毛囊周围白晕

第2节　面部炎症性皮肤病

一、脂溢性皮炎

脂溢性皮炎（seborrheic dermatitis）是发生于头面部及胸背部等皮脂溢出较多部位的一种慢性丘疹鳞屑性皮肤病，典型皮损为黄红色的斑片，上覆油腻性的鳞屑或结痂（图7-84）。

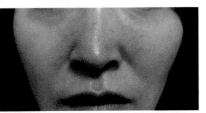

皮肤镜表现：淡红或红黄色背景；点、线状分支状血管呈灶性分布；细黄色油腻性鳞屑；毛囊角栓；毛囊周围淡黄色或灰白色油滴状晕（图7-85至图7-90）。

头皮脂溢性皮炎的皮肤镜表现：分支状血管和非典型血管呈灶性分布；毛囊周围白色或黄色的点状无血管结构的区域；可见蜂窝状色素网，由相互连接的棕色色素环组成。

图7-84　脂溢性皮炎（面部）

图 7-85 脂溢性皮炎：毛囊角栓及鳞屑

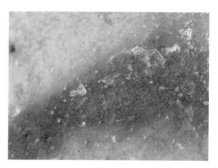

图 7-86 脂溢性皮炎：油腻性鳞屑

图 7-87 脂溢性皮炎：淡红色背景伴线状血管

图 7-88 脂溢性皮炎：黄色背景伴线状血管灶性分布

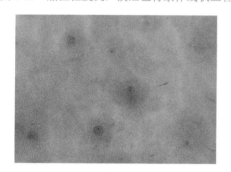

图 7-89 脂溢性皮炎：毛囊角栓

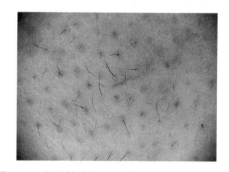

图 7-90 脂溢性皮炎：毛囊周围淡黄色油滴状晕

二、寻 常 痤 疮

寻常痤疮（acne vulgaris）是累及毛囊及皮脂腺单位的一种慢性炎症性皮肤病，主要累及面部及胸背等皮脂分泌旺盛部位。

临床特征：可见粉刺、红斑丘疹、脓疱、结节；严重者可出现深部炎症、结节、脓肿、窦道；后期可能出现炎症后色素沉着和萎缩性或肥厚性瘢痕（图 7-91）。

皮肤镜特征：闭合性粉刺表现为白色或黄色小孔为中心的皮色或淡褐色区域；开放性粉刺表现为深褐色小孔；脓疱表现为一个圆形的白色区域，中心为黄色小孔，周围环绕红斑环（图 7-92、图 7-93）。

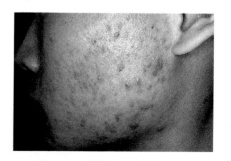

图 7-91 寻常痤疮（左侧面部）

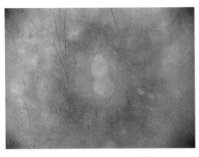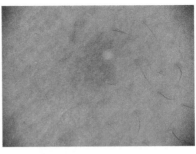

图 7-92　寻常痤疮：闭合性粉刺、脓疱

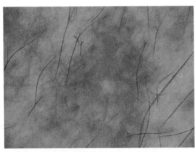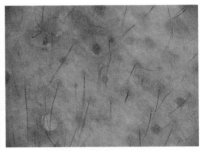

图 7-93　寻常痤疮：开放性粉刺

三、玫瑰痤疮

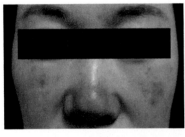

图 7-94　玫瑰痤疮（面部）

玫瑰痤疮（acne rosacea）是一种好发于面中部的慢性炎症性皮肤病，多见于中年人，女性多于男性（图 7-94）。

皮肤镜特征：深红色背景，弥漫性多角形血管网（高度特异性）、毛囊角栓、玫瑰花瓣征、黄白色鳞屑，部分可见脓疱以及毛囊口扩张（图 7-95 至图 7-97）。

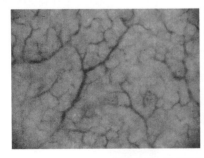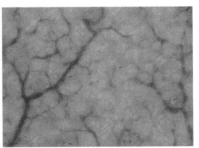

图 7-95　玫瑰痤疮：多角形血管网

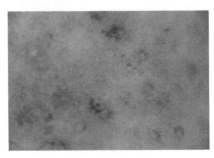

图 7-96　玫瑰痤疮：多角形血管网及玫瑰花瓣征

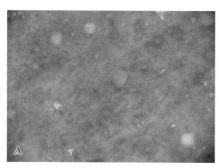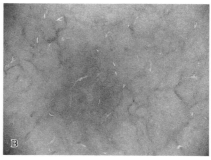

图 7-97 玫瑰痤疮皮肤镜表现

A. 毛囊角栓、脓疱; B. 黄白色鳞屑

四、激素依赖性皮炎

激素依赖性皮炎（steroid-dependent dermatitis），为外用糖皮质激素后原皮肤病消失，但停用糖皮质激素后又出现炎性皮损，需反复使用糖皮质激素以控制症状并逐渐加重的一种炎症性皮肤病。

临床主要表现为：皮肤潮红、发亮、萎缩变薄、毛细血管扩张，多毛，色素沉着或色素减退；可伴丘疹或脓疱。患者常自觉紧绷，瘙痒，有灼热感或疼痛（图 7-98 至图 7-99）。

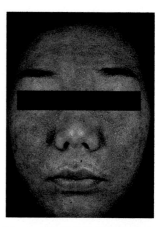

图 7-98 激素依赖性皮炎（一）

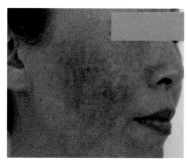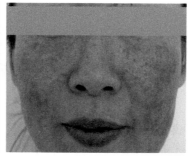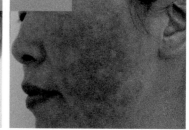

图 7-99 激素依赖性皮炎（二）

皮肤镜特征：红色或浅黄色背景，干燥性鳞屑，分支状血管、毛发粗壮、脓疱、表皮萎缩、色素沉着（图 7-100 至图 7-105）。

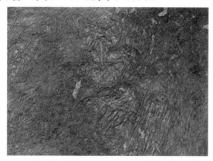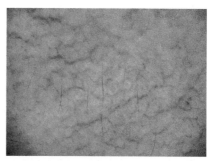

图 7-100 激素依赖性皮炎：表皮萎缩　　　图 7-101 激素依赖性皮炎：分支状血管

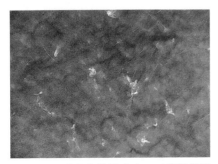

图 7-102　激素依赖性皮炎：干燥性鳞屑

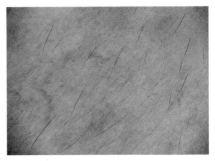

图 7-103　激素依赖性皮炎：毛发粗壮

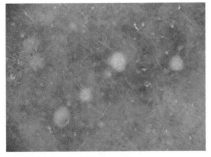

图 7-104　激素依赖性皮炎：脓疱

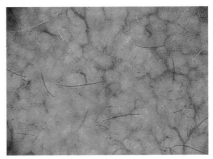

图 7-105　激素依赖性皮炎：色素沉着

五、盘状红斑狼疮

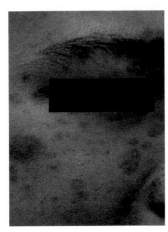

图 7-106　盘状红斑狼疮临床表现

红斑狼疮（lupus erythematosus）是一种累及全身多个脏器的病谱性、自身免疫病。盘状红斑狼疮（discoid lupus erythematosus）病变主要限于皮肤，临床特征主要表现为：局限性扁平或微隆起的附有黏着性鳞屑的盘状红斑或斑块，剥去鳞屑可见其下的角栓和扩大的毛囊口，皮损中央逐渐出现萎缩、色素减退、周围多色素沉着，无自觉症状或轻微瘙痒，对紫外线敏感（图 7-106）。

皮肤镜特征：

（1）基本特征：黄褐色至淡红色背景；黄色或白色鳞屑；可见粉刺样开口及毛囊角栓；毛囊红点和周围白晕；色素沉着、蜂窝状色素网或蓝灰色色素颗粒（图 7-107 至图 7-110）。

（2）早期（活动期）皮损：可见粗大的树枝状血管；毛囊角栓；细小的毛囊间鳞屑（图 7-109）。

（3）晚期（非活动期）皮损：白色无结构区域；不规则线状、分支状血管或点、球状血管；毛囊周围色素沉着、放射状色素条纹；毛发缺失（图 7-110）。

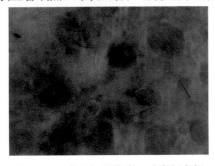

图 7-107　盘状红斑狼疮：毛囊红点征

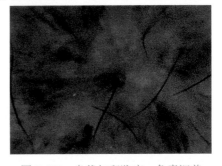

图 7-108　盘状红斑狼疮：色素沉着

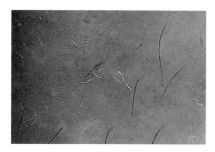

图 7-109 盘状红斑狼疮：毛囊角栓及毛囊周围白晕

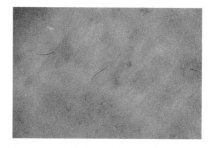

图 7-110 盘状红斑狼疮：白色无结构区

六、面部播散性粟粒状狼疮

面部播散性粟粒状狼疮（lupus miliaris disseminatus faciei）。临床特征：粟粒大小的丘疹或结节，对称分布在眼睑、颊部、鼻两侧，发生在眼睑下方常排列呈线状，结节柔软、表面光滑，淡红或淡褐色，半透明状，玻片压诊呈苹果酱色（图 7-111 至图 7-112）。

皮肤镜特征：红色混有橘黄色背景；靶样毛囊角栓或粉刺样开口；周围散在或放射状排列的点状、发卡样或线状血管；可有苹果酱颜色；可有白色无结构区域（图 7-113 至图 7-115）。

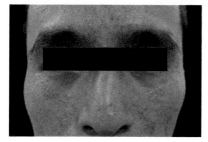

图 7-111 面部播散性粟粒状狼疮临床表现（一）

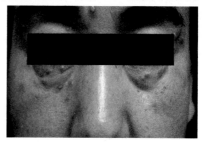

图 7-112 面部播散性粟粒状狼疮临床表现（二）

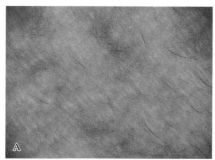

图 7-113 面部播散性粟粒状狼疮皮肤镜表现（一）

A、B. 红色混有橘黄色背景下血管放射状排列

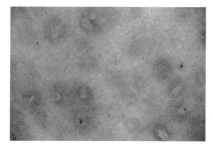

图 7-114 面部播散性粟粒状狼疮皮肤镜表现（二）

靶样毛囊角栓

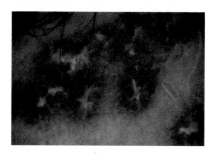

图 7-115 面部播散性粟粒状狼疮皮肤镜表现（三）

白色无结构区

七、接触性皮炎

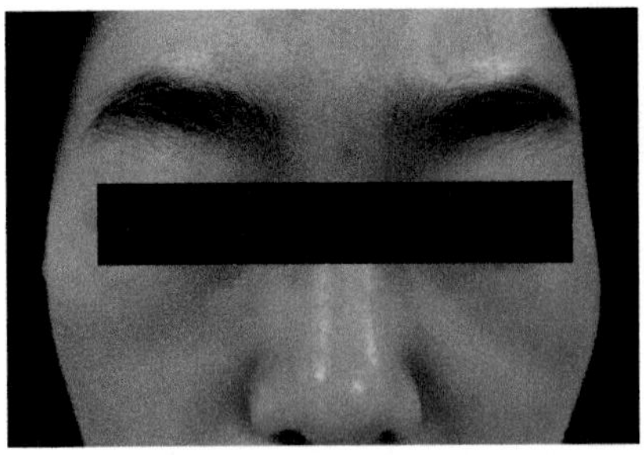

图 7-116　面部接触性皮炎

接触性皮炎（contact dermatitis）是皮肤或黏膜单次或多次接触外源性物质后，在接触部位甚至以外的部位发生的炎症性反应。

临床特征：表现为红斑、肿胀、丘疹、水疱甚至大疱（图 7-116）。

皮肤镜特征：红色背景，可见线状血管（图 7-117、图 7-118）。

图 7-117　面部接触性皮炎：红色背景

图 7-118　面部接触性皮炎：线状血管

第 3 节　非感染性肉芽肿性皮肤病

一、结节病

结节病（sarcoidosis）是一种非干酪样坏死性上皮细胞肉芽肿炎症性疾病，病因不明，以侵犯肺实质为主，并累及全身多脏器，如淋巴结、皮肤、关节、肝、肾及心脏等组织。

临床特征：特异性皮损包括斑疹、丘疹、斑块、皮下结节、溃疡、银屑病样、苔藓样、鱼鳞病样、血管样、疣状、红皮病样、狼疮样、环状和色素性紫癜性皮样病变。特异性皮损往往是慢性进展过程。非特异性皮损是反应性病变，包括结节性红斑、多形性红斑、痒疹和钙化（图 7-119 至图 7-120）。

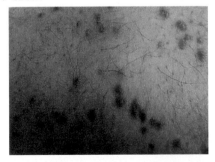

图 7-119　结节病（丘疹型）

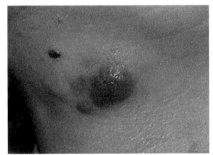

图 7-120　结节病（斑块型）

皮肤镜特征：橘黄色小球或无结构区域，线性血管和橘黄色小球间的白色线条（图 7-121 至图 7-122）。

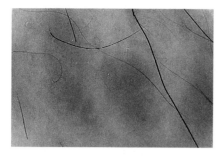

图 7-121　结节病皮肤镜表现（一）

橘黄色无结构区，线性、分支状血管

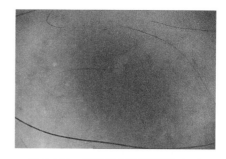

图 7-122　结节病皮肤镜表现（二）

橘黄色无结构区，多数分支状血管均匀分布，少量线性血管

二、环状肉芽肿

　　环状肉芽肿（granuloma annulare）是一种少见的良性炎症性皮肤病。常常发生于患 1 型糖尿病的儿童和青年。

　　临床特征：早期表现为色彩鲜艳的红色或红棕色的肿块，肿块逐渐融合形成环状的斑块，环的中部皮肤变平，可为红色或亮红色。通常环状肉芽肿的皮损出现在双手和足部，如果扩散到躯干部，则称之为全身性环状肉芽肿。环状肉芽肿多数会自行消退（图 7-123 至图 7-124）。

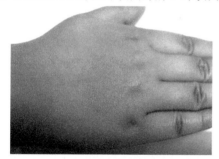

图 7-123　环状肉芽肿（手背）

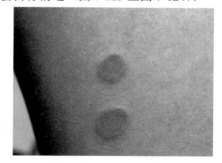

图 7-124　环状肉芽肿（躯干）

（青岛市市立医院于海洋医师提供）

　　皮肤镜特征：白色、粉色、黄色、橙色或红色背景，不规则外观，点状、线状、树枝状和分支状血管（图 7-125 至图 7-126）。

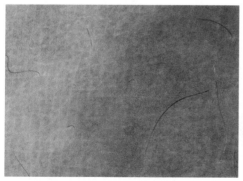

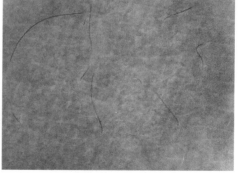

图 7-125　环状肉芽肿皮肤镜表现（青岛市市立医院于海洋医师提供）

红色背景下见点状血管

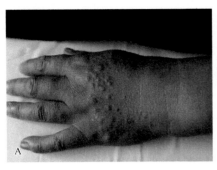

图 7-126 环状肉芽肿（左手背部）

A. 临床表现；B. 皮肤镜表现：黄色背景、白色无结构区及线状血管

第4节 皮肤血管炎

一、过敏性紫癜

过敏性紫癜（anaphylactoid purpura），是一种侵犯皮肤和其他器官细小动脉和毛细血管的血管炎，可能是病原体感染、某些药物作用、过敏等导致 IgA 或 IgG 类免疫复合物沉积于真皮上层毛细血管引起的血管炎。

临床特征：大多以皮肤紫癜为首发症状；皮损表现为针头至黄豆大小瘀点、瘀斑，可融合成片；严重者可出现水疱、血疱、坏死、溃疡；皮疹好发于四肢伸侧，尤其是双下肢、踝关节周围和臀部；对称分布、成批出现，容易复发；可合并关节痛、腹痛和肾脏损害（图 7-127）。

皮肤镜特征：红色或紫红色背景，多发模糊的紫癜性斑点或小球；周边可见点状、线状或树枝状血管（图 7-128 至图 7-130）。

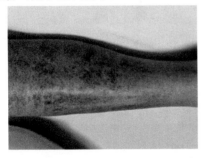

图 7-127 过敏性紫癜临床表现（下肢）

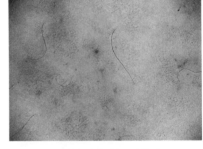

图 7-128 过敏性紫癜皮肤镜表现（一）

红色背景

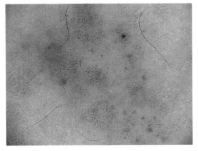

图 7-129 过敏性紫癜皮肤镜表现（二）

紫癜性斑点、小球

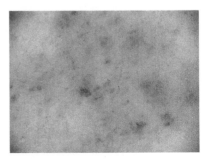

图 7-130 过敏性紫癜皮肤镜表现（三）

红色背景下多发模糊的紫癜性斑点及小球

二、色素性紫癜性皮病

色素性紫癜性皮病（pigmented purpuric dermatosis），是一组原因不明的、以主要局限于下肢的对称性紫癜、鳞屑性红斑、毛细血管扩张或苔藓样丘疹为临床表现的慢性皮肤病（图7-131）。

皮肤镜特征：黄色、橙色、红色、褐色或金黄色背景；多发性模糊的红色或紫色圆形或卵圆形小点、小球或斑片；压之不褪色；可见白色鳞屑；可见点状、线状或树枝状血管（图7-132）。

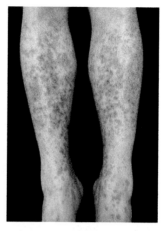

图 7-131　色素性紫癜性皮病

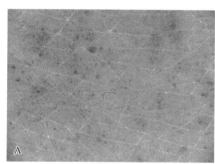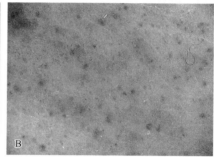

图 7-132　色素性紫癜性皮病皮肤镜表现

A. 黄色背景下多发性模糊的红色圆形小点、小球；B. 淡红色背景下多发性模糊的红色卵圆形小球、斑片

三、荨麻疹性血管炎

荨麻疹性血管炎（urticarial vasculitis）是一种以风团样皮损为特征的白细胞碎裂性血管炎。

临床特征：风团样皮损与荨麻疹类似，但持续时间超过 24 小时，甚至数天不消失；部分皮损处可见紫癜或水疱；皮损消退后遗留色素沉着或脱屑；自觉瘙痒或烧灼感（图7-133）。

皮肤镜特征：均一的红色或橘色至棕色背景；紫红色小点或小球；可见网状或线状血管（图7-134）。

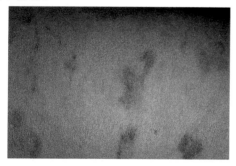

图 7-133　荨麻疹性血管炎（腹部）　　　图 7-134　荨麻疹性血管炎皮肤镜表现

红色背景下可见网状血管

四、金黄色苔藓

金黄色苔藓（lichen aureus）又称紫癜性苔藓，是一种好发于下肢的以金黄色色素沉着性苔藓样丘疹、斑丘疹为特点的少见病；成人及儿童均可发病。

临床特征：皮损突然出现，通常为多数簇集的针尖大小的斑疹和扁平丘疹组成的金黄色或铁锈色、苔藓样斑片，边界清楚，大小不一，可单发或多发；可发生于身体任何部位，以下肢远端和腹部多见；多无自觉症状、偶有疼痛；病程慢性、偶可自行消退（图 7-135）。

皮肤镜特征：褐色或金黄色或铜红色背景；簇集多发圆形边缘模糊的紫癜样小球，伴群集性瘀点（图 7-136）。

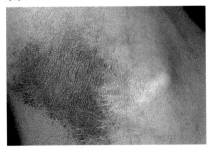

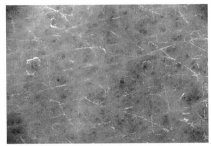

图 7-135　金黄色苔藓临床表现（脚踝）　　　图 7-136　金黄色苔藓皮肤镜表现
　　　　　　　　　　　　　　　　　　　　　铜红色背景下，多发圆形紫癜样小球

第8章 角化、萎缩、代谢性皮肤病

第1节 黑棘皮病

黑棘皮病（acanthosis nigricans）又称为黑色角化病或色素性乳头状营养障碍症，是一种比较少见的以皱褶部位皮肤颜色加深和乳头状或天鹅绒样增生为特征的皮肤病变，好发于颈、腋下、腹股沟等皱褶部位，泛发者可累及乳晕、结膜、口腔黏膜、脐周等。黑棘皮病有多种类型，预后各不相同。一般临床分4型：不伴内脏肿瘤的良性黑棘皮病、与内脏腺癌相关的恶性黑棘皮病、假性黑棘皮病、综合征性黑棘皮病。

黑棘皮病皮肤镜特征（图8-1至图8-5）：

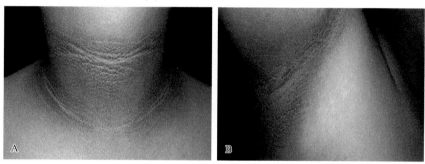

图8-1 黑棘皮病临床表现
A. 颈部；B. 腋下

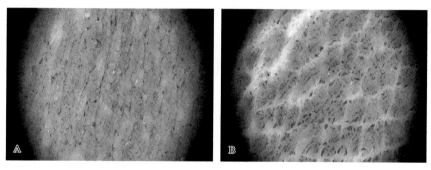

图8-2 黑棘皮病皮肤镜表现（颈部）
A、B 可见沿皮纹方向皮沟加深加宽，呈灰白色或淡黄色

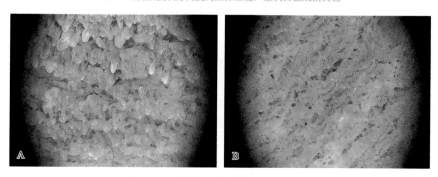

图8-3 黑棘皮病皮肤镜表现（腋下）
A. 疣状灰褐色色素沉着带；B. 皮嵴隆起

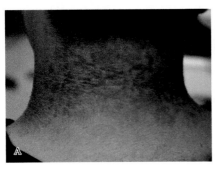
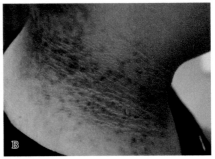

图 8-4 黑棘皮病临床表现（颈部）

A.颈项部黑棘皮病；B.侧颈部黑棘皮病

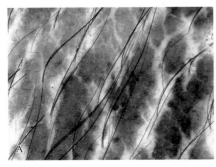
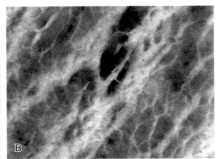

图 8-5 黑棘皮病皮肤镜表现

A、B.皮嵴隆起，可见乳头样灰褐色色素沉着带，边缘颜色较深

1.沿皮纹方向，皮沟加深加宽，呈灰白色或淡黄色。

2.皮嵴隆起，可见乳头样/玉米粒样/疣状灰褐色色素沉着带，边缘颜色较深。

3.周围可见点状/线状/环状血管扩张。

第 2 节 毛囊角化病

毛囊角化病（keratosis follicularis）是一种由少见的常染色体显性遗传引起的，以表皮细胞角化不良为基本病理变化的慢性角化性皮肤病。

本病常开始于 10～20 岁。夏季加重，患者对热敏感。典型部位为皮脂溢出部位，如面部、前额头皮和胸背等。表现为细小、坚实、正常肤色的小丘疹，逐渐有油腻性、灰棕色、黑色的痂覆盖在丘疹顶端凹面，丘疹逐渐增大成疣状融合，形成不规则斑块。腋下、臀沟及阴股部等多汗、摩擦处的损害尤为显著，形成有恶臭的乳头瘤样和增殖性损害，其上有皲裂、浸渍及脓性渗出物覆盖。皮疹对称而广泛。本病可伴有掌跖角化、指甲下角化过度，甲脆弱、碎裂等。此外，还可累及口咽、食管、喉和肛门直肠黏膜（图 8-6）。

毛囊角化病皮肤镜特征（图 8-7）：

1.毛囊口扩张，可伴有多根毳毛或断毛，扩张口内可见大的假粉刺样结构。

2.偶见红色小点、红色线条和红斑。

3.可见毛周少许色素沉着。

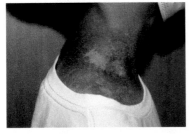

图 8-6 毛囊角化病临床表现（颈部）

（青岛市市立医院于海洋医师提供）

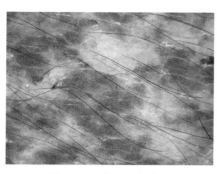
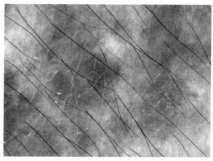

图 8-7 毛囊角化病皮肤镜表现（青岛市市立医院于海洋医师提供）

毛囊口扩张，伴有多根毳毛或断毛

第 3 节 毛发角化病

毛发角化病（keratosis pilaris，KP），是一种常见的毛囊角化异常性皮肤病。皮损表现为多发、针尖到粟粒大小与毛孔一致的毛囊角化性丘疹，散在分布不融合，毛囊口顶端有淡褐色角质栓，内含卷曲的毛发，剥去角栓后遗留漏斗状小凹陷，分布对称，好发于面颊部、上臂伸侧、股外侧及臀部。

皮肤镜特征：毛囊口扩大，内可见角质栓，1 根或多根扭曲状毳毛。围绕毛囊周围黑褐色色素沉着（图 8-8 至图 8-13）。

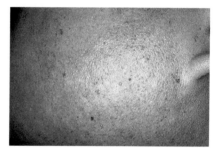

图 8-8 毛发角化病临床表现（左侧面颊部）

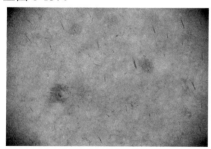

图 8-9 毛发角化病皮肤镜表现（左侧面颊部）

毛囊口扩大，内可见角质栓，扭曲状毳毛及毛囊周围黑褐色色素沉着

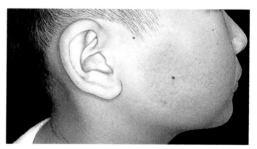

图 8-10 毛发角化病临床表现（右侧面颊部）

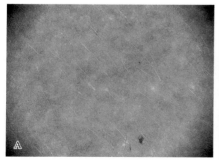
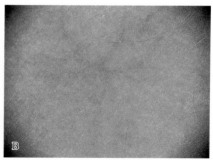

图 8-11 毛发角化病皮肤镜表现（右侧面颊部）

A. 毛囊角栓及扭曲状毳毛；B. 毛囊角栓

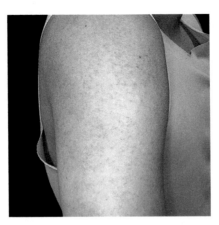

图 8-12　毛发角化病临床表现（上臂）

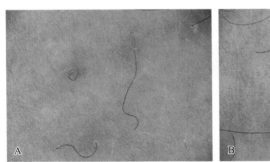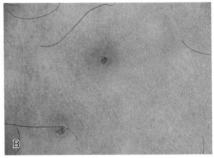

图 8-13　毛发角化病皮肤镜（上臂）

A. 皮嵴隆起，毛囊角栓及扭曲状毳毛；B. 皮嵴隆起，毛囊口扩大、角质栓

第 4 节　汗孔角化病

　　汗孔角化病（porokeratosis，PK）是一种少见的常染色体显性遗传的慢性进行性角化不全性皮肤病。皮损初起为一小的角化性丘疹，缓慢向四周扩展，边缘渐呈堤状隆起，形成一环形、地图形或不规则形的边界清楚的斑片，中央部分干燥平滑，轻度萎缩，略微凹陷，无毳毛，毛囊口处可见针尖大小角质栓。皮损大小数量不一，呈淡褐色或褐色，边缘颜色较暗。多发于四肢、手足。

　　汗孔角化病皮肤镜特征（图 8-14 至图 8-22）：

1. 黄白色鳞屑，粉刺样开口或毛囊角栓。

2. 色素减退区域可见白色瘢痕样结构。

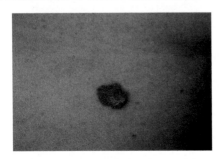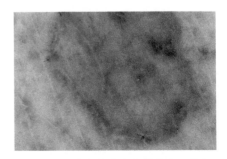

图 8-14　汗孔角化病临床表现（腹部）

边缘堤状疣状隆起、中央轻度萎缩

图 8-15　汗孔角化病皮肤镜表现（腹部）

毛囊角栓、白色鳞屑、色素沉着及线状/树枝状血管，可见"双轨征"

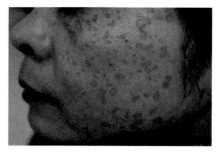

图 8-16　浅表播散性汗孔角化病临床表现（面部）

面部可见较多大小不一的淡褐色斑，边缘隆起

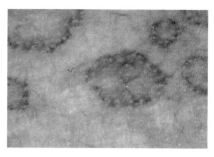

图 8-17　汗孔角化病皮肤镜表现（面部）

褐色背景上黑褐色片状结构，边缘可见色素颗粒呈环状分布

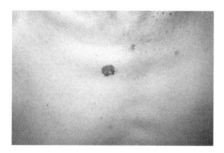

图 8-18　汗孔角化病临床表现（前胸）

边缘呈堤状隆起，中央为萎缩性斑片

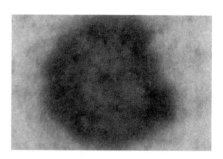

图 8-19　汗孔角化病皮肤镜表现（前胸）

白色瘢痕样结构、点状及线状血管，可见"双轨征"

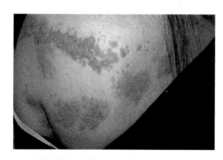

图 8-20　单侧线状播散浅表性光线型汗孔角化病临
床表现

皮损于肢体或躯干沿 Blaschko 线呈簇状或线状排列，表现为离
心性扩大的角化过度性丘疹，中央出现色素沉着，色素脱失或
仅为红斑

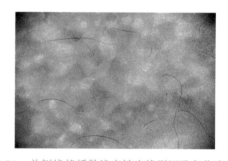

图 8-21　单侧线状播散浅表性光线型汗孔角化病皮肤
镜表现

黑褐色色素沉着及色素减退区域

3. 点状/网状/蜂窝状黑褐色色素沉着。

4. 点状/线状/树枝状/扭曲不规则扩张血管。

5. "双轨征"是汗孔角化病的特征性皮肤镜表现，具有诊断价值。"双轨征"为皮损周围的角质条纹，即分布于皮损外围白色至黄色、褐色的环状角化过度的结构，其与组织病理学中角化不全柱对应。

第 5 节　硬化萎缩性苔藓

硬化萎缩性苔藓（lichen sclerosus et atrophicus）又称硬

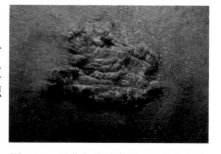

图 8-22　显著角化过度型汗孔角化病临
床表现

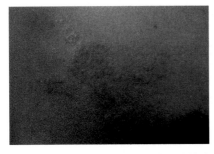

图 8-23　硬化萎缩性苔藓临床表现（前胸）

化性苔藓，是一种病因未明的少见皮肤病。皮损为象牙白色斑丘疹，硬化，晚期呈羊皮纸样萎缩；好发于外阴、背部、胸部、前臂和面颈部。

硬化萎缩性苔藓皮肤镜特征（图 8-23 至图 8-28）：

1. 粉刺样开口或毛囊角栓。

2. 白色瘢痕样结构（色素减退区域）。

3. 伴或不伴点状/月状/蜂窝状色素沉着（非特异性）。

4. 线状、树枝状血管或扭曲扩张血管（非特异性）。

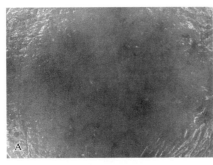
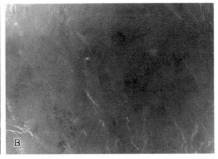

图 8-24　硬化萎缩性苔藓皮肤镜表现（前胸）

A、B. 可见毛囊角栓、蜂窝状色素沉着及线状血管

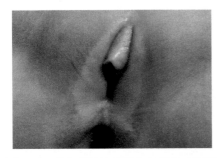
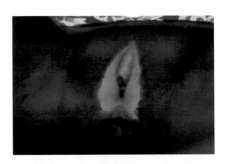

图 8-25　硬化萎缩性苔藓临床表现（外阴）　　　图 8-26　硬化萎缩性苔藓伍德光下表现（外阴）

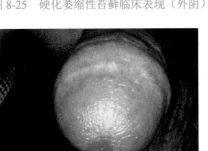
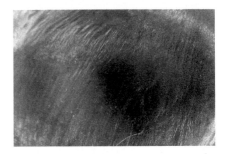

图 8-27　硬化萎缩性苔藓临床表现（龟头）　　　图 8-28　硬化萎缩性苔藓皮肤镜表现（龟头）

蜂窝状色素沉着及线状血管

第 6 节　点状掌跖角皮病

点状掌跖角皮病（punctate palmoplantar keratoderma）是掌跖角皮病的一个特殊类型，属常染色体显性遗传病。皮损分布于双手掌和双足跖部，为高出皮面的圆形或椭圆形角质丘疹，数目

多而分散，一般直径仅 0.2～0.3cm，暗黄色，质地硬，部分皮损中心呈火山口形凹陷，在足跟及其他压力部位损害较多（图 8-29）。

皮肤镜特征：黄色背景上角化性丘疹，中央可见火山口样不规则凹陷，呈圆形或卵圆形无结构区，汗孔消失（图 8-30）。

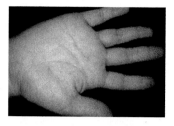

图 8-29 点状掌跖角皮病临床表现

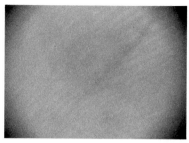

图 8-30 点状掌跖角皮病皮肤镜表现

黄色背景上见角化性丘疹，中央为火山口样不规则凹陷

第 7 节 小棘苔藓

小棘苔藓（lichen spinulosus）特征性皮损表现为针尖大小的毛囊性角化丘疹，中央顶端有一纤细丝状小棘，触之粗糙刺手。拔除小棘可见一凹陷性小窝，皮损为正常肤色，可在短期内成批出现，呈片状密集分布，丘疹互不融合（图 8-31）。

皮肤镜特征：毛囊周围环形灰白或褐色斑片、孤立不融合。中央可见丝状角质小棘突。毛囊周围可见点状或线状血管。可见毛囊角栓（图 8-32）。

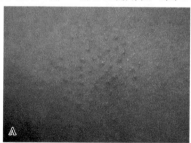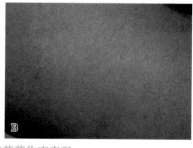

图 8-31 小棘苔藓临床表现

A. 躯干；B. 上臂

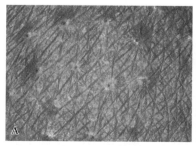

图 8-32 小棘苔藓皮肤镜表现

A. 非偏振光：毛囊角栓，中央可见丝状角质小棘突；B. 偏振光：毛囊周围环形褐色斑片、孤立不融合

毛囊周围可见点状或线状血管、毛囊角栓

第8节 皮肤淀粉样变

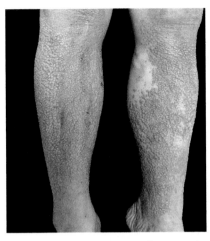

图 8-33 皮肤淀粉样变临床表现（下肢）

原发性皮肤淀粉样变（primary cutaneous amyloidosis）是以淀粉样蛋白异常沉积于正常皮肤而不累及其他器官的一种慢性疾病。临床上最常见的两种类型是苔藓样皮肤淀粉样变和斑状皮肤淀粉样变。

苔藓样皮肤淀粉样变最常见，好发于中年人，皮损多对称性分布于四肢伸侧，典型表现为半球形、多角形或圆锥形质硬丘疹，顶端有黑色角栓，密集分布而不融合，小腿和上背部皮疹沿皮纹呈念珠状排列为其特征，剧烈瘙痒（图 8-33、图 8-34）。

斑状皮肤淀粉样变好发于中年以上女性，皮损主要见于背部和肩胛间区或四肢伸侧，表现为成群的 1～3mm 大小褐色或紫褐色斑疹，融合形成网状或波纹状外观，自觉轻度瘙痒。

苔藓样皮肤淀粉样变皮肤镜表现：以瘢痕样为中心，周围不同模式的色素沉着，类似"菊花样"外观（图 8-35）。

斑状皮肤淀粉样变皮肤镜表现：以毛囊为中心的白色或淡棕色结构，周围不规则色素沉着。

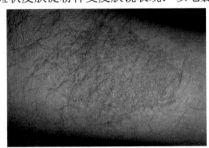

图 8-34 皮肤淀粉样变临床表现（胫前）

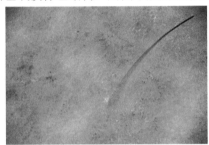

图 8-35 皮肤淀粉样变皮肤镜表现

中央为白色瘢痕样结构，周围不规则色素沉着

第9节 黄　瘤　病

黄瘤病（xanthomatosis）是真皮、皮下组织及肌腱中含脂质的组织-泡沫细胞（即黄瘤细胞）局限性聚集，形成以棕黄色或橘黄色斑片、丘疹或结节等表现的皮肤疾病。好发于高脂蛋白血症等全身脂质代谢紊乱者。

黄瘤病皮损为黄色、棕黄色、橘黄色或黄红色丘疹、结节、斑块，患者多无自觉症状，可分为多种类型，如睑黄瘤、发疹性黄瘤、结节性黄瘤、扁平黄瘤。

黄瘤病皮肤镜特征（图 8-36 至图 8-45）：

1. 皮损呈浅黄色或橘黄色背景。

2. 可见皮损内界线不清和不规则的黄色均质化色素沉着，典型表现可称"黄瘤云"。

3. 可见毛细血管扩张，多呈散在树枝状或其他形状血管。

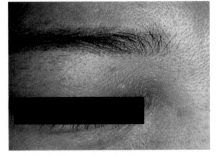

图 8-36 睑黄瘤临床表现（右侧上眼睑）

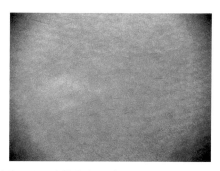

图 8-37　睑黄瘤皮肤镜表现（右侧上眼睑）

黄色均质化色素沉着

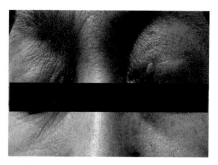

图 8-38　睑黄瘤临床表现（双侧上眼睑）

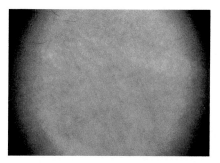

图 8-39　睑黄瘤皮肤镜表现

黄色均质化色素沉着

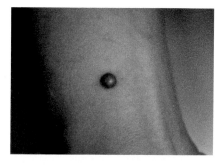

图 8-40　结节性黄瘤病临床表现（前臂）

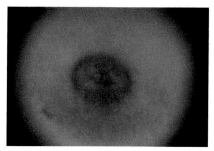

图 8-41　结节性黄瘤病皮肤镜表现

浅黄色背景，见"黄瘤云"及线状、树枝状血管

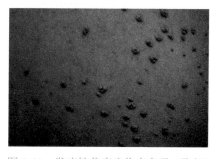

图 8-42　发疹性黄瘤病临床表现（腹部）

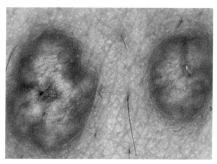
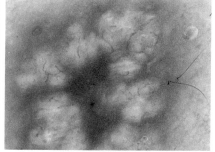

图 8-43　发疹性黄瘤病皮肤镜表现

"黄瘤云"、多数线状及树枝状血管

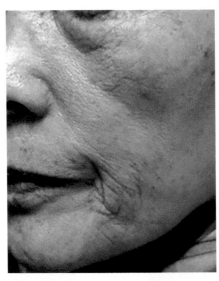

图 8-44 扁平黄瘤病临床表现（青岛市市立医院于海洋医师提供）

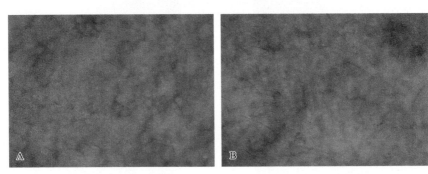

图 8-45 扁平黄瘤病皮肤镜表现（青岛市市立医院于海洋医师提供）
A、B 可见黄色均质化色素沉着，散在线状、树枝状血管

第 10 节 幼年型黄色肉芽肿

幼年型黄色肉芽肿（juvenile xanthogranuloma，JXG），是好发于皮肤、黏膜和眼的良性播散性黄色肉芽肿性疾病，属于非朗格汉斯组织细胞良性增生性疾病。出生后 6 个月内发病，病程有自限性，大部分 3～6 岁消退。皮损为黄红色、黄棕色或红褐色丘疹或结节，圆形，单个或数个，半透明，表面可有毛细血管扩张，常无自觉症状。好发于头面部、躯干及四肢，也可累及口腔黏膜、眼及内脏。

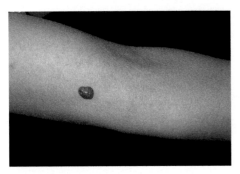

图 8-46 幼年型黄色肉芽肿临床表现（上臂）

皮肤镜特征（图 8-46 至图 8-49）：

1. 可见呈橙色或黄色背景的结节。

2. 皮损内可见界线不清的不规则黄色均质化色素沉着，典型表现为"黄瘤云"，可见有不同形态的血管表现；呈"夕阳外观"，即橘黄色中心区域，周围包绕由细支状线性毛细血管扩张构成的粉红色边缘。

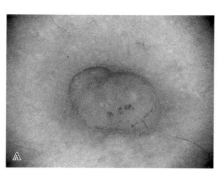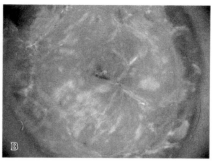

图 8-47　幼年型黄色肉芽肿皮肤镜表现

A. 呈橙色结节，可见"黄瘤云"及点状、线状血管；B. 橙色结节，可见"夕阳外观"

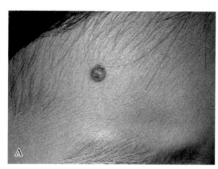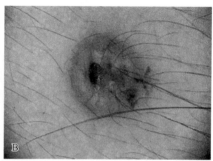

图 8-48　幼年型黄色肉芽肿（额部）

A. 临床表现：额部橙色结节；B. 皮肤镜表现：可见"黄瘤云"，呈"夕阳外观"，树枝状血管

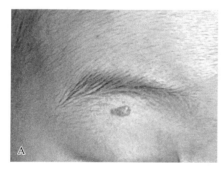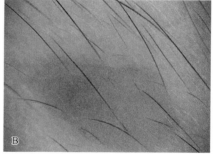

图 8-49　幼年型黄色肉芽肿（上睑）

A. 临床表现：上眼睑橙色结节；B. 皮肤镜表现：可见"夕阳外观"，线状血管

第9章　色素异常性皮肤病

第1节　色素增加性皮肤病

一、黄　褐　斑

黄褐斑（chloasma）为面部对称性黄褐色色素沉着斑，中青年女性多见。临床主要特点为：①对称性边界清楚的淡褐色至深褐色斑，可融合。②常对称分布于额部、两颊、眼睑、鼻部及口周，可呈蝶状或不规则分布，也可呈线状。③多数夏重冬轻，日晒、搔抓、外用药物或化妆品及不适当的光电治疗等刺激可使皮损加重。④根据皮损部位可分为四型：面中央型、颧骨型、下颌型、混合型。

皮肤镜基本特点（图9-1）：①淡黄褐色均匀一致的斑片；②有时可见深褐色斑片、斑点或呈局灶性网状分布（假性色素网）；③血管扩张，可呈网状分布；④有时可见毳毛增粗变黑。

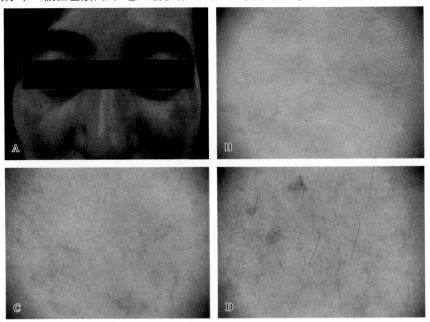

图 9-1　黄褐斑（面颊部）

A. 中年女性黄褐斑临床表现；皮肤镜示 B. 淡黄褐色均匀一致的斑片；C. 血管扩张，呈网状分布；D. 深褐色斑片、斑点或呈局灶性网状分布（假性色素网）

二、里尔黑变病

里尔黑变病（Riehl's melanosis）又称瑞尔氏黑变病，一般认为本病由光敏感而引起，与接触含有焦油、焦油衍化物的化妆品或化妆品中的某些香料成分有关，营养不良也可能致病。临床特点：①中年女性多发；②皮损部位：多好发于暴露部位如额部、颧骨、颞部、耳后、颈部等处，但口周、下颏很少受累，可扩展至上胸、前臂和手背等；有时也发生于摩擦部位如腋下、脐窝；③慢性经过，初期可见红斑，表面有弥漫细薄的鳞屑，初期有痒感，以后发生色素沉着，痒感消失。色素沉着处有轻度充血，毛细血管扩张。色素斑边界不清，色素由浅而深，逐渐播散，皮肤可有轻度萎缩及毛囊过度角化现象。

　　皮肤镜基本特点（图 9-2 至图 9-3）：①蓝灰色点状色素沉着围绕在毛孔周围，形成类似网状结构；②可伴有毛细血管扩张。

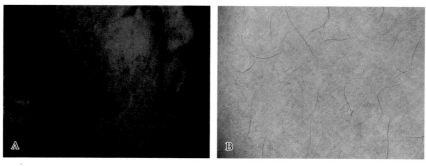

图 9-2　里尔黑变病（面部）

A. 中年女性里尔黑变病临床表现；B. 皮肤镜示蓝灰色色素沉着呈网状结构，伴有少许毛细血管扩张

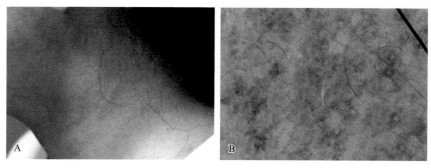

图 9-3　里尔黑变病（颈部）（青岛市市立医院于海洋医师提供）

A. 中年女性里尔黑变病临床表现；B. 皮肤镜示蓝灰色色素沉着呈网状结构，伴有少许毛细血管扩张

三、面颈部毛囊性红斑黑变病

　　面颈部毛囊性红斑黑变病（erythromelanosis follicularis of face and neck）常发生于青中年男性，病因未明。临床特点：①最初多为发生在耳前、耳后，逐渐延伸至上颌部、面颊、颈部的边界清楚的红棕色斑片，其上可出现毛细血管扩张、色素沉着和毛囊性丘疹及角栓，多对称分布，无自觉症状或偶有微痒；②玻片压之红色可退而棕色色素沉着仍在；③发展缓慢，但持续不退，患者的上臂和肩部也常伴有典型的毛周角化皮损，皮损表面可有糠秕样脱屑，毛囊角质栓周围有红斑形成的边缘。

　　皮肤镜基本特点（图 9-4 至图 9-7）：①棕红色背景或网状结构；②弥漫性毛囊角栓，毛囊周围有白晕；③毛囊之间可有毛细血管扩张和少许褐色色素沉着。

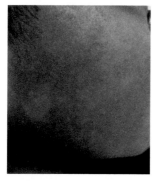

图 9-4　面颈部毛囊性红斑黑变病临床表现

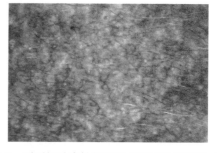

图 9-5　面颈部毛囊性红斑黑变病皮肤镜表现（一）

棕红色背景，毛囊之间伴有扩张的毛细血管形成的网状结构和少许褐色色素沉着

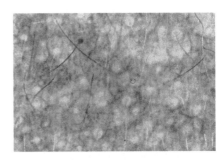

图 9-6 面颈部毛囊性红斑黑变病皮肤镜表现（二）

弥漫性毛囊角栓，毛囊之间毛细血管扩张伴少许
褐色色素沉着

图 9-7 面颈部毛囊性红斑黑变病皮肤镜表现（三）

棕红色背景，毛囊周围有白晕，毛囊之间毛细血管扩张形成
网状结构伴少许褐色色素沉着

四、雀　斑

雀斑（ephelides）是一种常见于面部暴露部位的褐色点状色素沉着斑。皮损形态为圆形、卵圆形或不规则形，针尖至米粒大小，颜色呈淡褐色至深褐色不等，数个至数百个，相互孤立不融合，一般左右对称出现。

皮肤镜基本特征（图 9-8 至图 9-9）：①均匀一致的淡褐色或棕褐色色素沉着；②边界清晰，对称分布。

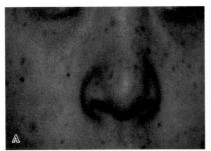

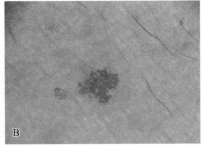

图 9-8 雀斑（一）

A. 青年女性雀斑临床表现；B. 皮肤镜示均匀一致的淡褐色、棕褐色色素沉着，边界清晰

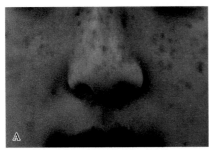

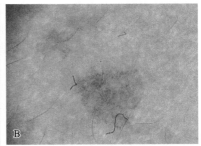

图 9-9 雀斑（二）

A. 青年女性雀斑临床表现；B. 皮肤镜示均匀一致的淡褐色色素沉着，边界清晰，对称分布

五、咖　啡　斑

咖啡斑（café-au-lait spots）一般出生时或者婴儿期就可以出现；也可为多种系统性疾病的表现之一，如神经纤维瘤病、豹斑综合征、共济失调毛细血管扩张症等。咖啡斑大小不一，数毫米至数十厘米不等，除掌、跖外，身体任何部位均可受累，但多发于面部和躯干，斑片可随年龄增长而增大、增多。

皮肤镜基本特点（图 9-10、图 9-11）：①均匀一致的褐色、浅褐色色素网；②不同部位的咖啡斑在皮肤镜下的表现不同。面部咖啡斑表现为均一的棕色斑片及毛囊周围的色素减退，而颈部咖啡斑可表现出网格状模式。

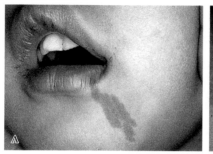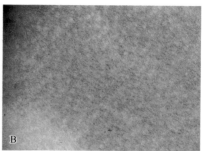

图 9-10　咖啡斑（下颌）

A. 男童咖啡斑临床表现；B. 皮肤镜示均一的棕色斑片及部分毛囊周围有色素减退

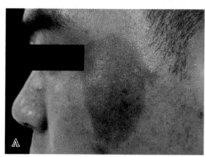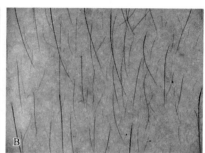

图 9-11　咖啡斑（左侧颞部）

A. 青年男性咖啡斑临床表现；B. 皮肤镜示均匀一致的褐斑片

六、文　身

文身（tattoo）又称刺花，是人为将不溶性色素，如卡红、靛蓝、铬蓝、炭粉等在皮肤上绘出图案，并用针刺破皮肤将色素带入真皮内而形的花纹。

皮肤镜基本特点（图 9-12）：①呈均质性色素沉着，常见蓝灰色、粉红色等均质性结构按设定的图案分布；②注意观察文身后可能继发感染性皮肤病或产生同形反应的其他皮肤病表现。

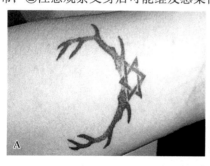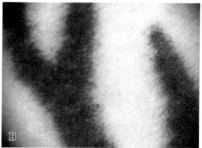

图 9-12　文身

A. 青年女性前臂文身临床表现；B. 皮肤镜示蓝黑色等均质性结构按设定的图案分布

七、太　田　痣

太田痣（nevus of Ota）常表现为三叉神经眼支、上颌支支配区域色素斑片。色素斑可为灰蓝色、青灰色、灰褐色、淡棕色及黑色，斑片着色不均，呈斑点状或网状，界线不清楚。颜色可随年龄的增长而加深，多数单侧分布，少数的病例为双侧性。同侧眼、耳、鼻、口腔黏膜也可累及。

皮肤镜基本特点（图9-13）：①灰白色背景；②杂色模式，多种颜色混杂在一起，可见棕黄色、青灰色、蓝灰色、灰褐色等多种颜色，呈弥漫性分布；③色素线条粗而宽；④毛囊周围可见青灰色晕。

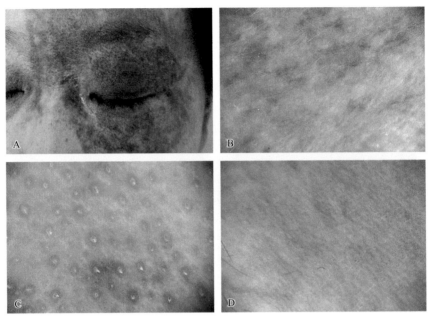

图 9-13　太田痣（面部）

A. 中年女性太田痣临床表现；B. 皮肤镜示蓝黑色色素不均的斑片；C. 毛囊周围青灰色晕；D. 色素线条粗而宽

八、颧部褐青色痣

颧部褐青色痣（nevus fusco-caeruleus zygomaticus）多发于女性，发病年龄多在16～40岁，发病部位大多数在颧部，也可在眼睑、鼻翼部，为灰褐色或黑褐色色素沉着斑，呈圆形、椭圆形或不规则形，边界比较清楚，多不融合，数目不等，皮疹表面光滑，绝大多数双侧对称分布。眼、口腔黏膜无累及。无自觉症状，部分患者有家族史。

皮肤镜主要表现（图9-14至图9-16）：①浅棕褐色或浅蓝灰色片状色素沉着斑；②色素沉着斑主要分布在皮嵴和毛囊周围。

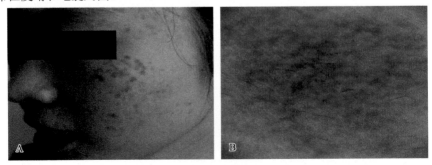

图 9-14　颧部褐青色痣（一）

A. 青年女性，颧部褐青色痣临床表现；B. 皮肤镜表现：浅棕褐色或浅蓝灰色片状色素沉着斑，色素沉着斑主要分布在皮嵴和毛囊周围

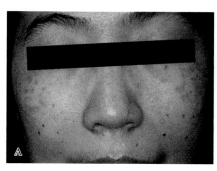 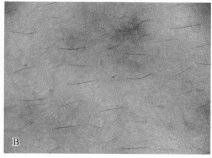

图 9-15　颧部褐青色痣（二）

A. 青年女性，双侧颧部褐青色痣临床表现；B. 皮肤镜下示：黄红色背景下可见褐色或深褐色斑片

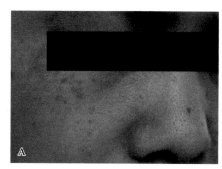 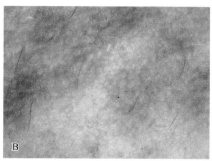

图 9-16　颧部褐青色痣（三）

A. 青年女性，颧部褐青色痣临床表现；B. 皮肤镜下可见褐色斑片，色素沉着主要分布在毛囊周围，边缘不清

九、蒙　古　斑

蒙古斑（Mongolian spot）是一种先天性的良性灰蓝色斑，出生时即有，斑片处皮肤平坦、光滑，大多数 3～7 岁前可自然消退，少数可持续到成年。临床特点：①好发于婴幼儿的腰骶部、臀部及后背，泛发者也可见于头面、掌跖和外生殖器等部位；②皮损表现为灰蓝色或青色类圆形的斑，大小不一，颜色均匀，边缘不规则，单发或多发，无自觉症状。

皮肤镜基本特点（图 9-17，图 9-18）：①蓝灰色均质网状斑片；②皮损边界不清；③皮表纹理清晰。

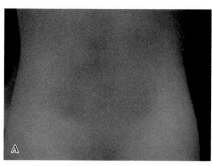 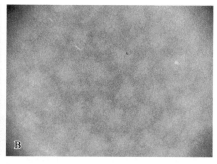

图 9-17　蒙古斑

A. 女童骶尾部蒙古斑临床表现；B. 皮肤镜示蓝灰色均质网状斑片，边界不清

图 9-18　蒙古斑皮肤镜表现

蓝灰色均质网状斑片，皮表纹理清晰

第 2 节　色素减退性皮肤病

一、白　癜　风

（一）临床特点

白癜风（vitiligo）临床特点包括（图 9-19 至图 9-22）：①局限性皮肤或黏膜色素脱失斑，大小不等、形状不定、边界清楚，白斑周缘可有色素沉着，患处毛发可变白；②任何部位均可发生，但好发于暴露和摩擦的部位，口唇、阴唇等黏膜亦可累及；③病程缓慢，可长期无明显改变，也可迅速扩展；④任何年龄均可发病，但以儿童和青年人为多；⑤无自觉症状。

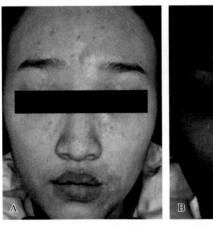
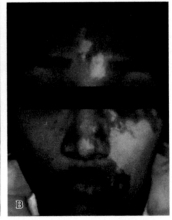

图 9-19　白癜风（面部）

A. 临床表现；B. 伍德光下白斑边界较清晰，呈蓝白色荧光

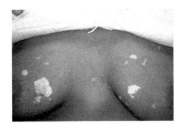
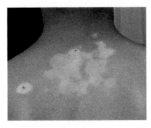
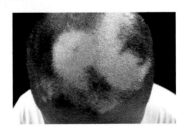

图 9-20　白癜风（前胸）　　　图 9-21　白癜风临床表现（背部）　图 9-22　白癜风临床表现（头皮）

前胸见圆形、不规则形白色斑片，伴毛细　背部边界清晰的色素减退斑片，可见晕痣　头皮散在白色斑片、皮损内白发

血管扩张

（二）皮肤镜表现

白癜风皮肤镜基本特点包括（图 9-23 至图 9-27）：毛囊周围色素的改变、色素网的改变、皮损边界清晰/不清、卫星现象、病灶周围色素改变、毛细血管扩张、微小 Koebner 征、Tapioca sago 征（西米露外观）、白发等。分期：①进展期白癜风患者中常可见到毛囊周围色素残留、皮损边界

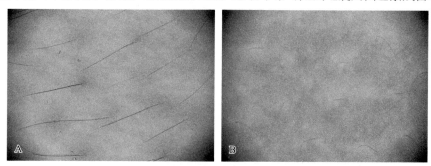

图 9-23　白癜风皮损皮肤镜下毛囊周围色素变化

A. 进展期：毛囊周围色素保留；B. 稳定期：毛囊周围色素脱失

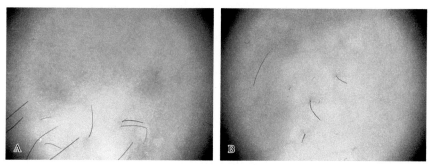

图 9-24　白癜风皮肤镜下皮损边缘

A. 进展期：皮损边界模糊；B. 稳定期：皮损边界清晰

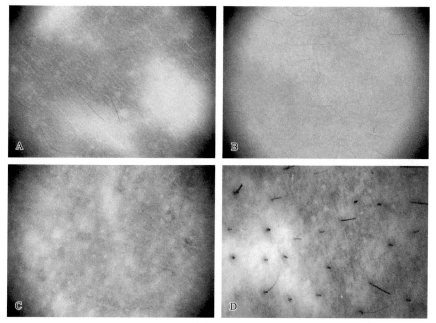

图 9-25　进展期白癜风其他皮肤镜表现

A. 卫星现象；B. 色素网减退、皮损边界不清；C. 微小 Koebner 征；D.Tapioca sago 征

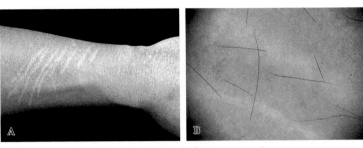

图 9-26 进展期白癜风 Koebner 征

A.青年男性左上肢白癜风 Koebner 征；B.皮肤镜下微小 Koebner 征

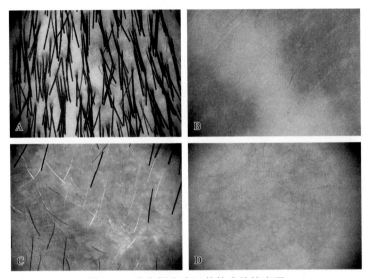

图 9-27 稳定期白癜风其他皮肤镜表现

A.头皮见白斑边界清晰，边缘有少许色素沉着；B.皮损边缘有色素沉着，伴白发；C.白斑边界清晰，见点状、线状血管及白发；D.皮损内见树枝状血管

不清、卫星现象、色素网改变、Tapioca sago 征；②稳定期白癜风患者中可见到毛囊周围色素缺失、白斑边界清晰、皮损内毛细血管扩张，同时无卫星现象、Tapioca sago 征。

1.毛囊周围色素改变 包括色素脱失和色素残留。目前认为毛囊周围色素残留提示进展期白癜风，同时也见于恢复期白癜风，毛囊周围色素脱失表明疾病稳定。

2.皮损边界、病灶周围色素沉着 白癜风皮损边界清晰、边缘周围色素沉着是稳定期白癜风常见皮肤镜表现，也是白癜风重新着色的标志。

3.色素网改变 色素网的改变是评估白癜风稳定性的重要因素，皮肤镜检查显示色素网状结构消失时，提示白癜风处于活动阶段。

4.卫星现象 在进展期皮损中，白斑周围出现散在白色斑点，称为卫星现象。稳定期白癜风患者未发现这种模式。因此在皮肤镜下观察到卫星现象时，提示此时白癜风处于进展期。

5.Tapioca sago 征（西米露外观） 皮损周围出现的圆形或不规则形珍珠样白色无结构区，称为西米露外观。该表现常在进展期白癜风皮损中见到。

6.微小 Koebner 征 是 Koebner 征的特殊皮肤镜模式，表现为白癜风主斑周围沿白斑长轴出现同形脱色条纹，外观呈彗星尾部状，这种特征在进展期白癜风皮损中可以见到。

7.毛细血管扩张及白发 未接受任何治疗的进展期白癜风，皮肤镜下血管结构不明显。早期白癜风可见点状、短线状血管分布。稳定期白癜风患者在镜下可见线状、网格状、分支状血管形态。接受过临床治疗的稳定期或恢复期患者，一般血管形态较为明显。皮损内部分或全部白发也是白癜风皮肤镜下常见的表现。

二、老年性白斑

老年性白斑（senile guttate leukoderma）又称为特发性滴状色素减少症，其临床特点为：①表现为形状规则、边界清楚的色素减退斑，单个皮损为 2～5mm，稍微凹陷，数目不一；②主要发生在肢端、胸、背、腹等部位，常随年龄增长而增加。无任何自觉症状。

皮肤镜特征（图 9-28、图 9-29）：①类圆形或不规则形边界清晰的色素减退性白斑；②白斑内可有血管结构（点状、线状、不规则血管）；③白斑区表皮萎缩或变薄。

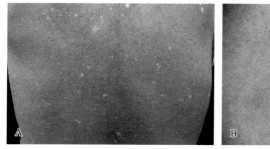

图 9-28　老年性白斑（一）

A. 类圆形边界清晰的色素减退性白斑；B. 皮肤镜表现：边界清晰，白斑内有线状血管结构

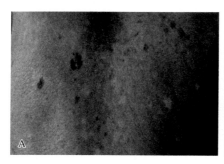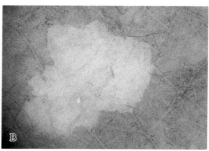

图 9-29　老年性白斑（二）

A 老年性白斑背部临床表现；B 皮肤镜表现：边界清晰，白斑内有线状血管结构不规则形边界清晰的色素减退性白斑，白斑内有线状及不规则血管结构，表皮略萎缩

三、无色素痣

无色素痣（amelanotic nevus）又称脱色素痣，是一种少见的先天局限性色素减退疾病。皮肤镜表现：白斑边界不清，可呈网状或不规则分布，边缘无色素加深；其内可见线状或网状血管，偶可见毛囊周色素残留（图 9-30、图 9-31）。

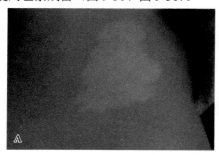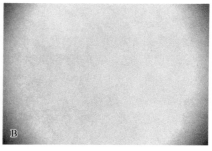

图 9-30　无色素痣（腰部）

A. 男童腰部无色素痣临床表现；B. 皮肤镜示边界不清的色素减退斑

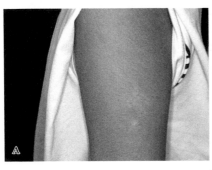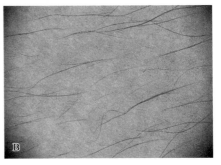

图 9-31　无色素痣（上臂）

A.左上臂无色素痣临床表现；B.皮肤镜示边界不清的色素减退斑，呈不规则网状分布

四、贫血痣

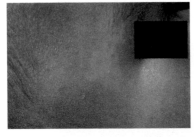

图 9-32　贫血痣临床表现（眉部）

贫血痣（nevus anemicus）是一种先天性疾病，临床表现为大小不等、形状不一的色素减退斑。好发于颈部和躯干，皮损通常边界清晰，是由皮损处血管对儿茶酚胺敏感度增高所致。

皮肤镜基本特点：与皮损周边对照，皮损处色素减退，边界不清；用力摩擦或加温后周围正常皮肤发红，皮损处不发红或发红不明显（图 9-32、图 9-33）。

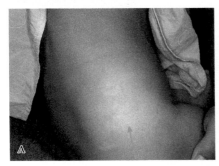

图 9-33　贫血痣（臀部）

A.男童贫血痣临床表现；B.皮肤镜示边界不清的色素减退斑

五、晕　　痣

晕痣（halo nevus）也被称为 Sutton 痣，又称痣周白癜风或离心性后天性白斑，皮损好发于躯干部，特别是背部，好发于青壮年。晕痣的临床特点是色素痣周围绕以脱色素带。中心痣逐渐失去色素，变为粉红色，逐渐消失，遗留圆形或卵圆形色素脱失区域。可单发亦可多发，可能与自身免疫反应相关。

皮肤镜表现（图 9-34 至图 9-37）：①皮损中央为球形、色素网格或均质模式的色素痣，周边为色素减退晕；②中央色痣逐渐消退后，中央留有淡褐色或粉色均质，伴点状、线状、树枝状血管；③白斑区及周围偶见毛周色素残留及白发。

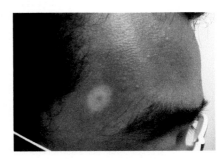

图 9-34　中年男性晕痣临床表现（颞部）

中心色素已变成淡粉红色

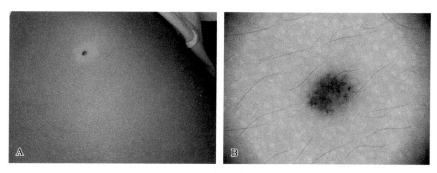

图 9-35　男童晕痣（躯干）

A. 晕痣临床表现；B. 皮肤镜：皮损中央为球形色素痣，周边为色素减退晕

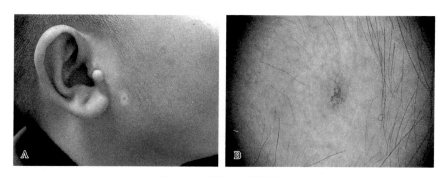

图 9-36　晕痣（右侧耳前）

A. 男童面部晕痣临床表现；B 皮肤镜：皮损中央色素痣逐渐减退，中央留有淡褐色色素网，周边为色素减退晕，可见线状、树枝
状血管，白斑区部分毛发变白

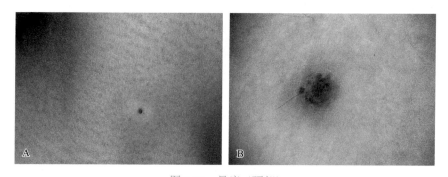

图 9-37　晕痣（颈部）

A. 青年女性颈部晕痣临床表现；B. 皮肤镜下：皮损中央有淡褐色色素网，周边为色素减退晕，可见少许线状血管

第10章 毛发疾病

皮肤镜可以观察毛发及头皮的结构，如毛干的形态、发根的形态、毛囊单位在皮面的开口，头皮的色素分布、毛细血管形态及类型、鳞屑的形态与颜色等，根据这些特征性皮肤镜特征对毛发疾病做出诊断与鉴别诊断，疗效观察与随访。

（一）毛发疾病分类

毛发疾病可分为多毛和脱发疾病，后者又可分为获得性和先天性两大类。先天性脱发比较少见，获得性脱发疾病可依病因是否造成永久性损害而分为两大类：非瘢痕性和瘢痕性脱发。非瘢痕性脱发疾病的病因主要是头皮局部的免疫性和非免疫性病因造成毛囊周期的改变，包括雄激素性脱发、斑秃、休止期脱发、拔毛症、牵拉性脱发和梅毒性脱发等。瘢痕性脱发实质为永久性秃发，毛囊遭受损害后不能再生，由胶原纤维增生充填。临床上以非瘢痕性脱发多见，尤其是雄激素性脱发和斑秃。

（二）常见毛发疾病的皮肤镜特征性表现

1.毛囊开口 皮肤镜在毛发疾病中可见毛囊开口相关的独有的特征性表现，即皮肤镜下毛囊开口的特征，这些特征性皮肤镜表现与毛干残端、毛囊角栓、毛周纤维化、炎症及其他因素有关，常见的有黄点征、黑点征、白点征、毛囊周红点征、毛囊角化过度等。

（1）黄点征：是指毛囊漏斗部的角化物和皮脂，其颜色、形状、大小各不相同，表现为数量较多的形态单一、大小不一、黄色或黄红色或黄褐色、圆形或多环形的点。每个黄点征内部颜色均匀或有内部结构，通常没有毛干，或仅有营养不良性毛发或毳毛，60%以上的斑秃患者脱发区有规则分布的黄点征，是斑秃严重程度的判定标志（图10-1）。

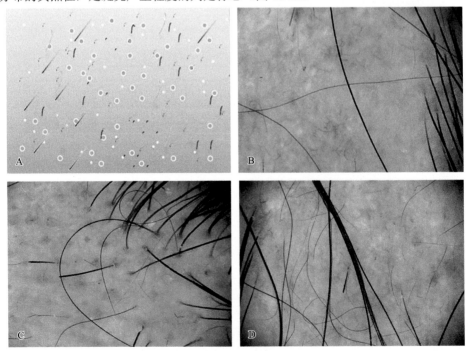

图10-1 头皮黄点征

A.黄点征示意图；B、C、D.皮肤镜图像显示黄点征

（2）黑点征：是有色毛发在皮面水平齐根折断或破坏后遗留的毛发残端。斑秃患者常可见黑点征，毛囊快速退行性变，使离断的毛发在毛囊口滞留尚未排出所造成，因此与疾病活动程度正相关，多发性黑点征提示斑秃较重且预后不良。黑点征也可见于头癣、拔毛症、穿凿脓肿性头部毛囊周围炎以及化疗后生长期脱发（图10-2）。

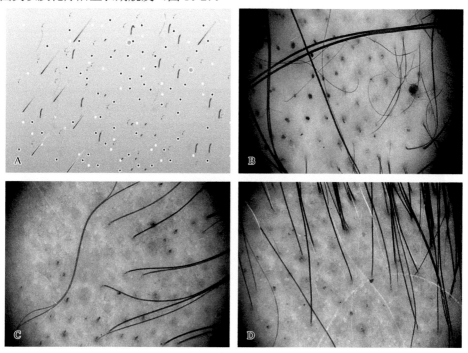

图10-2 头皮黑点征

A.黑点征示意图；B、C、D.皮肤镜示黑点征

（3）毛囊周围褐色改变：又称毛囊周围色素沉着、毛周征或毛周褐色晕。表现为毛囊口处围绕毛干（有时毛干缺失）的褐色晕。健康人群中毛周征可以在2%～7%的毛囊开口处见到。毛周征与毛囊周围浅表淋巴细胞浸润有关，往往发生于雄激素性脱发的早期，亦可作为短期内脱发预后不良的征象（图10-3）。

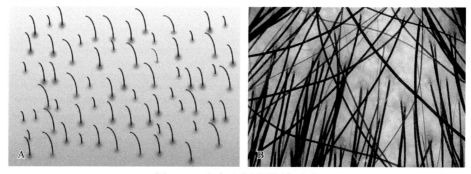

图10-3 头皮毛囊周围褐色改变

A.毛囊周围褐色改变示意图；B.皮肤镜图像显示毛周褐色晕

（4）空毛囊口或空毛囊：在毛发周期的生理间期，休止期毛发脱落后的下一生长期若毛发无生长（称停滞期或空白期），毛囊开口将被角质物和油脂填充，表现为空毛囊。在休止期脱发、雄激素性秃发和斑秃中可见空毛囊的数量明显增加（图10-4）。

（5）毛囊角化过度：过多的角质堆积在毛囊周围所致的毛囊角质栓，皮肤镜下表现为较大的黄色（或褐黄色）点。多见于盘状红斑狼疮（图10-5）。

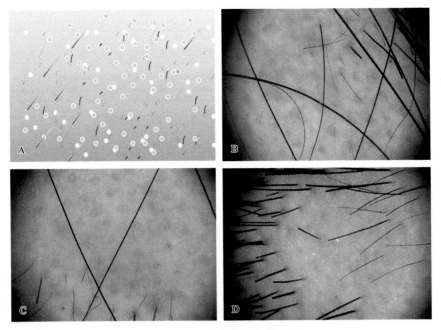

图 10-4 头皮空毛囊

A. 空毛囊示意图；B、C、D. 皮肤镜图像显示空毛囊

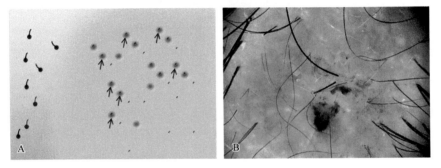

图 10-5 头皮毛囊角化过度

A. 毛囊角化过度示意图；B. 皮肤镜图像显示毛囊角化过度

（6）白点征和毛囊口缺失：白点征包括纤维性白点征和针尖样白点征两种。前者是瘢痕性秃发的特征，也可见于正常人群和前额纤维性秃发、毛发扁平苔藓、雄激素性秃发患者。针尖样白点征与空毛囊或小汗腺导管的表皮部分有关，可见于大部分脱发疾病和正常人（图 10-6）。

（7）毛囊黏蛋白病：表现为面部、颈部和头皮毛囊性丘疹或斑块。皮肤镜下可见扩张的毛囊口内无定形物质形成的毛囊角质栓。

（8）毛囊性棘刺：表现为多发性刺状突起，是角化过度所致。常见于面部、鼻部和头皮。

（9）簇状发：指几根毛干共用一个扩张的毛囊口。健康人群的一个毛囊口可出现2至4根毛发。在簇状毛囊炎中，单个扩张的毛囊开口可有 5 根及以上头发生长（图 10-7）。

（10）毛囊周红点征：表现为毛囊周围毛细血管扩张性红色点或红斑，可见于红斑狼疮所致脱发的病灶（图 10-8）。

2. 毛干形态 皮肤镜可以观察毛干的结构和形态，包括毛干的直径、色泽、粗细及毛囊单位中毛囊的数量等。毛干特征性皮肤镜表现，如感叹号发、断发、毳毛、螺旋状发、扭曲发、念珠发等可反映毛发的生长、发育和毛发的健康状态。

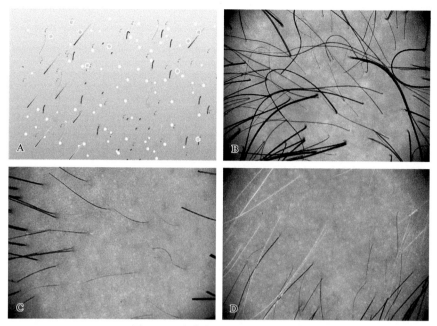

图 10-6　头皮白点征和毛囊口缺失

A.白点征和毛囊口缺失示意图；皮肤镜图像示：B.纤维性白点；C.针尖样白点征；D.毛囊口缺失

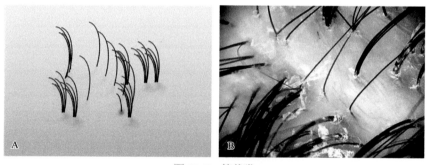

图 10-7　簇状发

A.簇状发示意图；B.簇状发

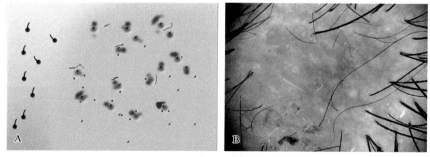

图 10-8　头皮毛囊周红点征

A.毛囊周红点征示意图；B.皮肤镜图像示毛囊周红点征

　　（1）感叹号发：是由于毛发近头皮处逐渐变细、色素减少，而远端较粗、色素较多，形成上粗下细的感叹号形态。感叹号发是斑秃最特征性的改变（图 10-9）。

　　（2）断发：是毛干在离皮面的一定距离处离断，断裂处不规则，呈锯齿状。可见于某些护发、染发素或洗发液等非标准化妆品所致毛发损伤、拔毛症致断发等（图 10-10）。

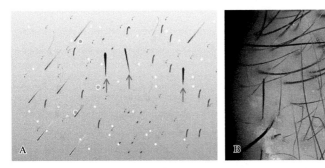

图 10-9　感叹号发

A. 感叹号发示意图；B. 皮肤镜图像显示感叹号发

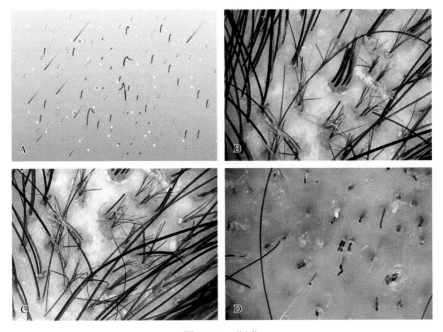

图 10-10　断发

A. 断发示意图；B、C、D. 皮肤镜图像显示断发

（3）残端卷曲或分叉发：表现为毛发末端卷曲、断裂、分叉，是拔毛症的特征性表现。

（4）毳毛：表现为直径均一（小于 30μm）、颜色较浅、没有髓质、长度不超过 3mm 细软的短发。短毳毛是营养不良或新生的毛发。新生毳毛呈上细下粗的锥形、色素上浅下深的短毛，可最终生长为终毛。毳毛比例增加是男性型秃发和女性型雄激素性秃发的特征（图 10-11）。

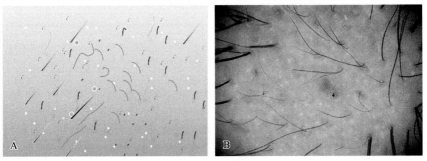

图 10-11　毳毛

A. 毳毛示意图；B. 皮肤镜图像显示毳毛

（5）逗号样发：形状似逗号，常常和螺旋状发同时发生，但是逗号样发较短、且弯曲比螺旋状发少。可见于头癣的患者。

（6）螺旋状发或圈状发：类似圆圈形或打开木瓶塞的螺旋状起子形，是头癣患者的特征性改变，也可见于斑秃病情恢复时（图 10-12）。

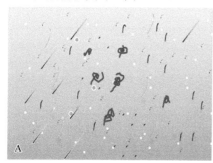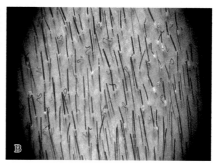

图 10-12　螺旋状发和逗号样发

A. 螺旋状发和逗号样发示意图；B. 皮肤镜图像显示螺旋状发和逗号样发

（7）扭曲发：表现为毛发沿毛干长轴以不规则间隔发生 180° 扭曲，毛发质地干燥易断裂。常见于瘢痕性秃发斑点边缘的获得性扭曲发，尤其是毛发扁平苔藓，还出现于多种遗传性综合征和外胚层发育不良。

（8）念珠发：是一种常染色体显性遗传的毛发疾病，毛干的有规律地、周期性变细和狭窄导致毛发呈串珠状改变。念珠发的临床表现多样，可见于斑秃、扁平苔藓以及正在进行化疗的患者（图 10-13）。

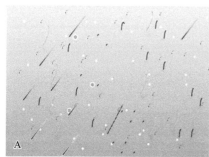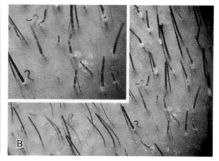

图 10-13　念珠发

A. 念珠发示意图；B.皮肤镜图像显示念珠发

（9）三角形小管发：见于蓬发综合征者，毛干呈三角形，表面有纵沟。

（10）环纹发：特征性表现为毛干出现明暗相间的条带。白色条带呈现模糊的云朵状，且比黑色条带短，受累毛发可有脆性增加。

（11）套叠性脆发症：又称竹节样毛发，是毛发在某几个点沿着毛干方向自身发生套叠，毛干的近端损害并凹陷，远端凸出膨胀所致的一种毛发异常，在皮肤镜下表现为毛干上有多个小结节，间隔距离不等。见于内瑟顿（Netherton）综合征。

（12）结节性脆发症：表现为毛干沿着长轴断裂形成许多毛发纤维，毛干折断处呈刷状。结节性脆发症是一种单纯遗传性疾病，也与毛发老化有关。

（13）毛干直径差异：通过皮肤镜观察到正常人大多数头发为终毛，直径＞55μm，粗细均匀一致，头皮毛发约 10% 为毳毛，直径＜30μm。雄激素性秃发可见毛干直径差异，这是由于毛囊进行性微小化所致。

3. 头皮皮面结构

（1）蜂窝状色素模式：发生于毛发稀疏的头顶部，表现为形态一致、毗连的褐色环形成的均匀色素网络。色素沉着的范围与脱发程度相关，在完全秃顶时为弥漫性蜂窝状色素模式，而部分脱发时则不明显。常见于女性型脱发、雄激素性脱发，多由日晒引起（图 10-14）。

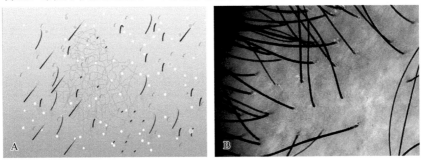

图 10-14　头皮蜂窝状色素

A. 头皮蜂窝状色素模式图；B. 皮肤镜图像显示头皮蜂窝状色素

（2）鳞屑：头皮鳞屑是健康人群和各种头皮炎症性疾病的常见表现，为头皮白色或浅灰色斑片，由角质形成细胞大片脱落所致。皮肤镜下鳞屑的严重程度可分为 0 至 3 级，0 级无鳞屑，3 级为重度即整个视野下出现明显鳞屑，可见于头皮银屑病、白色糠疹、脂溢性皮炎和石棉状糠疹等患者，鳞屑的分布、大小和油腻程度各有不同（图 10-15）。

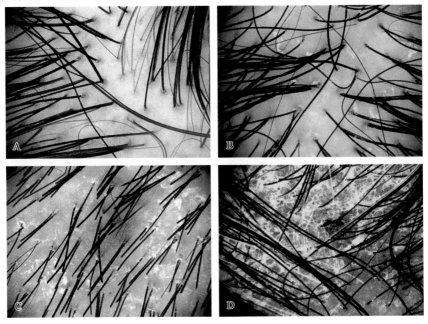

图 10-15　头皮鳞屑严重程度分级

皮肤镜下鳞屑严重程度 0～3 级分布对应 A～D 图

（3）其他征象：可见头皮痂皮、脓疱等，常见于头皮脓疱疮、毛囊炎患者（图 10-16）。

（4）头皮异物：表现为头皮上各种来源的异物，如染发剂、掩盖产品（多种染料外用于头皮，以显头发比实际情况更多一些）、头发定型产品的残留和寄生虫等（图 10-17）。

4. 毛细血管的形态　皮肤镜可见头皮毛细血管扩张的形态及排列特点。在头皮疾病中血管形态包括点状、线状、逗号样、发卡样、螺旋状血管等。排列特点包括弥漫性、网状、树枝状、放射状、

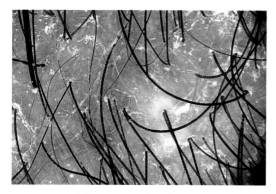

图 10-16 头皮毛囊脓疱

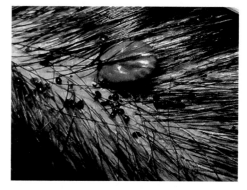

图 10-17 头皮蜱虫及其排泄物

局灶状等。头皮血管常表现为一种或多种排列特点，特定的血管排列方式可能是诊断某种头皮疾病的线索，比如银屑病、盘状红斑狼疮或毛发扁平苔藓等（图 10-18 至图 10-38）。

（1）逗号样血管：呈 C 形或者稍微弯曲状。常见于炎症性头皮疾病，如脂溢性皮炎和银屑病，也可见于正常头皮（图 10-19）。

（2）点状血管：是彼此密集排列成线状的小红点。常见于健康人，血管数量的增加见于一些炎症性头皮疾病，如湿疹（图 10-20）。

（3）伴白色晕的血管：是头皮切割性蜂窝织炎的一个特征性的皮肤镜下表现，也可见于健康人或伴有甲状腺疾病的患者，与黏蛋白在皮肤堆积相关（图 10-21）。

（4）发卡样（线形袢状）血管：小的线形袢状的血管通常见于正常头皮的前部、枕部和颞部，以细小的分支状血管为主（图 10-22）。

（5）细长的发卡样血管：是瘢痕性秃发的特征，多见于典型毛发扁平苔藓和秃发性毛囊炎。出现这种类型血管的地方，最具代表性的是毛囊周围区域，尤其是簇生毛发周围，它们的闭合端朝向毛囊单位，这与偶尔在皮肤 T 细胞淋巴瘤中发现的细长的发卡样血管不同（图 10-23）。

（6）线状血管：可以是直的、迂曲的或螺旋形的。可在脂溢性皮炎患者中见到（图 10-24）。

（7）细树枝状血管：在皮肤镜中通常比一般毛发细，它们有规律地分布于毛囊单位之间，少数细树枝状血管可见于正常人，尤其是在枕部和颞部。有些学者建议把细树枝状血管作为脂溢性皮炎的特征（图 10-25）。

（8）粗分支状血管：比同一视野内终毛的平均直径要粗。这种类型的血管结构是盘状红斑狼疮的最典型特征。主要的鉴别诊断是基底细胞癌，然而在基底细胞癌中，这些血管更清晰并呈深紫红色（图 10-26）。

（9）毛细血管渗血：是指在皮肤镜下呈圆形或椭圆形，界线清楚的鲜红色区域，直径为 100～300μm。相关的毛细血管常可在活动性银屑病中见到，常与指甲裂片样出血一致（图 10-27）。

（10）毛周向心性血管：表现为以毛囊单位为中心排列的血管，血管的形态以细长袢状血管较常见，是毛囊中心性瘢痕性脱发的主要特征，如毛发扁平苔藓或者秃发性毛囊炎（图 10-28）。

（11）乳红色球：表现为模糊或者失焦的乳红色的小球或者大的区域。这些区域内可见细的毛细血管。有时乳红色球也可见于有鳞屑的头皮银屑病（图 10-29）。

（12）线状螺旋形血管：表现为沿中心轴扭曲的细线形血管。它在头皮上很罕见并且不会出现在健康人身上。在非癌性病变中，线状螺旋形血管是炎症严重的标志，可见于严重的头皮银屑病、天疱疮和皮肤 T 细胞淋巴瘤（图 10-30）。

（13）蕾丝样血管：呈蛇形，末端开放且相隔较远，是匍行性血管和袢状血管的组合。组织病理学上对应细长真皮乳头内扭曲扩大的血管。蕾丝样血管是银屑病的特征（图 10-31）。

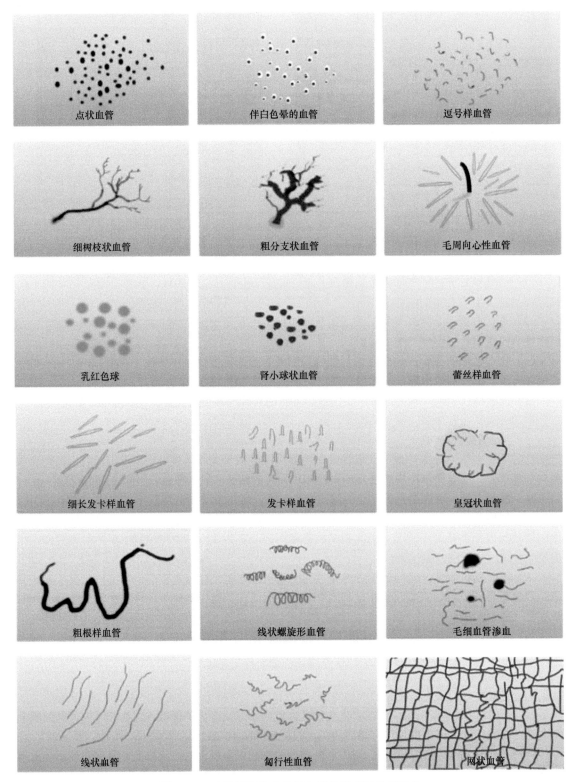

点状血管　伴白色晕的血管　逗号样血管

细树枝状血管　粗分支状血管　毛周向心性血管

乳红色球　肾小球状血管　蕾丝样血管

细长发卡样血管　发卡样血管　皇冠状血管

粗根样血管　线状螺旋形血管　毛细血管渗血

线状血管　匍行性血管　网状血管

图 10-18　皮肤镜下头皮毛细血管的形态及排列特点

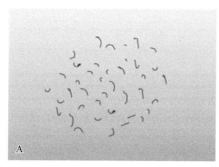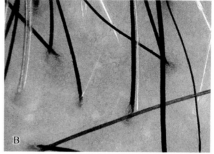

图 10-19　头皮逗号样血管

A. 逗号样血管示意图；B. 皮肤镜图像显示血管呈"C"形或者稍微弯曲状逗号样血管

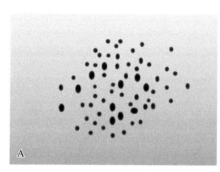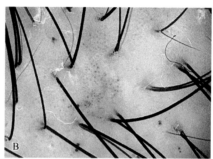

图 10-20　头皮点状血管

A. 点状血管示意图；B. 皮肤镜图像显示均匀分布的点状、小球状血管

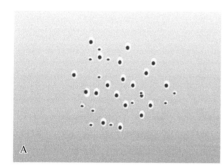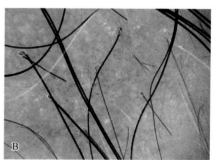

图 10-21　头皮伴白色晕的点状血管

A. 伴白色晕的点状血管示意图；B. 皮肤镜图像显示点状血管周围伴有白晕

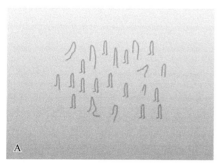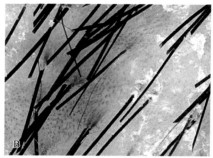

图 10-22　头皮发卡样血管

A. 发卡样血管示意图；B. 皮肤镜图像显示小的线形袢状的血管

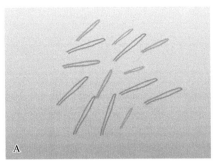
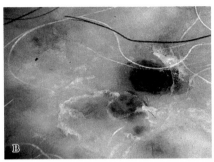

图 10-23 头皮细长发卡样血管

A.细长发卡样血管示意图；B.皮肤镜图像显示细长的发卡样血管

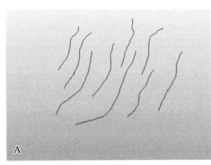
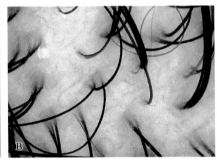

图 10-24 头皮线状血管

A.线状血管示意图；B.皮肤镜图像显示直的、迂曲的线状血管

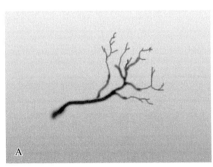
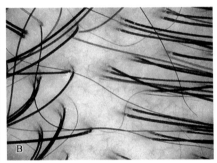

图 10-25 头皮细树枝状血管

A.细树枝状血管示意图；B.皮肤镜图像显示细树枝状血管比一般毛发细

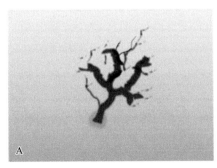
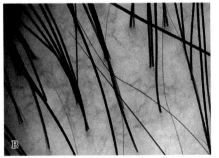

图 10-26 头皮粗分支状血管

A.粗分支状血管示意图；B.皮肤镜图像显示粗分支状血管比毛发平均直径要粗

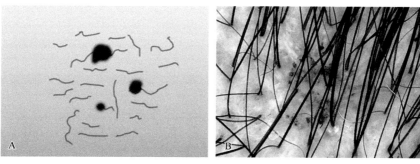

图 10-27 头皮毛细血管渗血

A. 毛细血管渗血示意图；B. 皮肤镜图像显示圆形或椭圆形，界线清楚的鲜红色区域

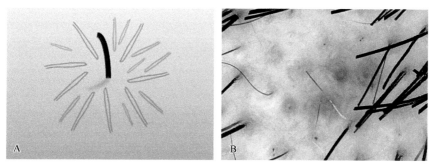

图 10-28 毛周向心性血管

A. 毛周向心性血管示意图；B. 皮肤镜图像显示以毛囊单位为中心排列的血管

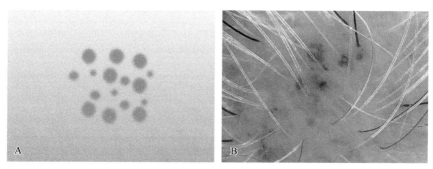

图 10-29 乳红色球

A. 乳红色球示意图；B. 皮肤镜图像显示模糊或者失焦的乳红色的小球

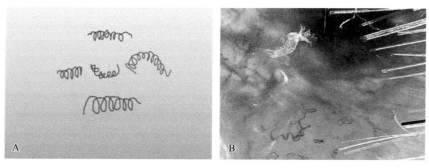

图 10-30 螺旋形血管

A. 螺旋形血管示意图；B. 皮肤镜图像显示沿中心轴扭曲的螺旋形血管

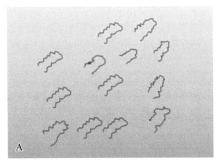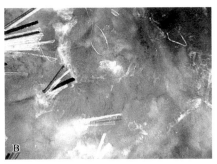

图 10-31　蕾丝样血管

A. 蕾丝样血管示意图；B. 皮肤镜图像显示血管蕾丝样呈蛇形，末端开放且相隔较远

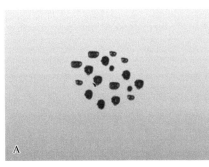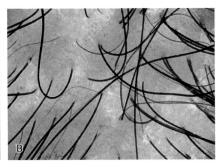

图 10-32　肾小球状血管

A. 肾小球状（卷曲）血管示意图；B. 皮肤镜图像显示肾小球状血管

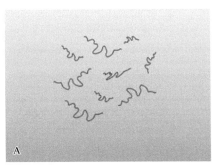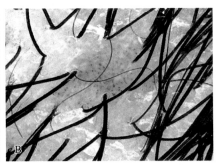

图 10-33　匍行性血管

A. 匍行性血管示意图；B. 皮肤镜图像显示匍行性血管

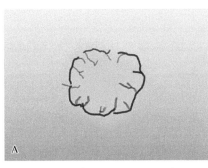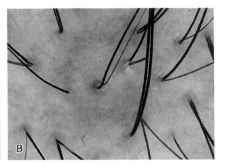

图 10-34　皇冠状血管

A. 皇冠状排列的血管示意图；B. 皮肤镜图像显示皇冠状血管

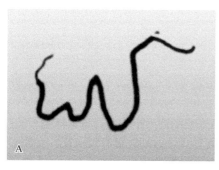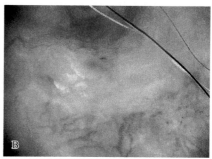

图 10-35　粗根样血管

A. 粗根样血管示意图；B. 皮肤镜图像显示粗根样：不规则弯曲的线形血管

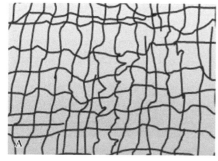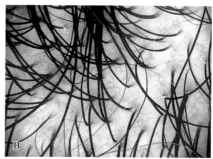

图 10-36　血管网

A. 血管网示意图；B. 皮肤镜图像显示毛囊间的细小血管网

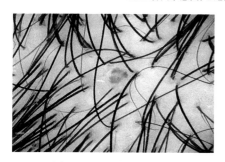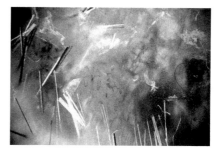

图 10-37　毛发间血管瘤

图 10-38　头皮肿瘤的血管

头皮肿瘤的皮肤镜表现：可见粗分支状血管、线状血管、蕾丝样血管及不规则血管

（14）肾小球状（卷曲）血管：它们通常呈线状或环状规则排列，是银屑病的特征。在低倍镜下呈现出"红球环"（图 10-32）。

（15）匐行性血管：表现为有规律弯曲的，几乎不分支的血管，在盘状红斑狼疮的瘢痕性脱发中可见（图 10-33）。

（16）皇冠状排列的血管：表现为血管弯曲如皇冠状，在头皮十分罕见，常见于角化棘皮瘤、皮脂腺增生等（图 10-34）。

（17）粗根样血管：表现为不规则弯曲的线形粗血管，没有分支的趋向，可用于区别分支状血管。常见于盘状红斑狼疮和先天性毛细血管畸形（图 10-35）。

（18）血管网：在健康人皮肤镜下常可见毛囊间的细小血管网，这种血管网在枕部最常见。长期外用强效糖皮质激素的患者，皮肤萎缩使这些血管的可见度增加（图 10-36）。

一、雄激素性脱发

雄激素性脱发（androgenetic alopecia）男性主要表现为前额发际线后移或头顶毛发进行性减少和变细；女性主要表现为头顶部毛发进行性减少和变细，少部分表现为弥漫性头发变细，发际线不后移。

雄激素性脱发皮肤镜特点：毛干粗细不一，直径变细的毛干增多，占全部毛干比例大于 20%，早期病变毛囊口周围可有略凹陷的褐色晕即毛囊周征，进展期时可有黄点征。女性患者毛干变细程度比男性轻，但以毛囊单位的毛干数目减少为主，严重的患者存在无毛干的毛囊开口和头皮色素沉着（图 10-39 至图 10-43）。

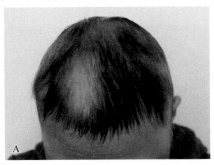 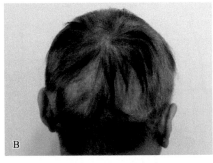

图 10-39　雄激素性脱发

A、B.女性雄激素性脱发临床表现

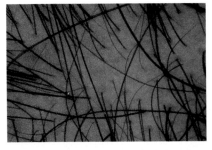 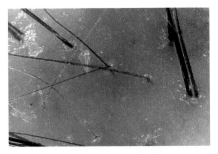

图 10-40　雄激素性脱发皮肤镜（一）

毛干变细、毳毛增多

图 10-41　雄激素性脱发皮肤镜（二）

毛发密度减少、色素性网格结构

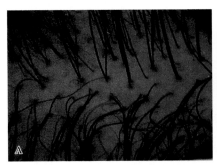 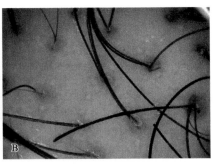

图 10-42　雄激素性脱发毛周褐色晕

A、B.皮肤镜下可见毛囊周围有褐色晕

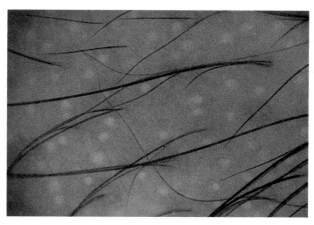

图 10-43 雄激素脱发白点征

二、斑　　秃

斑秃（alopecia areata）是一种病因未明、炎症性的非瘢痕性脱发疾病，可发生于任何年龄的患者，多无自觉症状，部分患者可伴有甲板点状凹陷、甲变脆等甲改变。

典型的皮肤镜征象是黄点征、黑点征、断发、短毳毛（长度＜10 mm）增多和感叹号发。感叹号发具有诊断意义，多发生于斑秃的急性脱发过程，与毛囊营养不良有关。黄点征和短毳毛是敏感性指标，黑点征、感叹号发和断发是特异性指标，而黑点征、感叹号发和短毳毛与疾病活动性相关（图 10-44 至图 10-48）。

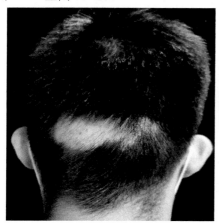
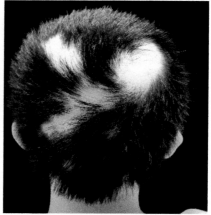

图 10-44 斑秃临床表现

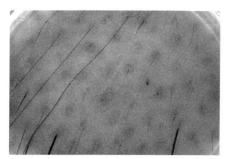

图 10-45 斑秃黄点征

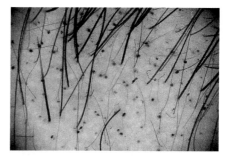

图 10-46 斑秃黑点征

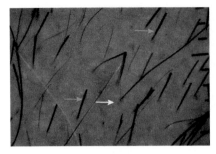

图 10-47 斑秃断发（蓝色箭头）、毳毛（黄色箭头）

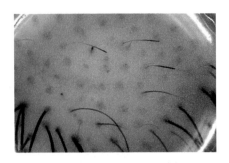

图 10-48 斑秃感叹号样发

三、拔毛症

拔毛症（trichotillomania）患者多有精神抑郁、焦虑、情绪低落，可促使拔发行为，多在独自一人、夜间卧床休息和阅读时进行。

典型皮肤镜下表现为黑点征、断发等，拔发或搓发行为往往导致皮肤损伤，表现为出血点、血痂和抓痕、继发感染如脓疱等。其他皮肤镜征象包括毛干残端有分裂和卷曲、无毛干的毛囊开口，因为毛干受到牵拉，断离前毛干纤维被拉长、分离。拔毛症易误诊为斑秃，皮肤镜有助于诊断和鉴别诊断（图 10-49 至图 10-53）。

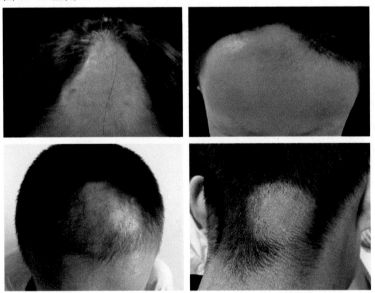

图 10-49 拔毛症临床表现

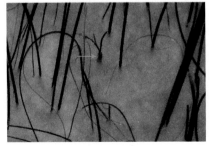

图 10-50 拔毛症断发

残端扭曲、分裂（蓝色箭头）

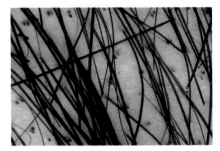

图 10-51 拔毛症黑点征

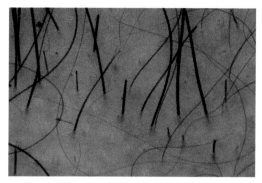

图 10-52 拔毛症断发长短不一

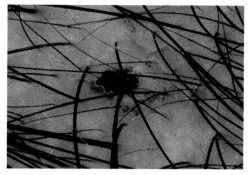

图 10-53 外伤性出血点

四、盘状红斑狼疮性脱发

盘状红斑狼疮引起的脱发是一种瘢痕性脱发，皮损特点为圆状或盘状的、边界清楚的红斑、斑块或丘疹，表面有毛细血管扩张、鳞屑附着、毛囊口扩张和毛囊角栓形成，后期皮损中央呈萎缩和色素减退伴脱发，周围色素沉着。皮肤镜征象包括毛囊口减少或消失、毛囊角栓、头皮色素脱失或色素沉着、瘢痕性白斑、灰褐色征、鳞屑、毛细血管扩张症、毛囊周红点征等，后者被认为是活动期盘状红斑狼疮患者头皮损害的特点之一（图 10-54、图 10-55）。

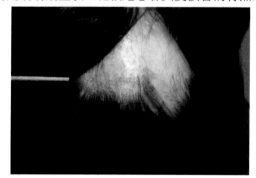

图 10-54 盘状红斑狼疮临床表现（头皮）

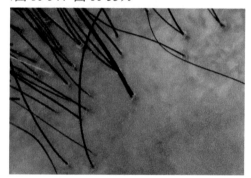

图 10-55 盘状红斑狼疮皮肤镜图片（头皮）
毛囊口消失、毛细血管扩张

五、额部纤维性脱发

额部纤维素性脱发是一种原发性淋巴细胞浸润引起的瘢痕性脱发，属于毛发扁平苔藓，多发生在绝经后女性中。本病临床表现为进展缓慢的额部及颞部发际线后移及眉毛脱落，可出现毛囊周围红斑，尤其在发际线处明显。皮肤镜征象包括：毛囊开口缺失、毛囊周围轻度鳞屑、孤立毛发，偶见毛囊周围红斑，象牙白均质背景（图 10-56 至图 10-58）。

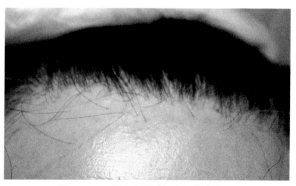

图 10-56 额部纤维性脱发临床表现
对称性、瘢痕性前额发际线退行带

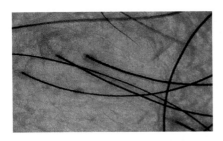

图 10-57　额部纤维性脱发皮肤镜表现

象牙色均一背景、毛囊开口缺失

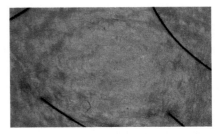

图 10-58　额部纤维性脱发孤立毛发（以上图片由青岛市市立医院于海洋医师提供）

六、秃发性毛囊炎

秃发性毛囊炎是一种中性粒细胞性原发性瘢痕性秃发。皮肤镜征象为簇状发、毛囊间毛细血管扩张、毛囊角栓、浅表溃疡、血痂和毛囊周围脓疱，进展期和晚期可见瘢痕性脱发的表现，即皮表光滑，真皮萎缩以及毛细血管显露，毛囊开口消失（图 10-59、图 10-60）。

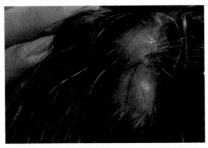

图 10-59　秃发性毛囊炎临床表现

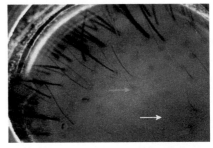

图 10-60　秃发性毛囊炎皮肤镜表现

毛囊角栓（蓝色箭头）、毛囊间毛细血管扩张（黄色箭头）

第11章 甲 病

甲病种类繁多表现复杂多样，传统的活检既有创伤又损容，而皮肤镜可以通过观察甲板、甲半月、甲皱襞、甲基质和甲床等，协助医师了解甲的解剖结构及病理情况，有利于提高甲病的诊断准确率，减少甲下黑色素瘤的误诊和漏诊。

常见的甲病可根据其最直观的颜色和形态改变进行分类：颜色改变主要包括色素细胞来源和非色素细胞来源，其中色素细胞来源的甲病主要有甲母质痣、甲母质雀斑样痣、甲下黑色素瘤等；非色素细胞来源的颜色改变的甲病主要有感染所致的病毒性白甲、绿甲综合征和甲真菌病，以及其他原因所致的甲颜色改变，如甲下出血、外源性色素等。形态改变的甲病主要包括：①甲板变化，多见于甲外伤和各种炎症性甲病，如甲银屑病、甲扁平苔藓等；②甲床变化，也可见于甲外伤及甲下肿瘤，如甲下血管球瘤等；③甲周形态异常，常见于甲周疣、剔甲癖等；另外还有很多系统性疾病伴发的甲病变，近些年皮肤镜在甲病尤其是在黑甲及其他常见甲病的诊断方面发挥着重要作用（图11-1）。

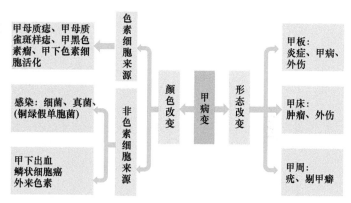

图 11-1　甲病诊断思路

第1节 黑 甲

一、黑素细胞源性黑甲

（一）黑素细胞增殖所致黑甲

甲母质雀斑样痣

甲母质雀斑样痣临床上成人最常见，表现为甲板上出现灰色或棕色的纵行细条纹，背景多为浅灰色，其皮肤镜下表现为均匀一致的浅灰色平行条纹（图11-2、图11-3）。

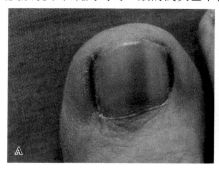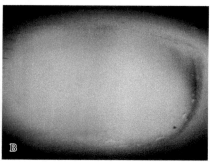

图 11-2　甲母质雀斑样痣（踇趾）

A. 临床表现：踇趾甲黑线；B. 皮肤镜表现：颜色均匀、宽度一致的灰色色素条带

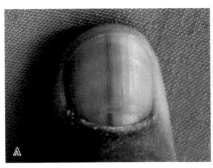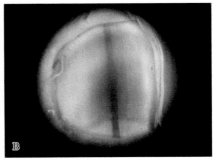

图 11-3　甲母质雀斑样痣（拇指）

A. 临床表现：拇指甲黑线；B. 皮肤镜表现：颜色均匀、宽度一致的灰色色素条带

甲 母 质 痣

甲母质痣（melanocytic nevi of the nail matrix）多见于儿童和青年，可为先天性或获得性。指甲较趾甲常见，而大拇指甲最为常见。由黑素细胞增生所致。皮肤镜表现为均质棕褐色背景上淡褐色、深褐色至黑色规则纵行色素条带，条带宽度通常小于 5mm，且平行、规则、均质。可伴有色素颗粒。先天性甲母质痣或婴幼儿甲母质痣条带常较宽、近端甲皱襞可呈哈钦森（Hutchinson）征假阳性（甲根部颜色较深的色素沉着带从半透明的上甲皮透出，产生类似于 Hutchinson 征的表现），部分可见规则色素颗粒，随年龄增长可逐渐消失，提示痣细胞产生色素减少，但并不是痣的消退。先天性甲母质痣常累及远端甲下皮肤，是远端甲母质色素色带，皮肤镜下可见甲游离缘甲下色素沉着（图 11-4 至图 11-10）。

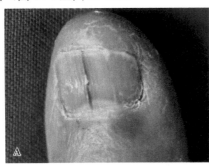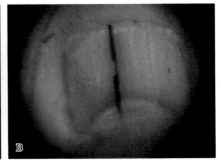

图 11-4　成人甲母质痣（右手拇指）

A. 成人指甲甲母质痣临床表现；B. 皮肤镜显示棕褐色规则纵行色素条带

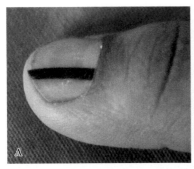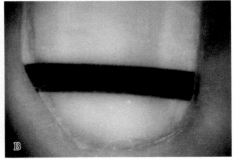

图 11-5　成人甲母质痣（环指）

A. 成人指甲甲母质痣临床表现；B. 皮肤镜显示棕褐色规则纵行色素条带

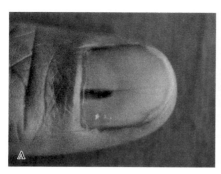
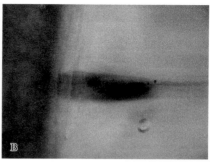

图 11-6　成人甲母质痣（左手拇指）

A. 成人甲母质痣临床表现；B. 皮肤镜示棕褐色规则纵行色素条带，伴有规则色素小点，沿甲板远端延长呈锥形至条带消失

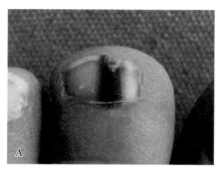
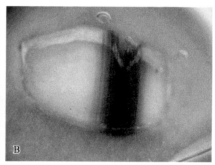

图 11-7　儿童甲母质痣（左足第二足趾）

A. 儿童甲母质痣临床表现；B. 皮肤镜示棕褐色规则纵行色素条带，规则色素小点，甲板远端纵行裂沟，Hutchinson 征假阳性

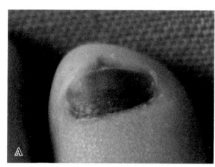
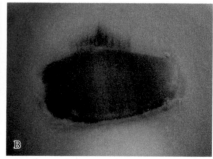

图 11-8　儿童甲母质痣（右足第四足趾）

A. 儿童趾甲甲母质痣临床表现；B. 皮肤镜显示棕褐色规则纵行色素条带，色素条带的远端与甲缘皮肤相连形成色素网格

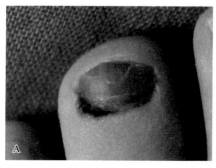
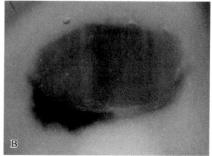

图 11-9　儿童甲母质痣（左足第三足趾）

A. 儿童趾甲甲母质痣临床表现；B. 皮肤镜显示棕褐色规则纵行色素条带，Hutchinson 征阳性

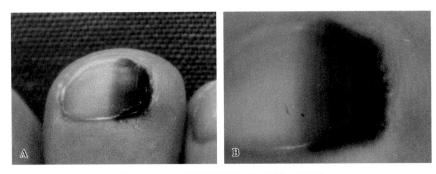

图 11-10　儿童甲母质痣（右足第二足趾）

A. 儿童趾甲甲母质痣临床表现；B. 皮肤镜显示棕色规则性色素条带伴少许色素小球，Hutchinson 征阳性

甲下黑色素瘤

甲下黑色素瘤（subungual melanoma）是甲部位的罕见黑色素瘤，仅占恶性黑色素瘤的0.7%～3.5%。多见于中、老年人，最常累及拇指、跗趾和示指。皮肤镜下早期可表现为棕色背景下厚度、间隔、颜色及平行程度均不规则的棕色至黑色的纵行条纹（条带近端比远端宽，提示肿瘤的浅表扩散），宽度常大于5mm，并可逐渐增宽，甲板色素逐渐加深并向甲周播散。Hutchinson征阳性（甲周色素沉着）、甲游离缘下方皮肤色素累及是甲下黑色素瘤的特征性表现，一般皮沟及皮嵴均累及。另可见甲板的破坏、剥离及缺失。皮肤镜诊断甲下黑色素瘤的 ABCDEF 法则如下：A 代表年龄，好发于 50～70 岁非洲和亚洲人；B 代表线条宽度大于 3mm；C 代表改变，为甲线条和形态的改变；D 为受累指、趾甲，多为单发，拇指＞跗趾＞示指；E 为 Hutchinson 征；F 为家族史及个人史有不典型痣或甲下黑色素瘤病史者，对甲下黑色素瘤的早期诊断意义重大（图 11-11 至图 11-14）。

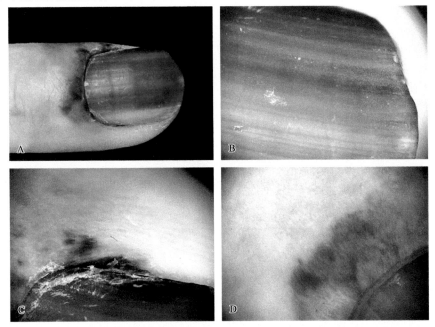

图 11-11　甲下黑色素瘤（右手中指）

A. 中指甲下黑色素瘤临床表现；B. 皮肤镜示甲下不规则棕色至黑色的纵行条纹，甲黑线的宽带超过甲板的 2/3；C. Hutchinson 征阳性：甲周皮肤或甲皱襞的色素沉着；D.Hutchinson 征阳性：甲周皮肤或甲皱襞的色素沉着

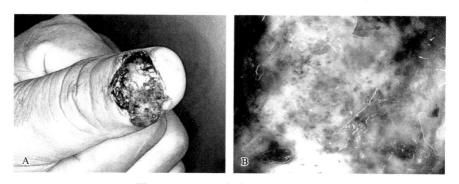

图 11-12 甲下黑色素瘤（左手拇指）

A. 拇指甲下黑色素瘤临床表现；B. 皮肤镜示全甲板缺如和溃疡，可见红斑及不规则血管结构，并可见局部蓝白结构

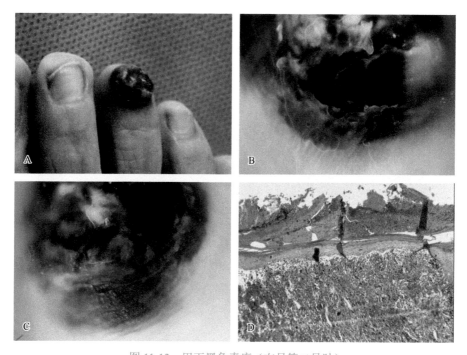

图 11-13 甲下黑色素瘤（右足第二足趾）

A. 趾甲下黑色素瘤临床表现；B. 皮肤镜示白色、棕色、黑色不规则色素团块；C. Hutchinson 征阳性；
D. 组织病理图示甲下黑色素瘤

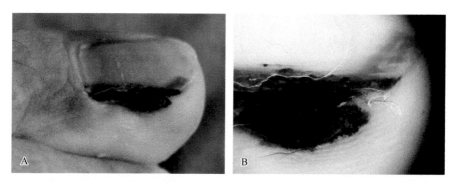

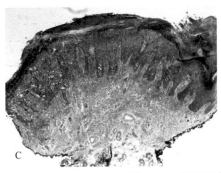
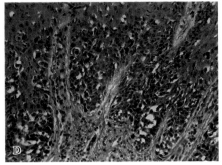

图 11-14 甲下黑色素瘤（右足踇趾）

A. 踇趾甲下黑色素瘤临床表现；B. 皮肤镜示不规则黑色背景、不规则的纵行条纹，Hutchinson 征；C、D. 组织病理图示甲下黑色素瘤

（二）黑素细胞活化所致黑甲

　　常见原因包括药物和放射线、种族因素、内分泌疾病、Laugier-Hunziker 综合征、HIV 感染等。黑素细胞活化所致黑甲往往表现为规则的灰色色素条带（图 11-15）。

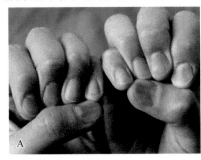
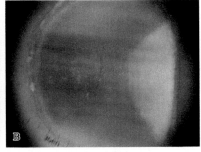

图 11-15 手指黑线

A. 双手拇指、示指、中指淡棕灰色黑线；B. 皮肤镜下示均匀分布的浅棕色色素条纹，颜色宽度均匀一致

二、非黑素细胞源性黑甲

（一）甲下出血

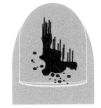

图 11-16 甲下出
血模式图

　　甲下出血（subungual hemorrhage）是由明确外伤史所致甲床毛细血管破裂，血液渗出不能及时排出而形成。甲下出血的颜色随时间变化。早期甲下出血皮肤镜下多表现为边界清楚的紫红色、红褐色甚至黑色的污斑，形状不规则，周围可有卫星灶出血点。陈旧甲下出血呈淡红色，或因含铁血黄素沉积而呈现淡黄色，边界不清，为甲下出血吸收后的表现。甲下出血会随指甲生长不断向远端转移。出血较多未及时排出，可继发甲营养不良或甲板脱落（图 11-16 至图 11-21）。

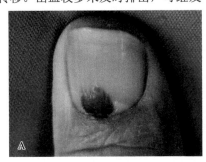
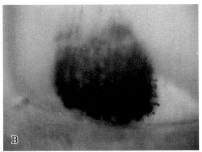

图 11-17 早期甲下出血（右手拇指）

A. 早期甲下出血临床表现；B. 皮肤镜示甲板近端棕红色污斑，中央颜色较深，外周见球状及线状卫星灶出血点

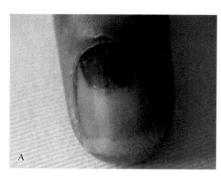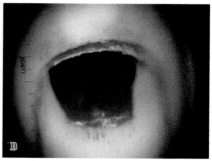

图 11-18 早期甲下出血（示指）

A. 早期甲下出血临床表现；B. 皮肤镜示甲板近端均匀分布的棕红色污斑，边缘锐利，远端见球状及线状卫星灶出血点

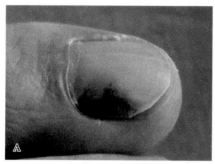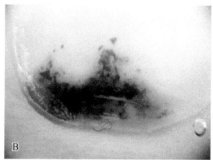

图 11-19 甲下出血（右足姆趾）

A. 甲下出血临床表现；B. 皮肤镜示甲板侧缘棕褐色污斑，边缘色素减退，远端见球状卫星灶出血点

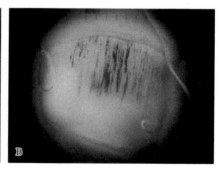

图 11-20 甲下出血（左足姆趾）

A. 早期甲下出血临床表现；B. 皮肤镜示甲板远端多条线状裂片形出血

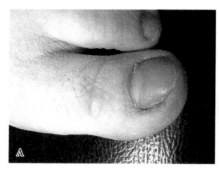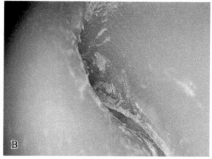

图 11-21 陈旧甲下出血

A. 陈旧甲下出血临床表现；B. 皮肤镜示甲侧缘周围呈淡黄色，为甲下出血吸收后的表现

（二）甲真菌病

甲真菌病（onychomycosis）根据真菌侵犯甲的部位不同可分为远端外侧甲下型、近端甲下型、白色浅表型、全甲损毁型及甲板内型。甲真菌病皮肤镜典型特征按部位区分如下（图 11-22、图 11-23）：

1. 甲板 甲板增厚、无光泽、甲板色素沉着、大理石样浑浊区、纵行条纹、锯齿状边缘、点状或线状出血碎片。

2. 甲游离缘 甲下角化过度（角蛋白及碎屑沉积）、甲分离、甲真菌瘤。

3. 甲周皮肤 干燥和鳞屑。其中锯齿状边缘是远端外侧甲下型的特征性表现。甲板增厚、甲下角蛋白及碎屑沉积呈废墟样外观、甲周皮肤干燥脱屑是全甲损毁型的特征性表现。

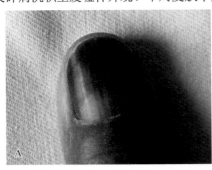
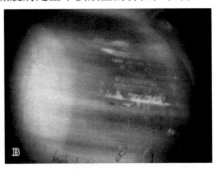

图 11-22　甲真菌病（右手拇指）

A. 临床表现见甲板呈棕褐色，可见散在黑色条纹；B. 皮肤镜示甲板变黄、增厚，呈灰黄色改变，正常甲与病甲交界处锯齿样边缘，锯齿尖峰朝向甲近端

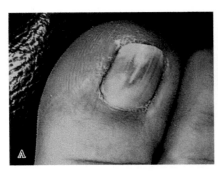
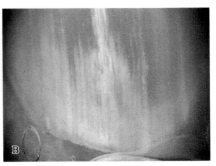

图 11-23　甲真菌病（右足姆趾）

A. 临床表现；B. 皮肤镜示甲板变黄、增厚，正常甲与病甲交界处锯齿样边缘，锯齿尖峰朝向甲近端

第 2 节　其他常见甲病

一、银屑病甲改变

银屑病甲（nail psoriasis）改变：10%～80% 的银屑病患者存在不同程度的甲损害。银屑病甲改变典型皮肤镜表现（图 11-24、图 11-25）：

（1）血管形态：甲下及甲周皮肤扩张迂曲的毛细血管。

（2）血管分布：一致性分布。

（3）附加特征：甲碎裂、甲下脓疱、甲远端分离、裂片状出血。

（4）甲板剥脱提示银屑病病情严重，甲板近端出现鳞屑提示甲母质受累。

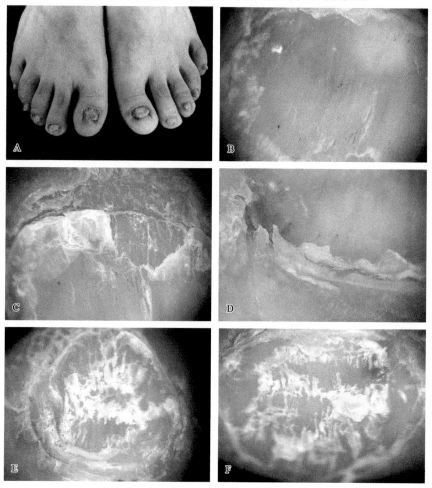

图 11-24 银屑病甲改变（一）

A.临床表现；皮肤镜示：B.甲床毛细血管扩张、线状出血、甲板鳞屑；C.甲床毛细血管扩张、线状出血、甲床角化过度、甲板增厚、甲板鳞屑、远端甲剥离；D.甲半月红色斑点；E.甲床角化过度、甲板增厚、甲板鳞屑、油滴现象；F.油滴现象、甲床角化过度、甲板鳞屑

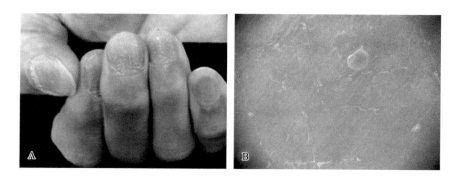

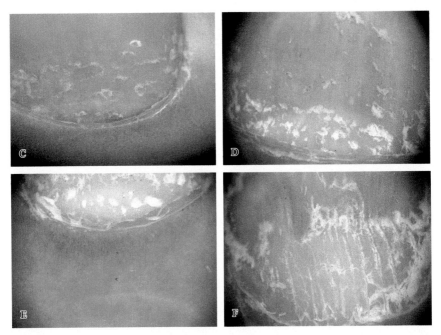

图 11-25　银屑病甲改变（二）

A. 临床表现；皮肤镜示：B. 油滴现象；C、D. 宽大的点状凹陷、近端甲皱襞血管、甲板鳞屑；E. 近端甲皱襞血管；F. 博氏线

按部位区分：

（一）甲板

不规则点状凹陷（甲基质角化不全）：银屑病甲点状凹陷大而深，不规则散在分布于甲板；甲半月红色斑点（甲半月处扩张的毛细血管）、博氏线（是指甲暂时停止生长引起的指甲板横向的下陷）。还有一些非特异性甲异常，包括甲床角化过度、甲板增厚、碎屑剥脱。

（二）甲床

甲床毛细血管扩张（血管的密度与疾病严重程度及治疗反应呈正相关）、油滴现象（甲床角化不全：表现为透过甲板可观察到形态不规则的黄色至橙黄色污斑）、裂片状出血（甲床毛细血管出血：多位于远端，红棕色或紫黑色的细纵线）、甲剥离（甲下皮角化不全：红斑样边界包绕的甲剥离也是银屑病的典型表现）。

（三）甲周皮肤

近端甲皱襞血管（点、球、袢状血管）的改变（微血管过度增生，毛细血管扩张、迂曲所致）、假性纤维征（沿甲上皮分布或位于甲下皮远端游离缘下方红黑色纤维状结构，即为裸露的毛细血管）及甲沟炎。

二、甲扁平苔藓

甲扁平苔藓（lichen planus of the nails）是一种相对少见的疾病，具体发病机制尚不明确，约有 10% 的扁平苔藓患者会出现甲受累。甲扁平苔藓临床表现多样，包括甲板粗糙、变薄，出现隆起、裂隙、翼状胬肉、甲剥离，严重时可引起甲脱落，一般多甲受累。皮肤镜下表现为甲板粗糙、萎缩、脆折，甲纵嵴，翼状胬肉，一般甲扁平苔藓常伴甲下裂片状或者线状出血，少数患者可见甲下角化过度（图 11-26）。

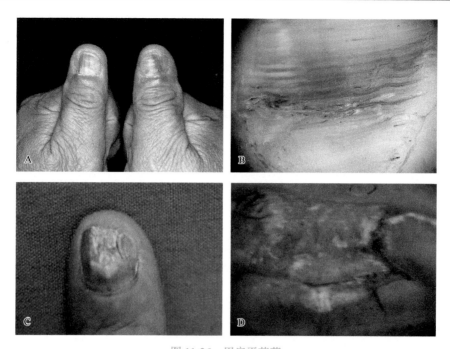

图 11-26　甲扁平苔藓

A、C. 临床表现；B、D. 皮肤镜示甲板变薄，甲板分成数个小的纵嵴，靠近甲板远端见甲纵裂，另可见线状出血

三、甲病毒疣

甲病毒疣是指发生于甲皱襞和（或）甲下皮的疣状赘生物，与局部乳头瘤病毒感染有关，皮肤镜下表现为角化明显的黄白色无结构区或乳头瘤样增生，伴点状出血（图 11-27）。

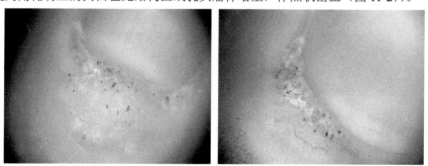

图 11-27　甲病毒疣

甲根部皱襞见乳头瘤样增生，其上散在点状出血

四、绿甲综合征

绿甲综合征（green nail syndrome）一般由绿脓杆菌感染所致，免疫力低下、甲外伤后或长期暴露于水中者易感，因绿脓杆菌产生的蓝绿色色素而表现为甲下片状或全部变绿，甲远端可伴有甲剥离。典型皮肤镜表现为墨绿色或黑绿色色素沉着，周围颜色逐渐变淡，边界清楚（图 11-28、图 11-29）。

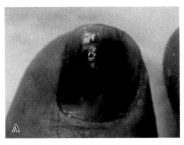
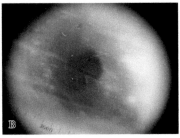

图 11-28　绿甲（右足跗趾一）

A.临床表现；B.皮肤镜示甲板墨绿色色素沉着，周围颜色变淡，未见明显血管结构

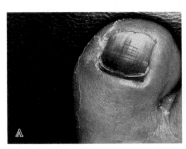
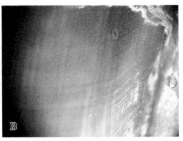

图 11-29　绿甲（右足跗趾二）

A.临床表现；B.皮肤镜示甲板黄绿色色素沉着，可见条状锯齿状改变，周围颜色变淡，未见明显血管结构

五、白　　甲

　　白甲（leukonychia）原因很多，表现形式多样，正常人群可见点状白甲；甲外伤可引起点状白甲或条纹状白甲；除此之外，甲真菌感染、慢性砷中毒或其他系统性疾病（如肾炎、肾衰竭、贫血）等也可引起不同程度纵行或横行的白甲（图 11-30 至图 11-33）。

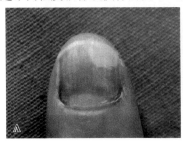
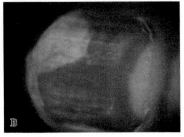

图 11-30　白甲（一）

A.拇指甲营养不良；B.皮肤镜示远端甲板变空，呈现片状白甲；甲板表面可见多发点状白甲

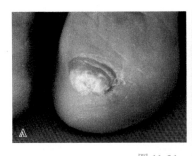
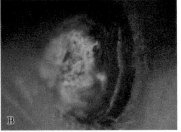

图 11-31　白甲（二）

A.第五足趾甲真菌病；B.皮肤镜示甲板变黄、增厚变形、毁损，可见点状、纵行白甲

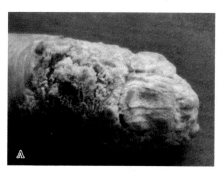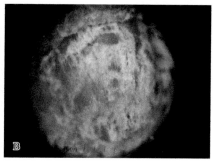

图 11-32 白甲（三）

A. 左手示指鳞状细胞癌；B. 皮肤镜示甲板呈黄白色，表面粗糙，见大量纵行白色条纹，远端可见散在出血点

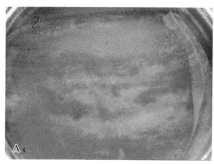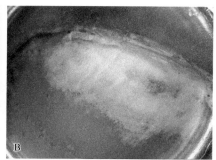

图 11-33 白甲（四）

A. 皮肤镜示横向条纹状白甲；B. 皮肤镜示甲板根部弥漫性片状白甲

六、甲下血管球瘤

甲下血管球瘤（subungual glomus tumor）起源于甲床真皮的神经肌肉动脉血管球细胞，表现为甲板下局限性红色斑片，可伴压痛。甲下血管球瘤在皮肤镜下表现为甲下淡红色或紫红色类圆形无结构区，边界不清，按压后颜色可部分消退。肿瘤生长可发展为纵行红甲，甲远端可形成缺口或纵裂。皮肤镜有助于确定血管球瘤的范围（图 11-34）。

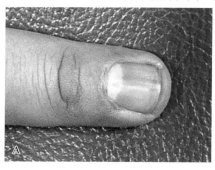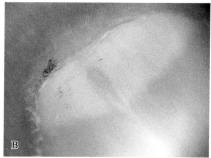

图 11-34 甲下血管球瘤

A. 临床表现；B. 皮肤镜示近端甲板见边界模糊的红色无结构区域

第12章 黏膜疾病

黏膜的组织结构特殊，没有毛发和汗腺，正常的黏膜也没有皮脂腺，其表面是一层扁平鳞状上皮，无角质层或角质层很薄，故发生于黏膜的病变有特殊表现，因此对应有特殊的皮肤影像学的表现。

第1节 色素性黏膜疾病

一、黏膜良性黑素细胞性肿瘤

黏膜良性黑素细胞性肿瘤包括黏膜黑子、黏膜色素痣、色素沉着息肉综合征、Laugier-Hunziker综合征等。

（一）黏膜黑子

黏膜黑子是最常见的色素性黏膜病变，为基底角质形成细胞的良性色素沉着，黑素细胞数量正常或略有增加，但不呈巢状排列。临床上黏膜黑变病表现为单发或多发褐色斑疹，直径为1mm～1cm。

黏膜黑子皮肤镜可以表现为均匀的、球状的或变异的网状图案，通常边界是规则的。在不同的研究中，皮肤镜检查模式出现的频率不同，国外一项研究包括了24例黏膜黑子，病变表现为星点球形（25%）、均匀型（25%）、鱼鳞样（18%）、菌丝样（18%），后两种是网状图案的变体。鱼鳞图案定义为多条半圆形、"U"形或"V"形曲线，并像鱼鳞一样排列。菌丝图案显示不规律的弯曲或弯曲的不同长度的线，模仿真菌菌丝。值得注意的是，多数单个病灶显示单一的成分模式（图12-1至图12-4）。

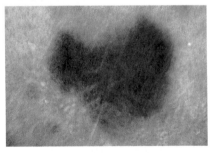

图12-1 黏膜黑子皮肤镜表现（一）

边界清楚，棕褐色的变异的网状结构，类似鱼鳞样排列

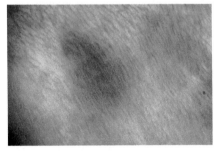

图12-2 黏膜黑子皮肤镜表现（二）

棕褐色的弯曲的细线，类似菌丝样的结构

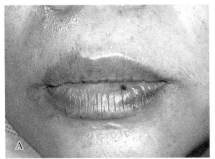

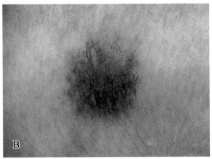

图12-3 黏膜黑子（唇部）

A.临床表现；B.皮肤镜图像示：边界清晰，棕褐色鱼鳞样结构

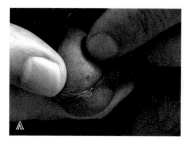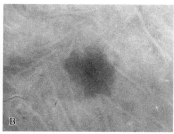

图 12-4　黏膜黑子（阴茎）

A. 临床表现；B. 皮肤镜图像示：边界清晰，棕褐色均质状模式

（二）黏膜色素痣

黏膜色素痣是指发生在皮肤黏膜部位的黑素细胞痣，黑素细胞痣一个共同特点是痣细胞呈巢排列，根据痣细胞所在部位分为交界痣、混合痣和皮内痣。

黏膜色素痣最常见的皮肤镜形态是黑褐色到灰色的均质模式，可伴随球状、鹅卵石样或混合结构，后者的图案是由平行线和均匀的棕灰色色素沉着或球状组成，这一皮肤镜检查结果与黏膜部位非典型黑素细胞痣的组织病理学诊断密切相关（图 12-5 至图 12-9）。

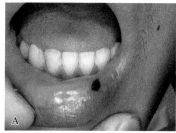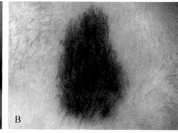

图 12-5　黏膜色素痣（唇部）

A. 临床表现；B. 皮肤镜图像示：边界清晰，黑褐色均质状模式

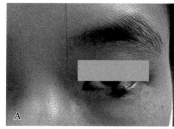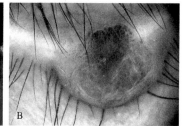

图 12-6　黏膜色素痣（下眼睑）

A. 临床表现；B. 皮肤镜图像示：棕褐色均匀一致的鹅卵石样结构，皮损边缘见粗大的血管

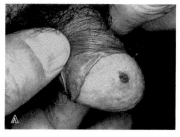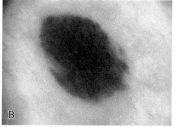

图 12-7　黏膜色素痣

A. 临床表现；B. 皮肤镜图像示：边界清晰，黑褐色均质状结构

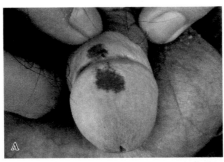

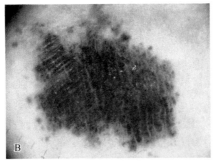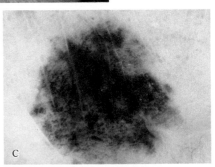

图 12-8　生殖器色素痣

A.临床表现；B.皮肤镜图像示：平行分布的褐色色素球结构；C.皮肤镜图像示：黑褐色色素球结构，结构均较单一均质

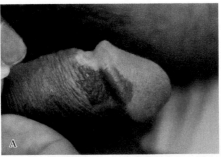

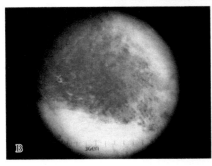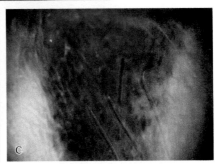

图 12-9　黏膜色素痣

A.临床表现；B、C.皮肤镜图像示：边界清晰，黑褐色的均质状、鹅卵石样结构组成的混合结构

（三）色素沉着息肉综合征

色素沉着息肉综合征（Peutz-Jeghers syndrome，PJS）又称色素沉着-肠道息肉综合征，是以指趾末端、口唇周围和黏膜处有黑色素沉着斑及胃肠道多发息肉为特征，是一种罕见的常染色体显性遗传疾病（图 12-10 至图 12-12）。

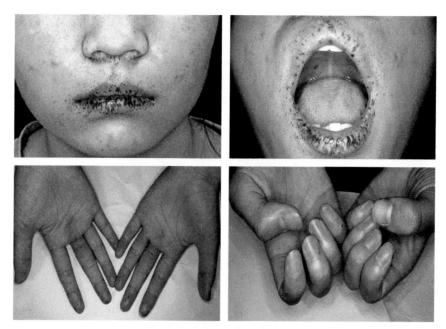

图 12-10　色素沉着息肉综合征临床表现

面部、鼻部、口唇、口腔黏膜、手掌及手指远端可见散在直径 2～5mm 褐色或黑色斑点

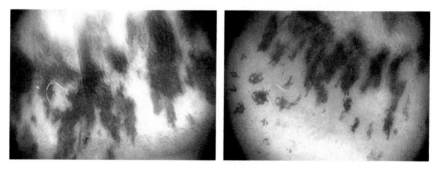

图 12-11　色素沉着息肉综合征皮肤镜表现（唇黏膜）

边界清楚，蓝黑色或棕褐色的变异网状结构，类似菌丝样排列

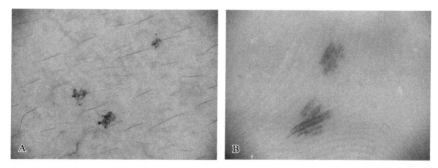

图 12-12　色素沉着息肉综合征皮肤镜表现（面部）

A. 浅褐色皮损，虫蚀样边缘；B. 手掌皮损皮肤镜示：浅褐色皮沟单线状模式

（四）Laugier-Hunziker 综合征

Laugier-Hunziker 综合征（Laugier-Hunziker syndrome，LHS）是一种少见的获得性良性口腔黏膜及指（趾）甲色素沉着性疾病，是一种良性病变，不伴有系统障碍，无癌变倾向。Laugier-

Hunziker综合征多表现为多个、类圆形的黏膜/皮肤黑色斑片，直径通常小于5mm。斑片可散发，不对称分布，可相互融合，边界清楚。口腔中唇红、颊黏膜、硬腭部位较多见，其次见于舌、软腭、牙龈和口底等部位。50%～60%的Laugier-Hunziker综合征伴有指（趾）甲的黑色素沉着。指（趾）甲的病损多呈条索状，发生于整个或一半的指（趾）甲，通常不存在指（趾）甲营养障碍。指（趾）甲的色素沉着可从甲褶处延至皮肤（图12-13至图12-16）。

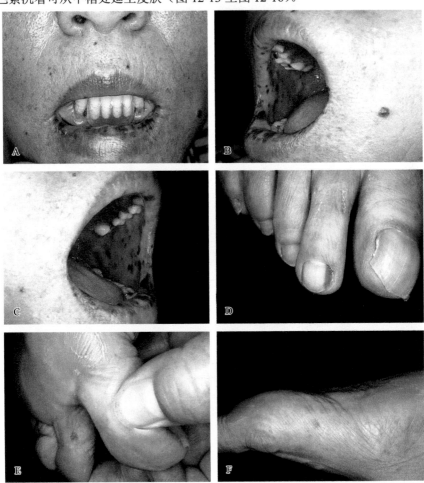

图 12-13　Laugier-Hunziker 综合征临床表现

A. 口唇色素沉着斑；B，C. 口腔黏膜色素沉着斑；D. 甲纵行褐色斑；E，F. 足跖趾色素沉着斑

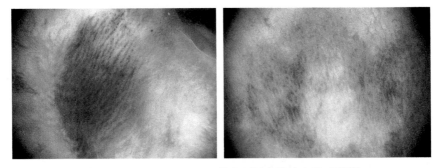

图 12-14　Laugier-Hunziker 综合征唇皮肤镜表现（黏膜）

蓝黑色或棕褐色的变异的网状结构，类似菌丝样排列

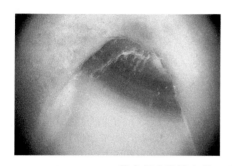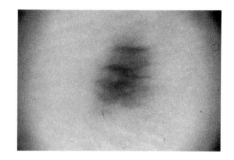

图 12-15 Laugier-Hunziker 综合征皮肤镜表现（趾甲）图 12-16 Laugier-Hunziker 综合征皮肤镜表现（趾部）
边界清楚，棕褐色的均质的线条　　　　　　　　　边界清楚，皮沟模式和纤维素样模式

　　Laugier-Hunziker 综合征的皮肤镜表现缺乏特异性，表现多为：浅灰色背景中可见细长深灰色线条，这些线条的厚度、颜色、间隙相同。

（五）舌色素性菌状乳头

　　舌色素性菌状乳头（pigmented fungiform papillae of the tongue，PFPT）是一种口腔黏膜良性病变，表现为舌菌状乳头内边界清楚的局限性色素沉着，好发于儿童及深肤色成年人，可能与血红蛋白沉着、缺铁性贫血、旋绕性线状鱼鳞病以及硬皮病有关（图 12-17）。

　　皮肤镜下可见多个棕褐色突起乳头，边缘呈透明状均质改变，中央色素沉着区边界清楚，且乳头内可见由基底部发出的粉红色分支状血管，整体结构呈典型的"玫瑰花瓣样"（图 12-18）。

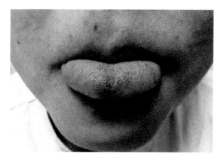

图 12-17 舌色素性菌状乳头临床表现
舌尖及舌腹侧表面多发性棕色斑点

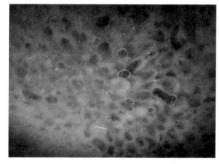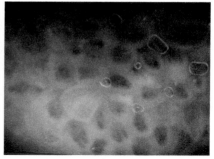

图 12-18 舌色素性菌状乳头皮肤镜表现
舌乳头表面棕褐色色素沉着，均质分布，边界清楚，且乳头内可见由基底部发出的粉红色分支状血管，整体结构呈典型的"玫瑰花瓣样"改变

二、黏膜黑色素瘤

　　黏膜黑色素瘤见第 5 章第 2 节相关内容。

第 2 节　非色素性黏膜疾病

　　非色素性黏膜疾病种类多，有单发于黏膜的疾病，如皮脂腺异位症、女性假性湿疣、珍珠状阴茎丘疹、黏膜白斑、增殖性红斑等；也有累及黏膜的疾病如扁平苔藓、红斑狼疮、硬化萎缩性苔藓、化脓性肉芽肿、鳞状细胞癌等。下面主要介绍一些常见的非色素性黏膜疾病的皮肤镜表现。

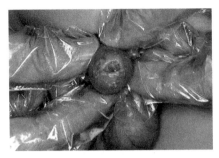

图 12-19　皮脂腺异位症临床表现

青春期儿童，包皮内侧多发的孤立的黄白色小丘疹

一、皮脂腺异位症

皮脂腺异位症又称 Fordyce 病，是由皮脂腺变异增生导致，表现为发生于唇黏膜和外生殖器黏膜的群集性针尖大小的孤立的黄白色丘疹。每个黄色小丘疹由一组小的成熟的皮脂腺小叶组成，小叶包绕着皮脂腺导管。多在青春期前后出现，发病机制不明。皮肤镜下可见到粉红色背景上的乳白色/黄白色圆形结构，类似乒乓球样排列（图 12-19、图 12-20）。

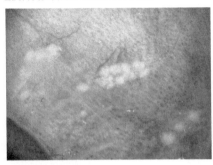
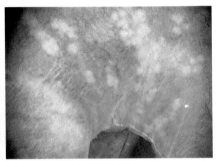

图 12-20　皮脂腺异位症皮肤镜表现

粉红色背景上的乳白色/黄白色圆形结构，类似乒乓球样呈串珠排列

二、女性假性湿疣

女性假性湿疣又称为绒毛状小阴唇，为发生于女性阴道黏膜的类似尖锐湿疣的良性增生。主要发生于小阴唇内侧面，1～3mm 大小群集性淡红色或者白色丘疹，表面光滑，呈绒毛状或息肉状，排列规则。患者多无自觉症状，或偶有瘙痒。病因不明，考虑与局部炎症刺激有关。

皮肤镜主要表现为密集分布的均质的乳头状结构，可伴有轻度毛细血管扩张（图 12-21、图 12-22）。

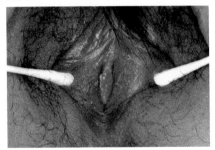
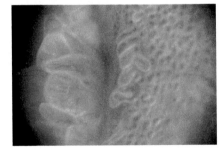

图 12-21　女性假性湿疣临床表现

小阴唇内侧，阴道口黏膜见群集性淡红色绒毛状丘疹，规则分布

图 12-22　女性假性湿疣皮肤镜表现

粉红色背景上的均质的乳头状结构，每个乳头见纤细的毛细血管扩张

三、珍珠状阴茎丘疹

珍珠状阴茎丘疹与女性假性湿疣属于一类疾病，为发生于男性龟头边缘与冠状沟交界处的良性增生。损害为 1～3mm 大小光滑的孤立的圆形丘疹，密集排列，互不融合，可呈淡红色或珍珠白色，炎症明显时可轻度红肿，多无自觉症状。

皮肤镜表现为规则分布的乳白色圆形结构，类似珍珠（图 12-23、图 12-24）。

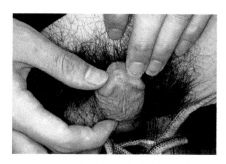

图 12-23 珍珠状阴茎丘疹临床表现

包皮系带处见多个光滑的孤立的圆形丘疹

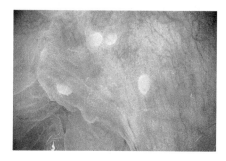

图 12-24 珍珠状阴茎丘疹皮肤镜表现

粉红色背景上的均质的乳白色结构，类似珍珠

四、扁平苔藓

扁平苔藓（lichen planus，LP）是一种病因不明的慢性炎症性疾病。

累及口腔黏膜（颊黏膜、牙龈、舌缘和唇）的扁平苔藓，主要表现为对称分布的网状或花边状的白色条纹、丘疹或斑块，即 Wickham 纹。严重者会出现红色斑片，糜烂甚至溃疡，伴有疼痛不适。皮肤镜下可见到白幕样、灰白色和蓝白色无结构区域组成的三色样 Wickham 纹；红色糜烂和棕紫色的色素沉着，糜烂处与白斑交界处可见点状、线状的血管（图 12-25 至图 12-33）。

女性外阴黏膜扁平苔藓损害与口腔黏膜相似，多见于大小阴唇内侧、阴蒂。

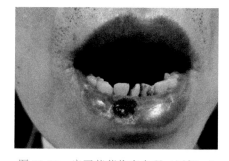

图 12-25 扁平苔藓临床表现（唇部一）

中年男性唇部皮损，下唇浅表溃疡面，不规则白色条纹

男性多累及龟头、包皮、阴茎及阴囊，皮损呈环状排列。皮肤镜下显示"环"的外侧缘呈"短刺状"，内侧缘表现为 Wickham 纹，环内见胡椒粉样色素沉着。还可见到线状血管。

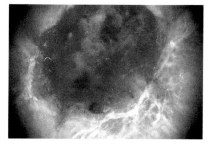

图 12-26 扁平苔藓皮肤镜表现（唇部一）

中央红色糜烂面，边缘绕以白色不规则条纹

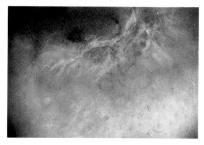

图 12-27 扁平苔藓皮肤镜表现（唇部二）

红色糜烂及棕紫色的色素沉着，放射状白色条纹及扩张的毛细血管

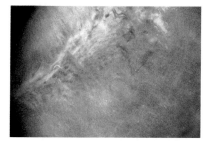

图 12-28 扁平苔藓皮肤镜表现（唇部三）

白幕样、黄白色的不规则 Wickham 纹，伴有扩张的毛细血管

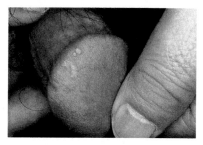

图 12-29 扁平苔藓临床表现（龟头）

中年男性龟头散在分布的紫红色多角形扁平丘疹

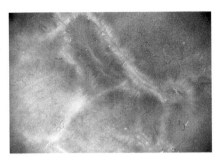

图 12-30　扁平苔藓皮肤镜表现（龟头一）

白幕样、黄白色的 Wickham 纹，边缘伴有放射状白色条纹及扩张的毛细血管

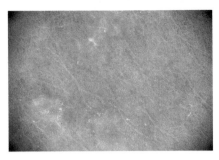

图 12-31　扁平苔藓皮肤镜表现（龟头二）

皮肤镜下显示"环"的外侧缘呈"短刺状"，内侧缘表现为 Wickham 纹，环内见胡椒粉样色素沉着，外缘见到线状血管

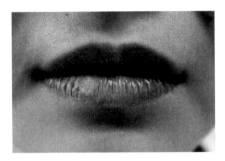

图 12-32　扁平苔藓临床表现（唇部二）

青年女性下唇部皮损，不规则白色条纹形成的斑块

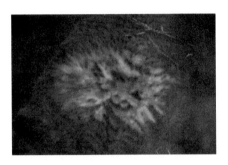

图 12-33　扁平苔藓皮肤镜表现（唇部四）

白色的 Wickham 纹呈放射状排列，边缘伴有放射状线状血管

五、硬化性苔藓

硬化性苔藓（lichen sclerosus，LS）又称为硬皮病样扁平苔藓、萎缩性慢性苔藓样皮炎，包括女阴干枯病和闭塞性干燥性阴茎龟头炎，是慢性、复发性炎症性疾病，病因不明，可能与感染、遗传及自身免疫有关。典型损害为淡白色、瓷白色扁平丘疹，周围绕以红晕，质地硬有光泽，后期可融合成凹陷性的白色斑片。常伴有剧烈瘙痒。

女阴干枯病：女性大小阴唇、阴蒂及系带可完全萎缩、干枯，累及肛门黏膜者可形成"哑铃"样外观。

闭塞性干燥性阴茎龟头炎：男性龟头白色萎缩性干燥性斑片，包皮可硬化、糜烂，与龟头粘连，尿道口变狭窄。

皮肤镜下主要表现为亮白色或黄白色无结构区域、亮白色条纹、毛囊角栓、褐色无结构区域或网状线、粉红色无结构区域和不规则排列的线状血管（图 12-34、图 12-35）。

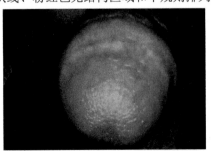

图 12-34　硬化性苔藓临床表现

冠状沟白色萎缩性斑片，表面有光泽

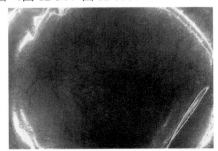

图 12-35　硬化性苔藓皮肤镜表现

黄白色无结构区，不规则分布的线状血管

六、鳞状细胞癌

黏膜鳞状细胞癌，见于有鳞状上皮覆盖的黏膜部位，如皮肤、口腔黏膜、下唇、生殖器及肛门等。

唇鳞状细胞癌常由光化性损伤发展而来；口腔黏膜损害多由黏膜白斑、扁平苔藓等慢性黏膜炎症性疾病发展而来；生殖器及肛门发生的鳞癌与高危的人乳头瘤病毒感染有关。

临床早期为局部的增厚、红色硬结，可外生性生长为大的菜花状增生性肿瘤，也可内生性生长为破坏性溃疡，易坏死、出血，有脓性分泌物及坏死组织。

皮肤镜下主要表现为：充满角质的靶样毛囊；多形性血管（肾小球状血管、发卡样血管、线状或不规则的粗大血管）；溃疡、增生的角化物、血痂等（图 12-36 至图 12-39）。

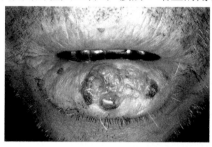

图 12-36 鳞状细胞癌临床表现（唇部）

老年男性，既往唇部有扁平苔藓，未特殊治疗，后局部出现增生破溃

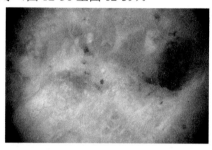

图 12-37 鳞状细胞癌皮肤镜表现（唇部一）

皮肤镜下显示白色及淡红色无结构区，溃疡面、血痂，不规则线状血管，皮损下方见充满角质的靶样毛囊

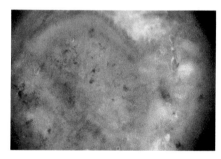

图 12-38 鳞状细胞癌皮肤镜表现（唇部二）

皮肤镜下显示淡红色、黄色无结构区，溃疡面，不规则线状血管，皮损上方类似 Wickham 纹，间接证明鳞癌是由扁平苔藓恶化而来

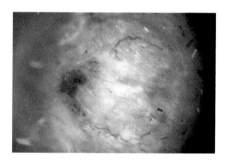

图 12-39 鳞状细胞癌皮肤镜表现（唇部三）

去除血痂后见粗大的不规则血管，黄白色无结构区

第三篇　常见疾病的鉴别诊断

第13章　头皮红斑鳞屑性皮肤病鉴别诊断

头皮红斑鳞屑性皮肤病临床最常见的有脂溢性皮炎、银屑病。其中树枝状血管是头皮脂溢性皮炎最具特点的皮肤镜表现，另外头皮脂溢性皮炎更多见扭曲的袢状血管和逗号样血管；头皮银屑病更多见红色小点/小球、印戒状血管和红色无结构区。

一、头皮银屑病

头皮银屑病皮肤镜表现：典型表现为红色小点或小球、印戒状血管、红色袢状结构、白色鳞屑、斑点状出血及藏匿的毛发，镜下还可见毛囊周围白色鳞屑、黄色鳞屑、红色无结构区域、毛囊周围色素沉着、蜂窝状色素沉着、褐色小点、白色/黄色小点，血管结构包括扭曲的血管袢、小球状血管、印戒状血管和逗号样血管等。环状血管和发卡样血管对于诊断有很高的特异性（图13-1）。

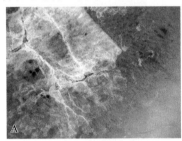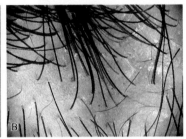

图 13-1　头皮银屑病皮肤镜表现

A. 白色鳞屑、小球状及发卡样血管；B. 红色小点

二、头皮脂溢性皮炎

头皮脂溢性皮炎皮肤镜表现（图13-2）：

（1）粉红或淡黄色背景局灶性分布。

（2）多发细树枝状血管和非典型性血管呈灶状分布，也可见缺乏特殊血管模式的无特征区域，或多元血管模式。

（3）毛囊周围白色晕，或无结构区域。

（4）鳞屑典型为黄色，伴少量粉刺样开口。

（5）可见相互连接的棕色色素环组成蜂窝状色素网，常伴有脂溢性脱发的皮肤镜改变。

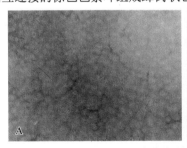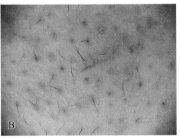

图 13-2　头皮脂溢性皮炎皮肤镜表现

A. 淡红色或红黄色背景，线状血管灶性分布；B. 囊角栓、毛囊周围淡黄色油滴状色晕

第14章 面部红斑鳞屑性皮肤病鉴别诊断

面部红斑鳞屑性皮肤病皮肤镜鉴别诊断见表14-1，临床表现及皮肤镜图像见图14-1、图14-2。

表14-1 面部红斑鳞屑性皮肤病皮肤镜鉴别诊断

特征	脂溢性皮炎	寻常痤疮	玫瑰痤疮	激素依赖性皮炎	银屑病	盘状红斑狼疮	面部播散性粟粒状狼疮
背景颜色	红色/淡红色背景	红色背景	紫红/深红色背景	浅红/浅黄色背景	亮红色背景	黄褐色至淡红色背景	粉红/橘黄色背景
血管形态及分布	点状、分支状、线状弯曲血管不均匀或灶状分布	分支状血管	线状血管弥漫网状分布	粗大线状、树枝状血管网状分布	点球状血管，发卡样、环状血管（对诊断有特异性）均匀分布	主要为线状分支状血管，点状和多形性血管少见聚集不清的血管扩张（疾病后期）	点、发夹、线状血管散在/放射状分布
鳞屑颜色及分布	片状黄色细薄鳞屑，伴/不伴有白色鳞屑弥漫/片状分布	—	黄/白色鳞屑	干燥黄/白色鳞屑	白色鳞屑弥漫/片状分布	黄白、白色鳞屑（疾病早期）	—
毛囊改变	少量毛囊角栓毛周油滴样外观*	毛囊角栓毛囊口扩张毛囊性脓疱	毛囊角栓：灰白色毛囊口扩张毛囊性脓疱玫瑰花瓣征*	毛发粗壮毛囊性脓疱毛周色素沉着	无毛囊角栓	毛囊红点征*毛囊角栓毛囊周围白晕*（疾病早期）	靶样毛囊角栓（粉刺样开口）
其他结构颜色及形态	橙黄色区域及白色无结构区域	中央黄白色圆形结构，外周围绕红斑	橙黄色区域	表皮萎缩	—	白色无结构区域色素沉着（疾病后期）	苹果酱样颜色白色无结构区域

注：*毛周油滴样外观：毛囊周围淡黄色或灰白色晕；*玫瑰花瓣征：毛囊口扩张、毛囊口内容物及毛囊周围纤维化；*毛囊红点征：毛囊周围血管扩张、红细胞溢出、炎症细胞浸润；*毛囊周围白晕：毛周纤维化。

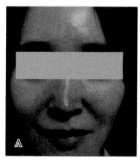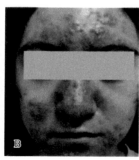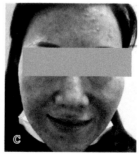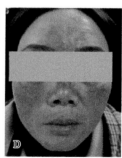

图14-1 面部红斑鳞屑性皮肤病临床表现

A.脂溢性皮炎；B.寻常痤疮；C.玫瑰痤疮；D.激素依赖性皮炎

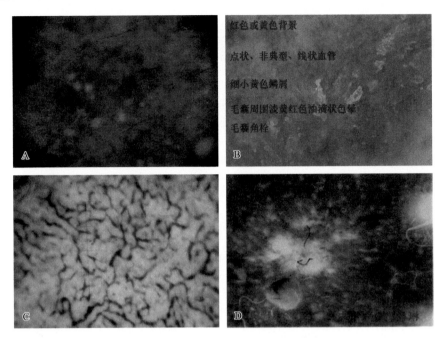

图 14-2　面部红斑鳞屑性皮肤病皮肤镜表现

A. 寻常痤疮：红色背景上见毛囊性脓疱、毛囊角栓；B. 脂溢性皮炎：黄白色鳞屑、毛囊周围油滴状色晕、毛囊角栓；C. 激素依赖性皮炎：粗大线状、树枝状血管网状分布；D. 盘状红斑狼疮：毛囊角栓、毛囊周围白晕及白色无结构区域

第15章 躯干部红斑鳞屑性皮肤病鉴别诊断

躯干部常见的红斑鳞屑性皮肤病有银屑病、光泽苔藓、扁平苔藓、多形红斑、离心性环状红斑、毛发红糠疹、急性苔藓痘疮样糠疹、条纹状苔藓、白色糠疹、玫瑰糠疹等。它们是一组以红斑、丘疹、鳞屑为主要临床表现的皮肤病。本组疾病在临床表现上常有相似之处，我们可以从疾病的临床特点以及皮肤镜下背景颜色、血管特点、鳞屑特点以及一些特异性的表现加以鉴别。

一、银 屑 病

银屑病皮肤镜特点：①亮红色背景。②点状、小球状或肾小球状血管呈相对一致性分布，可出现环状血管或发卡样血管有很高的特异性。③白色鳞屑（基于皮损的形态可呈弥漫性分布、散在性分布、中央分布或外周分布）。④皮损消退期可有色素沉着、色素减退或伴有少量点状血管及白色鳞屑，见图15-1、图15-2。

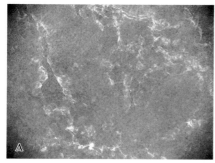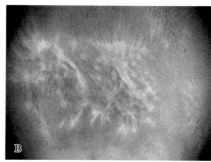

图 15-1　银屑病与扁平苔藓皮肤镜下表现

A. 银屑病：皮肤镜下可见亮红色背景下均匀分布的球状血管以及白色鳞屑；B. 扁平苔藓：皮肤镜下可见宽窄不一的白色网状条纹（Wickham 纹），其间可见呈线状或放射状排列的点状或线状血管

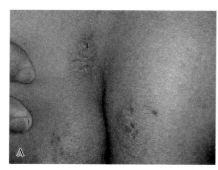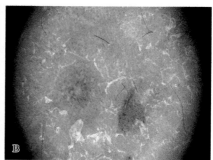

图 15-2　慢性湿疹

A. 慢性湿疹临床表现：可见皮肤浸润肥厚，有苔藓样改变；B. 皮肤镜下显示呈灶状分布的血管以及黄白色的鳞屑

本病主要需要与脂溢性皮炎、玫瑰糠疹、扁平苔藓、毛发红糠疹、慢性湿疹以及二期梅毒疹相鉴别（表15-1、表15-2）。

表 15-1　银屑病与扁平苔藓、毛发红糠疹的鉴别诊断

特征	银屑病	扁平苔藓	毛发红糠疹
临床特点	皮损为红色斑丘疹或斑片，表面附着银白色鳞屑，可见"薄膜现象""Auspitz征""蜡滴现象"	常为紫红色或红色多角形扁平丘疹	斑片周围可见毛囊角化性丘疹，表面可覆盖细小鳞屑，不易刮除
背景颜色	亮红色	红色/暗红色	红色
血管特点	点状、小球状或肾小球状血管	线状或点状血管，血管结构呈放射状或线状排列	毛囊口周围绕以点状血管及线状血管
鳞屑特点	银白色鳞屑		鳞屑多附着在毛囊口周围，形成黄色无结构区
特异性表现	环状血管或发卡样血管	宽窄不一的白色网状条纹（Wickham纹）	

表 15-2　银屑病与脂溢性皮炎、慢性湿疹的鉴别

特征	银屑病	脂溢性皮炎	慢性湿疹
临床特点	皮损为红色斑丘疹或斑片，表面附着银白鳞屑，可见"薄膜现象""Auspitz征""蜡滴现象"	皮疹多为淡红黄色斑丘疹，上覆油腻性鳞屑或痂皮，多好发于头皮、面部、前胸后背油脂分泌旺盛区	湿疹往往伴剧烈瘙痒，皮肤浸润肥厚、苔藓样变及色素沉着同时存在
背景颜色	亮红色	粉红或淡黄色，局灶性分布	暗红色
血管特点	点状、小球状或肾小管状血管	点状、树枝状血管	血管结构呈灶状分布
鳞屑特点	银白色鳞屑	黄色鳞屑	黄色或黄白色，灶状分布
特异性表现	环状血管或发卡样血管	毛囊周围可见白色晕	

二、扁平苔藓

　　扁平苔藓典型皮疹为紫红色的多角形扁平丘疹，表面有蜡样光泽，可见网状纹理（Wickham纹），鳞屑薄而紧贴，不易刮除。本病常需与银屑病（表15-1）、光泽苔藓、扁平苔藓样角化病相鉴别（图15-3至图15-5，表15-3）。

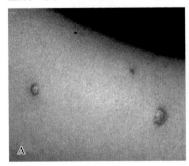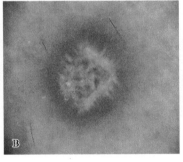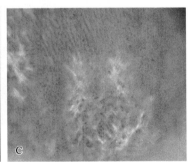

图 15-3　扁平苔藓（上臂）

A. 扁平苔藓临床表现；B. 皮肤镜下可见宽窄不一的白色网状条纹（Wickham纹）；C. 皮肤镜下显示白色网状条纹以及线状或点状血管

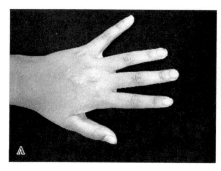
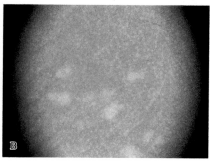

图 15-4　光泽苔藓（手背部）

A. 光泽苔藓临床表现；B. 皮肤镜可见肤色背景下，均匀分布的乳白色圆形结构，孤立分布不相互融合，边界清晰

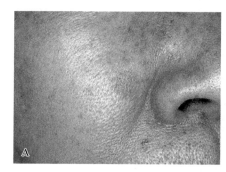
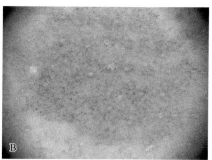

图 15-5　扁平苔藓样角化病（面颊）

A. 临床表现；B. 皮肤镜下可见弥散分布的灰色颗粒状色素沉着，局灶性的颗粒状模式呈现胡椒粉样结构

表 15-3　扁平苔藓与光泽苔藓、扁平苔藓样角化病的鉴别

特征	扁平苔藓	光泽苔藓	扁平苔藓样角化病
临床特点	典型皮疹为紫红色的多角形扁平丘疹，表面有蜡样光泽，鳞屑薄而紧贴，不易刮除	皮疹多为多个细小、肉色、有光泽的圆形丘疹	皮损常为直径 0.5～1.5cm 的暗紫褐色肥厚性略高起于皮面的丘疹或小斑块，无黏膜改变
皮肤镜下特点	宽窄不一的白色网状条纹（Wickham 纹），亦可见线状或点状血管	肤色背景，均匀分布的乳白色圆形结构，孤立分布不相互融合，有光泽感，边界清晰	弥漫性颗粒状模式，可见粗大或细小灰色至蓝灰色颗粒状色素沉着，而局灶性的颗粒状模式可呈胡椒粉样结构

三、多形红斑

多形红斑是一种急性炎症性皮肤病。常需与离心性环状红斑、寻常型天疱疮、固定性药疹相鉴别，具体见表 15-4，图 15-6、图 15-7。

表 15-4　多形红斑与离心性环状红斑、寻常型天疱疮、固定性药疹的鉴别

特征	多形红斑	离心性环状红斑	寻常型天疱疮	固定性药疹
临床特点	典型皮损表现为靶形水肿性红斑即虹膜状皮疹，有不同程度的黏膜损害	皮损常缺少典型的靶形皮损，常无黏膜损害	皮损以大疱为主，尼科利斯基征阳性，无靶形损害	红斑孤立存在，好发于皮肤黏膜，有药物服用史
皮肤镜下特点	皮肤镜可见线状血管或蓝色斑片，皮损边缘粉红色呈脊状结构	浅黄色或粉红色背景，均匀分布线状血管，可见少量白色鳞屑	肤色、灰黄或灰白色张力性水疱，可见白色条纹，亦可见溃疡、糜烂和污斑	弥漫性分布大小不等的蓝灰色、灰褐色颗粒或不规则形色素围绕毛囊或汗孔周围色素沉着，可排列呈网状、条索状或脑回状，可见毛周或汗孔周白晕

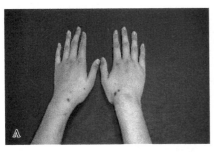
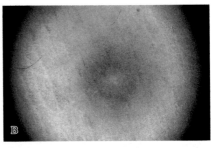

图 15-6　多形红斑（手背）

A. 临床表现；B. 皮肤镜下可见皮损边缘呈脊状结构，中央呈浅黄色，皮损中央和外缘间可见点状或线状血管

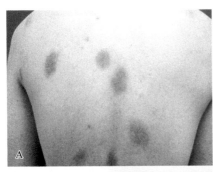
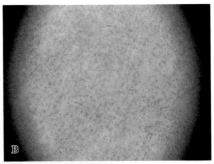
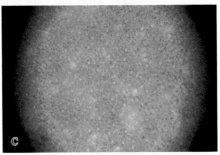

图 15-7　固定性药疹

A. 临床表现；B. 皮肤镜下见围绕毛囊弥漫分布的灰褐色颗粒状色素沉着，排列类似脑回状；C. 皮肤镜显示大量毛周和汗孔白晕

四、远心性环状红斑

远心性环状红斑是具有缓慢外延边缘环形红斑为特征的慢性皮肤病。本病常需与体癣相鉴别（表 15-5、图 15-8）。

表 15-5　远心性环状红斑与体癣的鉴别

特征	远心性环状红斑	体癣
临床特点	皮损呈离心性扩大，边缘轻微隆起，内侧可附着鳞屑，中央皮损消退形成环状	临床上可表现为红斑、丘疹、水疱等损害，继之脱屑，常呈环状。皮肤真菌镜检可见真菌菌丝或孢子
皮肤镜下特点	皮肤镜下为浅黄色或粉红色背景，均匀分布线状血管，可见少量白色鳞屑	皮肤镜下脱屑方向杂乱，伴有淡褐色均质性色素沉着，皮沟和汗孔可见色素减退，可有混合血管模式

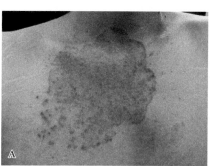
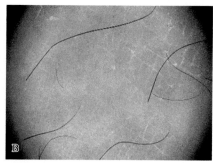
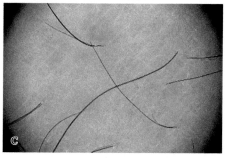

图 15-8　体癣（胸部）

A.临床表现；B.皮肤镜下可见杂乱脱屑和混合血管模式；C.皮肤镜下可见皮沟色素减退和混合血管模式

五、白色糠疹

白色糠疹又称为单纯糠疹。常见于儿童和青少年，皮损初期为红斑，边缘可能稍微隆起，后红斑消退，留下轻度色素减退的苍白色斑，伴有干燥性细糠状白色鳞屑。本病需与白癜风相鉴别。

白癜风为一种原发性、局限性或者泛发性的皮肤黏膜色素脱失症。二者在皮肤镜下的特点见表 15-6，图 15-9、图 15-10。

表 15-6　白色糠疹与白癜风的鉴别

特征	白色糠疹	白癜风
皮肤镜下特点	散在白色小点，可见毛囊角栓，毛囊周围可见白晕	皮损区域色素减退或脱失，或中央瓷白色，可呈网状或星爆样分布，进展期边界常不清，稳定期边界清楚，可见 Tapioca sago 征、同形反应或毛囊周围色素脱失

图 15-9　白色糠疹皮肤镜表现

边界不清楚的淡白色斑，散在小白点；毛囊周围可见白晕

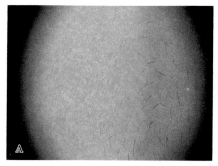
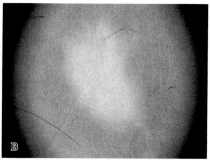

图 15-10　白癜风皮肤镜表现

A.皮肤镜下可见皮损区域色素减退和 Tapioca sago 征；B.皮肤镜下白斑内可见点状毛细血管扩张

六、玫瑰糠疹

玫瑰糠疹是一种红斑丘疹鳞屑性急性炎症性皮肤病。主要需与点滴型银屑病、二期梅毒疹相鉴别，具体见表 15-7，图 15-11 至图 15-13。

表 15-7　玫瑰糠疹与点滴型银屑病、二期梅毒疹的鉴别

特征	玫瑰糠疹	点滴型银屑病	二期梅毒疹
临床特点	皮疹好发于躯干及四肢近端，典型皮损表现为玫瑰色斑丘疹，其长轴沿皮纹方向排列	为浸润性丘疹及斑丘疹，表面鳞屑易刮除，刮除后可见点状出血现象	为大小一致的铜红色斑疹，无或只有少量鳞屑，有不洁性交及硬下疳病史。实验室检查梅毒血清反应阳性
背景特点	黄色背景	亮红色背景	
血管特点	血管呈灶状分布	点状、小球状或肾小球状血管呈相对一致性分布，环状血管或发卡样血管有很高的特异性	线状非典型血管呈一致性分布
鳞屑特点	白色鳞屑，其鳞屑呈边缘分布（"领圈状"脱屑）	白色鳞屑	

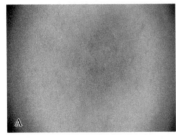 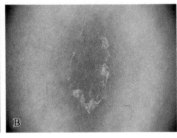

图 15-11　玫瑰糠疹

A. 皮肤镜下可见淡黄色背景和灶状分布的血管；B. 皮肤镜下可见混合血管模式以及皮损边缘的"领圈状"脱屑

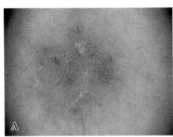 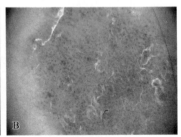

图 15-12　点滴型银屑病皮肤镜表现

A. 皮肤镜显示亮红色背景下均匀分布的肾小球状血管；B. 皮肤镜显示亮红色背景下典型的环状和发卡样血管，伴有白色鳞屑

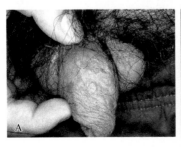 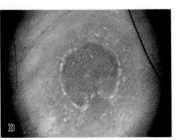

图 15-13　二期梅毒疹

A. 临床表现；B. 皮肤镜显示皮损内可见一致性分布的非典型血管

第16章　色素沉着性皮肤病鉴别诊断

常见的色素沉着性皮肤病包括黄褐斑、里尔黑变病、面颈部毛囊性红斑黑变病、雀斑、咖啡斑、文身、太田痣、颧部褐青色痣、蒙古斑等。需与色素性紫癜性皮病、日光性黑子、单纯性雀斑样痣、斑痣、色素性毛表皮痣、蓝痣相鉴别（图16-1、表16-1）。

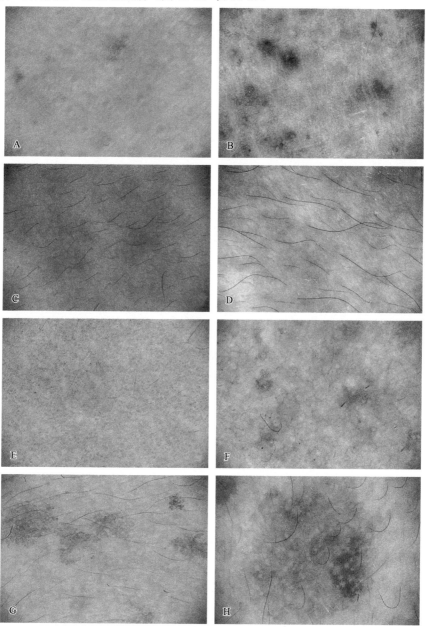

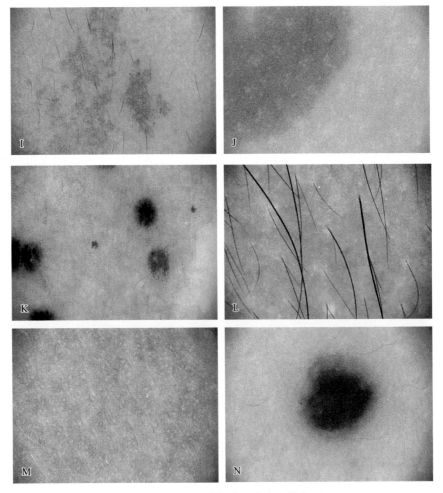

图 16-1　色素沉着性皮肤病皮肤镜表现

A. 黄褐斑：淡褐色斑片，血管扩张；B. 色素性紫癜性皮病：弥漫的橙红色色素沉着，上覆白色鳞屑，可见多发紫红色小球；C. 颧部褐青色痣：黄色背景上沿皮嵴和汗孔周围分布的褐色或灰蓝色色素沉着斑；D. 太田痣：灰白色背景上不均匀分布的蓝灰色、蓝黑色斑片；E. 里尔黑变病：蓝灰色点状色素沉着围绕在毛孔周围，形成类似网状结构，可伴有毛细血管扩张；F. 面颈部毛囊红斑黑变病：棕红色背景上毛细血管扩张和少许褐色色素沉着，伴毛囊角栓及毛囊周围有白晕；G. 雀斑：均匀一致的淡褐色、棕褐色色素沉着，边界清晰；H. 日光性黑子：均质的褐色斑片上可见色素网络，对称性毛囊色素沉着，虫蚀样边缘；I. 单纯性雀斑样痣：规则分布的浅褐色网状色素沉着斑，边界清楚，可有周围毛细血管扩张；J. 咖啡斑：规则分布的棕褐色色素网；K. 斑痣：浅褐色背景上散在黑褐色斑丘疹；L. 色素性毛表皮痣：蜂窝状色素沉着，毛囊周围色素减退及不规则血管分布，局部毛发增多；M. 蒙古斑：浅灰蓝色均质结构，边界不清，表皮纹理清晰；N. 蓝痣：边界清楚的蓝黑色均质无结构模式，边缘可见灰白色结构

表 16-1　色素沉着性皮肤病鉴别诊断

临床病种	好发人群	临床特点	皮肤镜表现
黄褐斑	中青年女性多见，男性也可发病	①对称性边界清楚的淡褐色至深褐色斑，可融合；②常对称分布于额部、两颊、眼睑、鼻部及口周，可呈蝶状或不规则分布，也可呈线状	①淡黄褐色均匀一致的斑片，有时可见深褐色斑片、斑点或呈局灶性网状分布（假性色素网）；②血管扩张，可呈网状分布；③有时可见毳毛增粗变黑
色素性紫癜性皮病	主要局限于下肢	双下肢对称性紫癜、鳞屑性红斑或苔藓样丘疹，可伴毛细血管扩张	①弥漫的橙红色、铜红色或棕橘色色素沉着，上覆白色鳞屑；②多发类圆形紫红色小球或斑点，压之不褪色；③可见点、线状或树枝状血管

临床病种	好发人群	临床特点	皮肤镜表现
颧部褐青色痣	多发于女性，发病年龄多在 16~40 岁，部分患者有家族史	①好发于颧部，也可在眼睑、鼻翼部，为灰褐色或黑褐色色素沉着斑，圆形、椭圆形或不规则形，边界比较清楚，数目不等，皮疹表面光滑，绝大多数双侧对称分布；②眼、口腔黏膜无累及	①黄红色背景；②沿皮嵴和汗孔周围分布的褐色或灰蓝色色素沉着斑
太田痣	好发于东方人及黑色人种，多为青少年发病，女性多于男性	①常表现为三叉神经眼支、上颌支支配区域色素斑片；②色素斑可为蓝灰色、青灰色、灰褐色、淡棕色及黑色，斑片着色不均，呈斑点状或网状，界线不清楚	灰白色背景上不均匀分布的蓝灰色、蓝黑色斑片
里尔黑变病	中年女性多发	①多好发于暴露部位皮肤；②慢性经过，色素斑边界不清，皮肤可有轻度萎缩及毛囊过度角化现象	①蓝灰色点状色素沉着围绕在毛孔周围，形成类似网状结构；②可伴有毛细血管扩张
面颈部毛囊红斑黑变病	好发于青年和中年男性	①皮损为边界清楚的红棕色斑片，其上可出现毛细血管扩张、色素沉着和毛囊性丘疹及角栓；②初发在耳前、耳后，逐渐延伸至上颌部及面颈部，多对称分布，无自觉症状或偶有微痒；③部分患者伴有上臂外侧毛周角化	①棕红色背景或网状结构；②弥漫性毛囊角栓，毛囊周围有白晕；③毛囊之间可有毛细血管扩张和少许褐色色素沉着
雀斑	好发于女性，一般始发于 3~5 岁的儿童，其数目随着年龄的增长而逐渐增加	皮损形态为圆形、卵圆形或不规则形，针尖至米粒大小，颜色呈淡褐色至深褐色不等，数个至数百个，相互孤立不融合，一般左右对称出现	①均匀一致的淡褐色或棕褐色色素沉着；②边界清晰，对称分布
日光性黑子	多发于中年以上人群	①暴露部位皮肤多发；②浅褐色至深褐色、大小不等的斑片	①均质的褐色斑片，可见色素网络；②对称性毛囊色素沉着（果冻征）；③边界清晰，虫蚀样边缘
单纯性雀斑样痣	常于幼年时发病，皮损随年龄增长而逐渐增多	①皮损可发生于皮肤、黏膜或皮肤黏膜交界处等任何部位；②直径为 1~5mm、大小不等、边界清楚的褐色斑点	①规则分布的网状色素沉着，浅褐色至深褐色；②边界清楚，可有周围毛细血管扩张
咖啡斑	皮损多于出生时或婴儿期出现	①大小不等的浅褐色斑；②单发或多发，边界清楚	规则分布的棕褐色色素网
斑痣	多见于躯干及双下肢	①颜色均匀的淡褐色斑片，边界清楚；②其上可有散在的淡褐色至深褐色斑丘疹	①浅褐色均质的网状结构；②褐色背景上散在斑丘疹；③常同时存在均质模式、网状模式及球状模式
色素性毛表皮痣	多于青少年时期出现，青春期进展加快，男性多于女性	①好发于上胸部、上背部皮肤，多为单侧；②表现为不对称性色素沉着斑片；③颜色进行性加深，伴局部体毛增多	①蜂窝状色素沉着，灶状色素减退；②毛囊周围色素减退及不规则血管分布；③局部毛发增多
蒙古斑	多见于有色人种	①好发于婴幼儿的腰骶部、臀部及后背；②皮损表现为灰蓝色或青色类圆形的斑，大小不一，颜色均匀，无自觉症状	①浅灰蓝色均质结构；②表皮纹理清晰，皮损边界不清
蓝痣	儿童及青春期多见	①边界清楚的蓝灰色结节，通常单发；②常见于上肢或面部	①边界清楚的蓝黑色、蓝灰色均质无结构模式；②可有灰白色结构或色素沉着

第17章　色素减退性皮肤病鉴别诊断

常见的色素减退性皮肤病包括白癜风、老年性白斑、白色糠疹、晕痣、贫血痣、无色素痣等（图 17-1、表 17-1）。

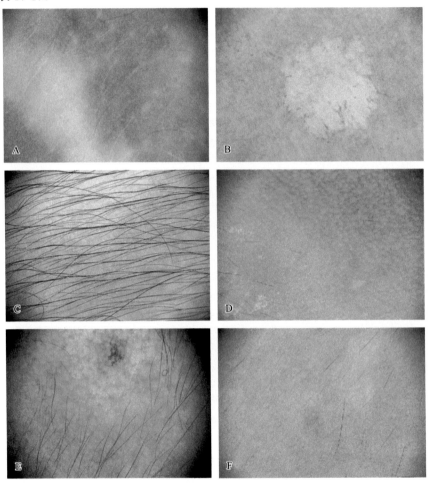

图 17-1　色素减退性皮肤病皮肤镜表现

A. 白癜风：白斑内常见毛囊周围色素、毛细血管扩张、白发以及特殊的改变；B. 老年性白斑：白斑呈点状或圆形，边界清楚，可见点状、线状、不规则血管，白斑边缘微弱萎缩；C. 贫血痣：皮损边界不清，摩擦后白斑内未见血管分布，周边正常皮肤处可出现线状或网格状血管分布；D. 白色糠疹：白斑表面附有灰白色糠状鳞屑，见散在的白色圆点、毛囊周围白晕、毛囊角质栓，皮损边缘有淡白或淡红色斑，可见线状血管毛细血管扩张；E. 晕痣：皮损中央为球形或均质模式，周边为色素减退晕，色痣消退后留有淡褐色或粉色均质模式，伴点状、线状、树枝状血管，偶见毛囊周围色素残留及白发；F. 无色素痣：白斑边界不清，可呈网状或不规则分布，边缘无色素加深；其内可见线状或网状血管，偶可见毛囊周色素残留

表 17-1 色素减退性皮肤病皮肤镜的鉴别诊断

	白癜风	老年性白斑	白色糠疹	贫血痣	无色素痣
好发年龄	任何年龄，但以儿童和青年人为多	多为50岁以上	3～16岁	出生或幼时发现	出生或幼时发现
皮损特点	①局限性皮肤或黏膜色素脱失斑，白斑周缘可有色素沉着，患处毛发可变白；②病程缓慢，可长期无明显改变，也可迅速扩展	①表现为类圆形、边界清楚的色素减退斑，单个皮损为2～5mm，稍微凹陷，数目不一；②常随年龄增长而增加。无任何自觉症状	椭圆形、类圆形或不规则的白色斑片，表面覆有细小糠秕状鳞屑。皮损多发于面颊、口周、下颌等处，具有自限性	皮损通常边界清晰，周围皮肤摩擦后可出现潮红，白斑区不发红	①好发于躯干、下腹、四肢近端；②色素减退斑片内色素不会再生，可随身体发育而逐渐增大，但大体形态无改变
皮肤镜特点	①大小不一、形态各异；②毛囊周围色素的改变、皮损边界清晰/不清、卫星现象、毛细血管扩张、微小Koebner征、Tapioca sago征、白发等	①圆形或不规则形边界清晰的色素减退性白斑；②斑内可有血管结构（点状、线状、不规则血管）；③白斑区表皮萎缩或变薄	白斑表面附有灰白色糠状鳞屑，可见散在的白色圆点、毛囊周围白晕、毛囊角质栓，皮损边缘淡白或淡红色斑，可见线状血管毛细血管扩张	皮损边界不清，摩擦后白斑内未见血管分布，周边正常皮肤处可出现线状或网格状血管分布	皮损边界不清，可呈网状或不规则分布，边缘无色素加深；其内可见线状或网状血管，偶可见毛囊周色素残留及白发

第18章　非瘢痕性脱发疾病鉴别诊断

非瘢痕性脱发主要是头皮局部的免疫性和非免疫性因素造成毛囊周期的改变，包括雄激素性脱发、斑秃、休止期脱发、拔毛症、牵拉性脱发等。

一、斑　秃

斑秃典型的皮肤镜征象是黄点征、黑点征、断发、短毳毛增多和感叹号发。感叹号发具有诊断意义，多发生于斑秃的急性脱发过程，与毛囊营养不良有关。黄点征和短毳毛是敏感性指标，黑点征、感叹号发和断发是特异性指标，而黑点征、感叹号发和短毳毛与疾病活动性相关，见图18-1。

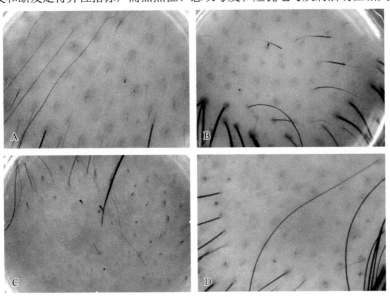

图 18-1　斑秃皮肤镜表现

A. 黄点征；B. 感叹号样发、黄点征；C. 短毳毛增多、断发；D. 黑点征

二、雄激素性脱发

雄激素性脱发毛干粗细不一，直径变细的毛干增多，占全部毛干比例大于20%，早期病变毛囊口周围可有略凹陷的褐色晕即毛囊周征（perifollicular sign），进展期时可有黄点征（图18-2）。女性患者毛干变细程度比男性轻，但以毛囊单位的毛干数目减少为主，严重的患者存在无毛干的毛囊开口和头皮色素沉着。皮肤镜下雄激素性脱发的鉴别诊断见表18-1。

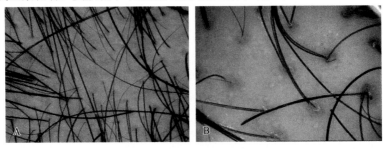

图 18-2　雄激素性脱发皮肤镜表现

A. 毛干变细；B. 毛囊周征

表 18-1　皮肤镜下雄激素性脱发的鉴别诊断

	休止期脱发	前额纤维性脱发	弥漫性斑秃
皮肤镜表现	见无毛干的毛囊开口，有大量短新生毛发，呈上细下粗、色素上浅下深的锥形短毛，可最终生长为终毛	毛囊开口缺失、毛囊周围轻度鳞屑、孤立毛发，偶见毛囊周围红斑，象牙白均质背景	可见黄点征、黑点征、断发、新生毛发和感叹号发

三、拔 毛 症

　　拔毛症典型皮肤镜下表现为黑点征、断发等，拔发或搓发行为往往导致皮肤损伤，表现为出血点、血痂和抓痕、继发感染如脓疱等。其他皮肤镜征象包括毛干残端有分裂和卷曲、无毛干的毛囊开口，因为毛干受到牵拉，断离前毛干纤维被拉长、分离。拔毛症易误诊为斑秃，皮肤镜有助于诊断和鉴别诊断（图 18-3、图 18-4）。

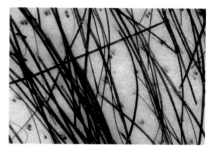

图 18-3　拔毛症所致黑点征

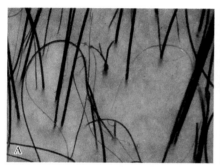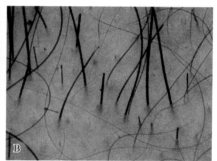

图 18-4　拔毛症所致断发

A.断发残端扭曲、分裂；B.断发长短不一

四、急性休止期脱发

　　急性休止期脱发拉发试验可为弱阳性，皮肤镜下可见存在无毛干的毛囊开口，同时有大量短新生毛发，呈上细下粗、色素上浅下深的锥形短毛，可最终生长为终毛。最大的特点是直径变细的毛干比例小于 20%，可与雄激素性脱发鉴别（表 18-2）。

表 18-2　休止期脱发与雄激素性脱发的皮肤镜特征

特征	休止期脱发	雄激素性脱发	二者合并
空毛囊（包括黄点征）	+	+	+
前额区单一毛发毛囊单位	+	++	++
直立再生发	++	+/-	+
细终毛	+	+	+
毛周色素异常（毛周征）	+	++	++
毳毛	-	+	+
毛干直径异质性	-	+	+
异常改变以额部为主	-	++	+

　　注：+，存在；++，常见；-，未见

第19章 瘢痕性脱发疾病鉴别诊断

瘢痕性脱发实质为永久性秃发，毛囊遭受损害后不能再生，由胶原纤维增生充填。瘢痕性脱发的皮肤镜表现为毛囊开口消失、表皮光滑平展、皮肤萎缩变薄，其下毛细血管显露（表19-1、图19-1、图19-2）。

表 19-1　瘢痕性脱发疾病的皮肤镜鉴别诊断

临床病种	皮肤镜表现
基底细胞癌	皮肤镜可见蓝黑色枫叶状结构、蓝灰色卵圆形巢、亮白色或红色无结构区、白色条纹、细短毛细血管扩张及浅表糜烂
脂溢性皮炎	皮肤镜可见淡黄色背景下的树枝样血管以及少量淡黄色鳞屑，可见毛囊周围白色晕
银屑病	皮肤镜可见红色小点或小球、白色鳞屑、斑点状出血及束状发，镜下还可见红色无结构区域、毛囊周围色素沉着、蜂窝状色素沉着、褐色小点、白色/黄色小点，血管结构包括扭曲的血管袢、小球状血管、印戒状血管和逗号样血管等
光线性角化病	皮肤镜可见基底假网状红斑，毛囊口周围白晕，毛囊口黄色角栓，黄白色鳞屑或角化性团块，玫瑰花瓣征以及点状、线状、放射状血管
Brocq 假性斑秃	皮肤镜可见皮损处毛囊开口消失，周边可有孤立的毛干存在，毛细血管扩张及毛囊周围红斑
毛发扁平苔藓	皮肤镜见银白色毛囊周鳞屑，毛囊角栓及色素失禁导致的蓝紫色斑片，晚期出现白点征，毛囊开口减少或消失
瘢痕性类天疱疮	皮肤镜可见水疱、溃疡、糜烂及白色条纹

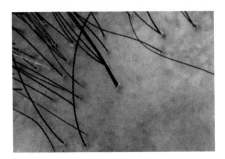

图 19-1　瘢痕性脱发皮肤镜表现

毛囊口消失、毛细血管扩张

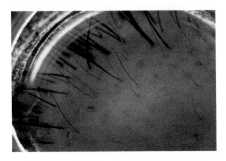

图 19-2　盘状红斑狼疮皮肤镜表现

毛囊角栓、毛细血管扩张

第20章 黑甲鉴别诊断

一、黑甲的诊断

黑甲的诊断主要分为3个步骤：

（1）判定是黑素细胞源性或非黑素细胞源性（图20-1、表20-1）。

（2）判断病变源自于甲黑素细胞的活化还是甲黑素细胞的增生。

（3）鉴别其良恶性（表20-2）。

通过皮肤镜诊断模式可以更准确地对黑甲进行分期分类并确定其性质。

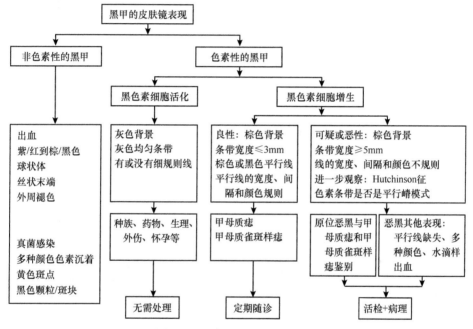

图20-1 黑甲的皮肤镜诊断思路

表20-1 黑甲皮肤镜的诊断及鉴别诊断

黑素细胞源性 （皮肤镜下可见甲板内直径≤0.1mm的黑色素颗粒）		非黑素细胞源性 （无结构的污斑、球形模式或条纹模式）
黑素细胞增生所致	黑素细胞活化所致	甲下出血（包括含铁血黄素沉着）
甲母质雀斑样痣	药物和放射线所致的甲色素沉着	外源性色素沉着
甲母质痣	种族性甲色素沉着	甲真菌或细菌感染所致甲色素沉着
甲恶性黑色素瘤	内分泌疾病所致甲色素沉着	
	Laugier-Hunziker综合征	
	甲炎症性疾病相关的色素沉着	
	HIV感染相关的甲色素沉着	
	其他非黑素细胞的甲肿瘤所引起的甲色素沉着	

表 20-2　良恶性黑甲皮肤镜的鉴别诊断

特征	良性（如甲母质痣）	恶性（如甲下黑色素瘤）
好发年龄	儿童及青少年	中、老年人
好发部位	指甲较趾甲常见，大拇指甲最为常见	最常累及拇指＞姆趾＞示指
色素带形态	均质褐色背景上淡褐色、深褐色至黑色规则纵行条带，线条间隔、粗细及颜色均匀	褐色背景上厚度、间隔、颜色及平行程度均不规则的棕色至黑色的纵行条带（近端比远端宽，提示肿瘤的浅表扩散）
色素带宽度	通常＜3～5mm	通常＞5mm
Hutchinson 征	儿童可有假 Hutchinson 征阳性	Hutchinson 征阳性
累及远端甲下皮肤	先天性甲母质痣常累及	可累及
其他特点	褐色背景上可见规则色素颗粒，随年龄增长可逐渐消失，提示痣细胞产生色素减少，但并不是痣的消退	不规则条带可逐渐增宽，色素明显加深，或者呈现三角形色素沉着及微小的凹陷，之后甲板色素向甲周播散
家族史及个人史		不典型痣个人史或不典型痣、甲下黑色素瘤家族史

二、黑素细胞源性——甲黑素细胞的增生所致

1.甲母质雀斑样痣　常见于成人纵行黑甲，皮肤镜为灰色或棕色纵行细条纹，背景可为浅灰色（图 20-2、表 20-3）。

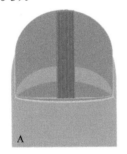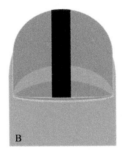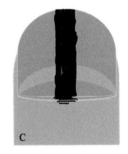

图 20-2　黑甲模式图

A.甲母质雀斑样痣模式图；B.甲母质痣模式图；C.甲下黑色素瘤模式图

表 20-3　黑素细胞源性黑甲皮肤镜表现模式

特征	皮肤镜表现模式	所示疾病性质
灰色条带	有灰色颗粒的纵行灰色条带	主要是上皮细胞的色素沉着，多数是黑素细胞活化所致，如黑子等
褐色条带	有褐色颗粒的纵行褐色条带	规则模式（黑素细胞增生）：甲母质痣的典型表现
		不规则模式（黑素细胞增生或增殖）：多数是甲下黑色素瘤的表现
不规则棕色条带	从近端甲皱襞起始发展的含有多种颜色、宽度各异且不平行的条带	黑素细胞的不均匀增殖，多提示甲下黑色素瘤
Hutchinson 征	甲周皮肤或甲皱襞的色素沉着	黑素细胞增殖，成人多认为与甲下黑色素瘤相关，儿童多认为与黑色素瘤无关
多形性血管	同皮肤多形性血管	甲下黑色素瘤杂乱的新生血管形成，多提示恶性黑色素瘤的侵袭性生长
甲游离缘		甲母质近端的黑素细胞肿瘤会在甲游离缘的上部出现色素沉着，而甲母质远端的黑素细胞肿瘤则会在甲游离缘的下部出现色素沉着——可以指导活检部位的选择

2. 甲母质痣　多见于儿童和青年，可为先天性或获得性。指甲较趾甲常见，而且大拇指甲最为常见，由黑素细胞增生所致。皮肤镜表现为均质棕褐色背景上淡褐色、深褐色至黑色规则纵行色素条带，条带宽度通常小于 5mm，且平行、规则、均质。先天性甲母质痣或婴幼儿甲母质痣条带常较宽、近端甲皱襞可呈假 Hutchinson 征阳性，部分可见规则色素颗粒，随年龄增长可逐渐消失，提示痣细胞产生色素减少，但并不是痣的消退。先天性甲母质痣常累及远端甲下皮肤，是远端甲母质色素色带，皮肤镜下可见甲游离缘甲下色素沉着。

3. 甲下黑色素瘤　皮肤镜下早期可表现为棕色背景下厚度、间隔、颜色及平行程度均不规则的棕色至黑色的纵行条纹（条带近端比远端宽，提示肿瘤的浅表扩散），宽度常大于 5mm，并可逐渐增宽，甲板色素逐渐加深并向甲周播散。Hutchinson 征阳性（甲周色素沉着）、甲游离缘下方皮肤色素累及是甲下黑色素瘤的特征性表现，一般皮沟及皮嵴均累及。另可见甲板的破坏、剥离及缺失。

三、黑素细胞源性——甲黑素细胞的活化所致

皮肤镜特点为甲板灰色色素沉着带，呈多条均质性灰色细线，可有多个甲受累，见于多种疾病，例如，黑棘皮病、摩擦性黑甲等；系统疾病：艾迪生病、色素沉着息肉综合征、库欣综合征、肾上腺术后等；医源性：放疗、化疗或服用药物引起色素沉着，如羟基脲、环磷酰胺；米诺环素；氟康唑等药物；重金属中毒：铅、砷、银等；妊娠以及种族性甲色素沉着或种族性甲下雀斑样痣等。

四、非黑素细胞源性

1. 甲下出血。

2. 甲真菌病。

具体见第二篇第 11 章第 1 节。

第 21 章　黑素细胞性肿瘤鉴别诊断

当我们观察一个皮损时，无论是肉眼还是皮肤镜，最直观的特征就是色素性或非色素性，而皮肤镜下观察色素性皮损时，首先就是要区分是黑素细胞来源还是非黑素细胞来源，皮肤镜下黑素细胞来源性皮损的主要特征为：色素网络、条纹、负性网络、聚集小球、均质色素沉着、假性色素网、平行模式。如果一个皮损中出现上述结构，我们考虑其为黑素细胞来源的肿瘤（图 21-1）。

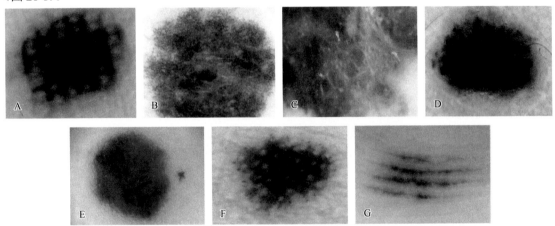

图 21-1　皮肤镜下黑素细胞来源皮损特征

A. 色素网格；B. 条纹；C. 负性网格；D. 聚集小球；E. 均质色素沉着；F. 假性色素网；G. 平行模式

皮肤镜下黑素细胞性肿瘤的鉴别无非就是良性色素痣和恶性黑色素瘤之间的鉴别（图 21-2 至图 21-9），二者的鉴别方法很多，首先我们可以从以下大的三个方面着手，即色调、对称性、模式，除此之外还有模式分析法、ABCD 法、Menzies 法、三分测评法、七分列表法等，具体见第一篇第 3 章。其中的模式分析法与上述三个方面中的"模式"基本内容大体一致，因此这两部分共同叙述（表 21-1、表 21-2）。

1. 色素痣

（1）色调：皮肤镜下色素痣的色调相对单一，一般表现为黑色、棕色、褐色或灰色中的 1～2 种色调，一般不超过 3 种颜色。

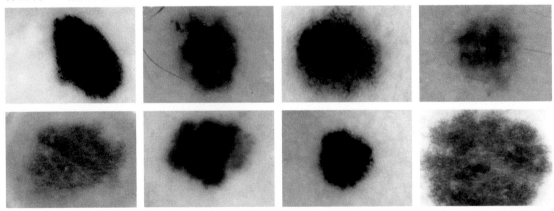

图 21-2　皮肤镜下色素痣色调

（2）对称性：指在 1～2 条垂直轴上皮肤镜色调和结构在分布上的对称。病变的形状或轮廓不是确定病变是否对称的因素。

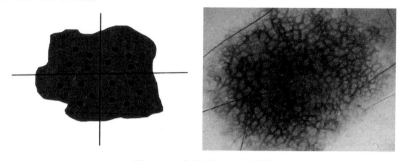

图 21-3　色素痣皮损对称性

（3）模式：色素痣的皮肤镜模式主要有网状模式、球状模式、均质模式、星爆模式、双重/多元模式，以及特殊部位特异性模式，包括面部假性色素网和肢端平行沟模式、网格模式、纤维模式。

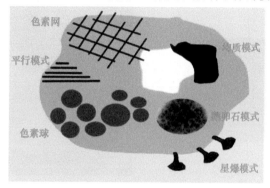

图 21-4　色素痣模式图

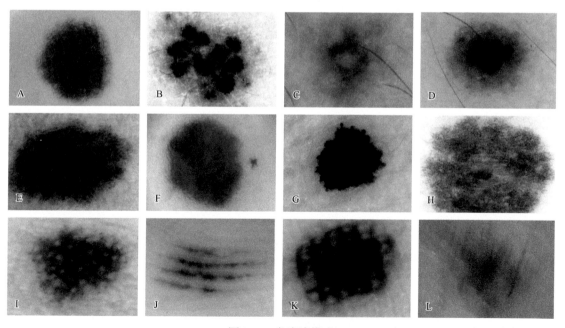

图 21-5　色素痣模式

A.弥漫网状模式；B.斑块样网状模式；C.中央色素减退伴外周网状模式；D.中央色素沉着伴外周网状模式；E.球状模式；F.均质模式；G.星爆模式；H.双组分模式；I.假性色素网；J.平行模式；K.网格模式；L.纤维模式

2. 恶性黑色素瘤

（1）色调：皮肤镜下恶性黑色素瘤色调相对复杂，一般多于3种颜色，除了黑色、棕色、褐色外往往会出现红色、白色、蓝灰色中的一种或多种。

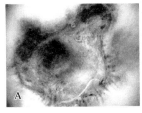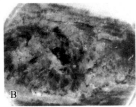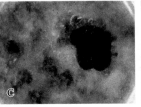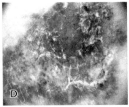

图21-6　恶性黑色素瘤色调

A. 黑色、黄色、蓝白色色调；B. 蓝灰色、蓝白色、红色色调；C. 棕色、蓝白色色调；D. 棕色、红色、黄白色色调

（2）不对称性：指在1～2条垂直轴上皮肤镜色调和（或）结构在分布上的不对称，任何轴的不对称性需要考虑色调和结构，而非形状。

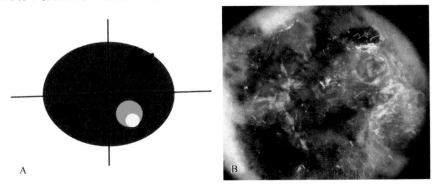

图21-7　黑色素瘤不对称性

A. 不对称性结构模式图；B. 不对称性结构皮肤镜表现

（3）模式：皮肤镜下恶性黑色素瘤的模式主要有不典型色素网、不规则条纹、负性色素网、晶状体结构（亮白色条纹）、不规则点/球、不规则污斑、蓝白幕、退行性结构（胡椒粉样模式）、不规则血管、褐色无结构区。

表21-1　皮肤镜下黑色素瘤的特异性模式

皮肤镜结构	描述
不典型色素网	黑色、棕色或灰色的增粗及分支状线段
不规则条纹	皮损边缘粗细不同的线状条纹结构，包括放射状条纹和伪足
不规则点/球	大小、形状各异的圆形至椭圆形结构，分布不均匀
不规则污斑	遮盖其他皮肤镜下结构的弥漫性色素分布，大小形状不一，边缘不规则
蓝白幕	白色瘢痕样脱色区或淡蓝色的无结构区，或二者均有
血管征象	点状不规则血管、不规则发卡样血管、粉红色区域
负性色素网	与通常所见色素网相反，表现为浅色区域构成的网络框架而深色区域作填充
晶状体结构	只能在偏振光下见到，由互相垂直的有光泽的白线结构交错构成
退行性模式	斑疹上覆盖蓝白幕、瘢痕样区域和（或）胡椒粉样模式
褐色无结构区	周边分布不同形状的浅褐色或黄褐色无结构区

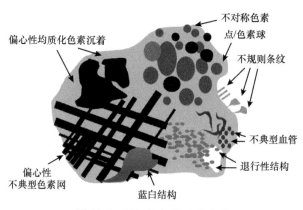

图 21-8　恶性黑色素瘤模式图

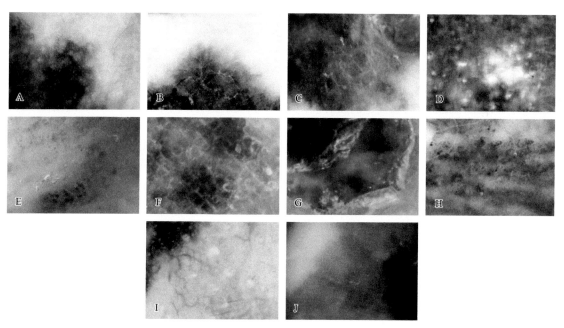

图 21-9　恶性黑色素瘤皮肤镜基本结构

A. 不典型色素网；B. 不规则条纹；C. 负性色素网；D. 晶状体结构；E. 不规则点/球；F. 不规则污斑；G. 蓝白幕；H. 胡椒粉样模式；
I. 不规则血管；J. 褐色无结构区

表 21-2　色素痣与恶性黑色素瘤的鉴别

	色素痣	恶性黑色素瘤	
整体结构	对称	不对称	
色调	1～2 种（棕、褐）	≥3 种（红、白、蓝）	
模式/特异性结构	网状模式	不典型色素网	退行性结果
	球状模式	不规则条纹	负性色素网
	均质模式	不规则点/球	晶状体结构
	星爆模式	不规则污斑	不典型血管
	双重/多元模式	蓝白幕	褐色无结构区
特殊部位	面部：假性色素网	面部：毛囊开口处不对称色素沉着	
	肢端：皮沟平行模式；网络模式；纤维模式	环状-颗粒状模式、菱形结构	
		暗色污斑/均质模式	
		肢端：皮嵴平行模式	

第22章 非黑素细胞性肿瘤鉴别诊断

临床上常见的非黑素性肿瘤主要有基底细胞癌、鳞状细胞肿瘤、脂溢性角化病、佩吉特病等疾病。

血管模式在非黑素细胞性肿瘤性疾病的鉴别诊断中有很高的价值，可以缩小需鉴别诊断的疾病范围。血管结构在皮损的位置及走向不同，其皮肤镜呈现的模式也不同。血管分布方式也随肿瘤增生状态的不同而表现为树枝状、发卡样、肾小球状、冠状、灶状、串珠状、放射状、均匀或不规则分布等模式。

1. 树枝状血管 通常指长度＞1mm的亮红色血管，主干血管直径≥0.2mm，伴有树枝状分支。高度提示基底细胞癌，特别是结节型基底细胞癌。

2. 发卡样血管（袢状血管） 表现为由两个平行线状血管形成半环状或发卡样结构，中央黄白色无结构角质物和周围袢状、不规则线状血管常见于角化棘皮瘤及鳞状细胞癌。发卡样血管常可见于激惹型脂溢性角化病。

3. 肾小球状血管（卷曲状、小球样） 为紧密盘绕扭曲、簇集分布的血管模式，为银屑病的主要皮肤镜模式，皮肤肿瘤方面常见于鲍恩病。

4. 冠状血管 是位于皮损周围的放射状、蛇形、树枝状血管，向中心放射但不超过皮损中线，常见于传染性软疣、皮脂腺增生、皮脂腺痣和皮脂腺瘤等。

5. 串珠状血管 为点状或球状血管呈珍珠项链状排列，见于透明细胞棘皮瘤。

6. 不规则分布血管 多型性血管结构在皮损中不规则分布而又伴以白色晕圈均提示鳞状细胞癌。

因各非黑素细胞性肿瘤增生结构不同，除了血管模式之外，各自还具有其他皮肤镜征象，可以用来鉴别诊断。

一、基底细胞癌

基底细胞癌（basal cell carcinoma，BCC）的皮肤镜诊断模式也在不断更新，国际上广泛认可的最新诊断标准包括以下12条基本模式：树枝状血管、细短毛细血管扩张、叶状结构、轮辐状结构、蓝灰色卵圆巢、灰蓝色小球、聚集性小点、同心环状结构、溃疡、多发浅表糜烂、亮红白色无结构区、白色条纹/蝶蛹样结构。

其中树枝状血管、叶状结构、轮辐状结构、蓝灰色卵圆巢、灰蓝色小球、聚集性小点多为基底细胞癌的特有的皮肤镜征象，在临床上看到这类结构基本可以诊断为基底细胞癌（见具体章节）。而溃疡、多发浅表糜烂、亮红白色无结构区、白色条纹/蝶蛹样结构，不具有特异性，除见于基底细胞癌外，也可见于其他疾病如鳞状细胞癌、黑色素瘤、皮肤纤维瘤等（图22-1至图22-13）。

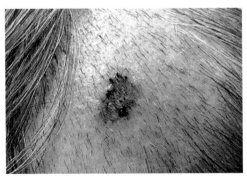

图22-1 头皮基底细胞癌临床表现

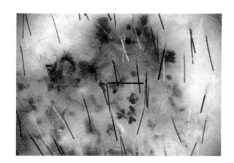

图 22-2　头皮基底细胞癌皮肤镜表现（一）

蓝黑色枫叶状结构、蓝灰色卵圆形巢、亮白色或红色无结构区、白色条纹、细短毛细血管扩张及浅表糜烂

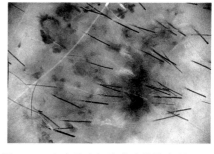

图 22-3　头皮基底细胞癌皮肤镜表现（二）

轮辐状结构、蓝灰色卵圆形巢、小球、亮白色或红色无结构区、白色条纹、细短毛细血管扩张及浅表糜烂

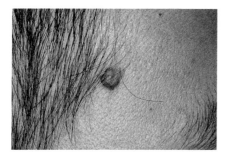

图 22-4　色素痣合并基底细胞癌临床表现（右侧颞部）

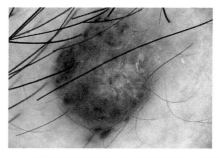

图 22-5　色素痣合并基底细胞癌皮肤镜表现（右侧颞部）

皮损边缘见多发鹅卵石样结构，符合色素痣皮损表现，右下方见蓝黑色或蓝灰色卵圆形巢、亮白色蝶蛹样结构、毛细血管扩张，符合基底细胞癌表现

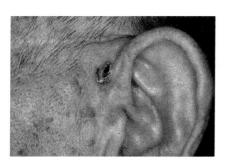

图 22-6　基底细胞癌临床表现（左侧耳前）

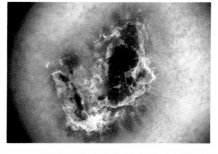

图 22-7　基底细胞癌皮肤镜表现（左侧耳前）

皮损边缘见蓝黑色叶状结构，皮损上有鳞屑痂皮，痂皮下方见蓝黑色或蓝灰色卵圆形巢，符合基底细胞癌表现

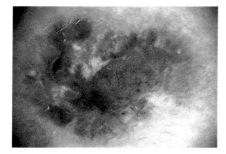

图 22-8　基底细胞癌皮肤镜表现（左侧耳前）

去除痂皮后见溃疡面、边缘叶状结构、轮辐状结构、蓝灰色卵圆形巢、小球、亮白色无结构区、细短毛细血管扩张

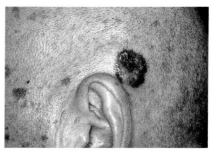

图 22-9　基底细胞癌临床表现（左侧头皮）

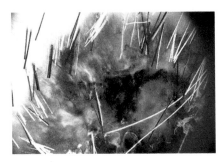

图 22-10　基底细胞癌皮肤镜表现（左侧头皮一）

皮损边缘见蓝黑色栅栏状结构，粗大的树枝状血管，溃疡，白色条纹

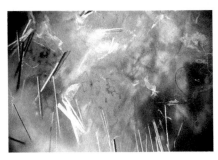

图 22-11　基底细胞癌皮肤镜表现（左侧头皮二）

另一侧皮损见蓝灰色栅栏状结构、蓝灰色小球、粉色无结构区及亮白色条纹、树枝状血管及袢状细短毛细血管扩张

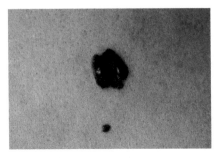

图 22-12　黑色素瘤临床表现（肩背部）

老年男性，肩背部黑色肿物十余年，逐渐增大，边缘出现卫星疹，组织病理提示黑色素瘤

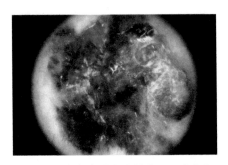

图 22-13　黑色素瘤皮肤镜表现（肩背部）

颜色与结构的高度不对称，边缘见不典型色素网，不规则条纹，可见大小不一、边缘不规则污斑，蓝白幕及亮白色条纹

二、鳞状细胞肿瘤

鳞状细胞肿瘤（squamous cell tumor）为角质形成细胞来源的一类病谱性皮肤病，包括光线性角化病、鲍恩病、角化棘皮瘤和鳞状细胞癌等，皮肤镜特征有所重叠（详见第 23 章）。

三、脂溢性角化病

临床常见脂溢性角化病诊断一般不难，但有些特殊类型如扁平丘疹型损害似扁平疣，曝光部位的早期角化型损害需要与光线性角化病鉴别，颜色深、增生厚的皮损需要与色素性疾病如色素痣、黑色素瘤、基底细胞癌等相鉴别（图 22-14 至图 22-17）。脂溢性角化病的典型皮肤镜表现主要为以下几种：边界清晰、粉刺样开口、粟粒样囊肿、脑回状模式、发卡样血管。除了典型表现外，皮肤镜下还可以看到指纹样结构、云母样结构、油腻性鳞屑及乳头瘤样结构等。

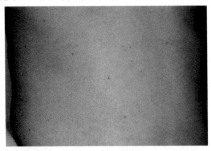

图 22-14　多发性脂溢性角化病（腹部）

青年女性，腹部多发性扁平丘疹，病理符合脂溢性角化病

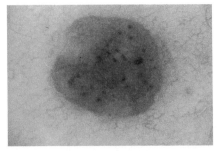

图 22-15　多发性脂溢性角化病皮肤镜表现（腹部）

边界清晰，上有大量粉刺样开口，符合脂溢性角化病皮肤镜表现

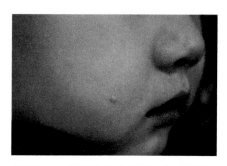

图 22-16　扁平疣临床表现（右侧面颊）

儿童，面部一扁平丘疹数月

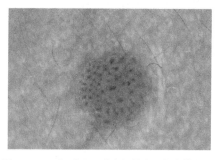

图 22-17　扁平疣（右侧面颊）皮肤镜表现

边界略清晰，黄色背景上多发性的点状血管，符合扁平疣皮肤镜表现

第23章　鳞状细胞肿瘤鉴别诊断

一、光线性角化病的鉴别诊断

（一）与盘状红斑狼疮鉴别

由于光线性角化病和盘状红斑狼疮（DLE）皮肤镜下均表现为特征性毛囊角栓，但光线性角化病皮肤镜下主要表现为红色背景上黄白色角栓及靶样毛囊开口，而盘状红斑狼疮的角栓常大小不等、颜色不同，此外，光线性角化病皮肤镜特异性表现还有白色至粉红色背景、瘢痕性脱发、红点征、树枝状毛细血管（图23-1至图23-2）。

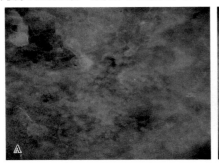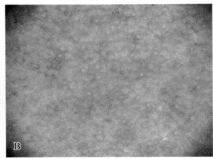

图 23-1　光线性角化病和盘状红斑狼疮皮肤镜表现（一）

A. 光线性角化病粉红色背景上角栓明显，大团的黄白色鳞屑；B. 盘状红斑狼疮淡红色背景上大小不等的角栓

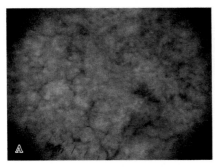

图 23-2　光线性角化病和盘状红斑狼疮皮肤镜表现（二）

A. 光线性角化病的树枝状血管常表现为边缘部位粗大；B. 盘状红斑狼疮树枝状血管主要为位于毛囊周围细小的血管

（二）与基底细胞癌鉴别

光线性角化病与基底细胞癌在皮肤镜下均表现为灰色的小球或小点，但光线性角化病可见草莓状模式、毛囊口黄色角栓及玫瑰花瓣征等特殊结构（图23-3至图23-5）；而基底细胞癌缺乏色素网，并可见大的蓝灰色卵圆巢、树枝状血管、溃疡等，表23-1总结了光线性角化病与基底细胞癌皮肤镜表现。

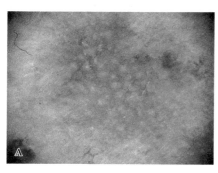
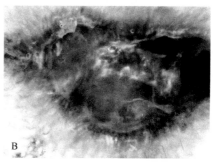

图 23-3   光线性角化病与基底细胞癌皮肤镜比较（一）

A. 光线性角化病的红色区域表现为草莓状模式；B. 基底细胞癌表现为亮红白色无结构区，边缘可见聚集成簇的灰黑色小点、
轮辐状结构

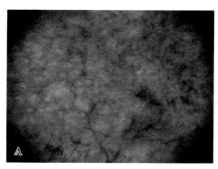
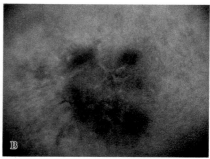

图 23-4   光线性角化病与基底细胞癌皮肤镜比较（二）

A. 光线性角化病；B. 基底细胞癌的树枝状血管常较光线性角化病清晰

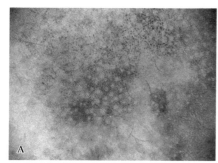
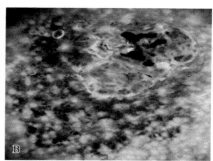

图 23-5   光线性角化病与基底细胞癌皮肤镜比较（三）

A. 光线性角化病的色素结构表现为毛囊周围的环-颗粒样结构；B. 基底细胞癌主要表现为散在或簇集的灰黑色小球、
大的蓝灰色卵圆巢

表 23-1   光线性角化病与基底细胞癌鉴别诊断

光线性角化病	非色素型基底细胞癌	色素型基底细胞癌	浅表型基底细胞癌
草莓状模式	缺乏色素	缺乏色素网	亮红白色无结构区
棕-灰色假网状色素	—	大的蓝灰色卵圆巢	大的蓝灰色卵圆巢
毛囊口周围多发灰色小点、球	—	灰蓝色小球	灰蓝色小球
—	—	散在或聚集成簇的灰色小点	散在或聚集成簇的灰色小点
环-颗粒样结构	—	轮辐状结构	—
—	—	叶状结构	叶状结构

光线性角化病	非色素型基底细胞癌	色素型基底细胞癌	浅表型基底细胞癌
毛囊口周围细小、线-波浪状血管	细短毛细血管扩张	—	细短毛细血管扩张
毛囊口周围粗大的不规则线状血管	—	—	—
周边粗大、放射状血管，点状血管	树枝状血管	树枝状血管	树枝状血管
毛囊口黄色角栓	—	—	—
黄白色鳞屑或角化性团块	—	—	—
玫瑰花瓣征	—	—	—
—	溃疡	溃疡	糜烂

（三）与恶性雀斑样痣鉴别

色素型光线性角化病和早期恶性雀斑样痣均有菱形结构、环-颗粒样结构及灰褐色颗粒，但色素型光线性角化病的灰褐色颗粒规则分布在毛囊周围，而恶性雀斑样痣呈弥散分布，早期恶性雀斑样痣毛囊口中央有黑色小点（表23-2，图23-6至图23-7）。

表23-2　色素型光线性角化病与恶性雀斑样痣皮肤镜比较

色素型光线性角化病	恶性雀斑样痣
灰褐色颗粒规则分布在毛囊周围	灰褐色颗粒呈弥散性分布
毛囊口中央少有黑色小点	早期恶性雀斑样痣毛囊口中央有黑色小点
特征性表现可见草莓状模式与灰褐色假网状结构同时存在	草莓状模式被假网状结构覆盖，可见均质无结构污斑和多种血管
可见解体的假网状结构	—
常有鳞屑	常无鳞屑

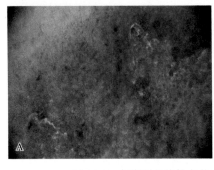 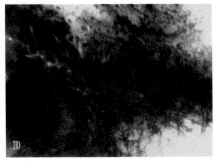

图23-6　色素型光线性角化病与恶性雀斑样痣皮肤镜表现

A. 色素型光线性角化病特征性表现可见草莓状模式与灰褐色假网状结构同时存在，毛囊口周围均匀分布环-颗粒样结构，表面有鳞屑；B. 恶性雀斑样痣可见不规则色素网，大片均质模式污斑，毛囊开口不对称色素沉着，菱形结构，可见多数特征性的毛囊口中央黑色小点

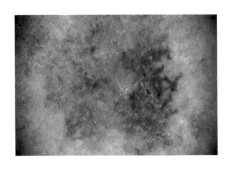

图23-7　光线性角化病皮肤镜表现（面部）

光线性角化病中也可以看到菱形结构，毛囊口不对称色素沉着，个别可见少量毛囊口黑色小点，但一般是在红色背景上，可见角栓、均质角质团块，色素结构多为褐色、淡褐色，毛囊口中黑色小点很少

二、鲍恩病的鉴别诊断

鲍恩病的鉴别诊断主要掌握红色背景下簇集分布的肾小球状（盘绕状）血管，表面黄白色鳞屑。

与光线性角化病鉴别：光线性角化病与鲍恩病皮肤镜均可见红色背景上散在黄色鳞屑，并伴有血管，但鲍恩病血管结构为灶状簇集性分布的肾小球状（盘绕状）血管（图 23-8 至图 23-10）；光线性角化病表现为均匀分布的点状、肾小球状（盘绕状）血管，并伴有草莓状模式、玫瑰花瓣征等特殊结构，表 23-3 总结了光线性角化病与鲍恩病皮肤镜表现。

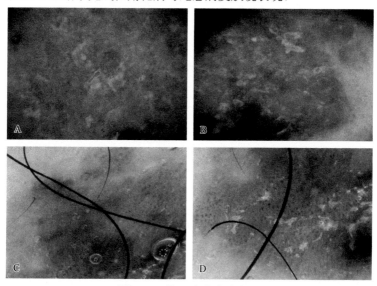

图 23-8　鲍恩病皮肤镜表现

可见簇集性分布的盘绕状血管，鳞屑，边缘无结构均质褐色沉着

A. 红色背景，灶状分布的血管，表面白色鳞屑；B. 红色背景，白色鳞屑，边缘无结构均质褐色沉着；C. 灶状簇集性分布的血管，无结构均质褐色沉着；D. 皮肤镜倍数放大后可见灶状分布的盘绕状血管、鳞屑，边缘无结构均质褐色沉着

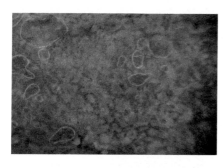

图 23-9　光线性角化病皮肤镜表现

也可见到盘绕状血管，但常分布于扩张的毛囊口周围，并可见角栓

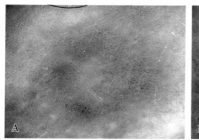

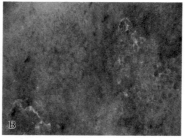

图 23-10　色素性鲍恩病与光线性角化病皮肤镜比较

A. 色素性鲍恩病皮肤镜下可见皮损周围呈放射状排列的褐色点状、小球状结构，簇集分布的盘绕状血管；B. 光线性角化病可见毛囊口周围的环-颗粒样褐色色素颗粒，假网状色素，毛囊口角栓

表 23-3 光线性角化病与鲍恩病皮肤镜表现比较

光线性角化病	鲍恩病
草莓状模式	红色背景
黄白色鳞屑或角化团块	黄白色鳞屑
均匀分布或毛囊口周围均匀分布的点状、盘绕状血管	灶状簇集性分布的盘绕状血管
灰褐色颗粒规则分布在毛囊口周围	皮损周围呈放射状分布褐色或灰色点状、小球状结构
周边色素加深	无结构的均一性灰褐色色素沉着区

三、结节型基底细胞癌的鉴别

结节型基底细胞癌主要与角化棘皮瘤、鳞状细胞癌鉴别，具体见表 23-4 和图 23-11。

表 23-4 角化棘皮瘤、鳞状细胞癌与结节型基底细胞癌鉴别

角化棘皮瘤/鳞状细胞癌	结节型基底细胞癌
中央黄白色角质物	红色背景
周围袢状、不规则线状、盘绕状血管，不规则分布	黄白色鳞屑
珍珠样结构	灶状簇集性分布的盘绕状血管
外周白色无结构区域	皮损周围呈放射状分布褐色或灰色点状、小球状结构
—	无结构的均一性灰褐色色素沉着区
溃疡	—

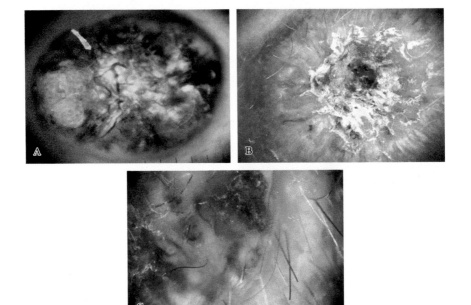

图 23-11 结节型基底细胞癌、角化棘皮瘤和鳞状细胞癌皮肤镜表现

A. 结节型基底细胞癌：黄白色鳞屑，周围呈放射状分布褐色点状、小球状结构，可见分支状血管和蓝白幕；B. 角化棘皮瘤：中央黄白色角质物，周围袢状、盘绕状血管，见珍珠样结构，外周白色无结构区域；C. 鳞状细胞癌：散在黄白色鳞屑，见黄白色结痂，周围袢状、盘绕状血管及白色无结构区域

参 考 文 献

付超, 吴姣娜, 郎文超, 等, 2022. 皮肤镜检查在评估白癜风疾病活动性中的作用[J]. 中华皮肤科杂志, 55(3): 268-271.

高菲, 辛琳琳, 2018. 恶性黑色素瘤的皮肤镜特征研究进展[J]. 山东医药, 58(1): 109-112.

刘洁, 邹先彪, 2016. 红斑鳞屑性皮肤病皮肤镜诊断专家共识[J]. 中国麻风皮肤病杂志, 32(2): 65-69.

乔建军, 邹先彪, 董慧婷, 等, 2017. 色痣皮肤镜诊断[J]. 中国麻风皮肤病杂志, 33(2): 65-69.

章星琪, 邹先彪, 刘洁, 2016. 毛发疾病皮肤镜诊断专家共识[J]. 中国麻风皮肤病杂志, 32(3): 129-132.

中国医疗保健国际交流促进会华夏皮肤影像人工智能协作组, 中国医疗保健国际交流促进会皮肤科分会皮肤影像学组, 中国中西医结合学会皮肤性病专业委员会皮肤影像学组, 等, 2020. 中国皮肤恶性黑素瘤皮肤镜特征专家共识[J]. 中华皮肤科杂志, 53(6): 401-408.

中国医疗保健国际交流促进会皮肤科分会, 中国医疗保健国际交流促进会华夏皮肤影像人工智能协作组, 中国医学科学院北京协和医学院北京协和医院皮肤科, 等, 2021. 常见红斑鳞屑性皮肤病的皮肤镜与组织病理学特征相关性专家共识 (2021)[J]. 协和医学杂志, 12(5): 666-673.

中国中西医结合学会皮肤性病学分会皮肤影像学组, 2021. 常见非黑素细胞性皮肤肿瘤皮肤镜特征与组织病理表现的对应关系专家共识[J]. 中华皮肤科杂志, 54(1): 10-18.

中国中西医结合学会皮肤性病专业委员会皮肤影像学组, 中国医疗保健国际交流促进会皮肤科分会皮肤影像学组, 中华医学会皮肤性病学分会皮肤病数字化诊断亚学组, 等, 2019. 中国基底细胞癌皮肤镜特征专家共识 (2019)[J]. 中华皮肤科杂志, 52(6): 371-377.

Argenziano G, Longo C, Cameron A, et al., 2011. Blue-black rule: a simple dermoscopic clue to recognize pigmented nodular melanoma[J]. Br J Dermatol, 165(6): 1251-1255.

Balagula Y, Braun R P, Rabinovitz H S, et al., 2012. The significance of crystalline/chrysalis structures in the diagnosis of melanocytic and nomelanocytic lesions[J]. J Am Acad Dermatol, 67(2): 194.e1-8.

Gao F, Niu G Y, Zhang B, et al., 2019. Lethal melanoma in a two-year-old child with multiple congenital melanocytic nevi[J]. Indian J Dermatol Venereol Leprol, 85(1): 89-93.

Gao F, Xin L L, 2019. Dermoscopic features of acral lentiginous melanoma in situ[J]. Chin Med J, 132(17): 2123-2124.

Lacarrubba F, Micali G, Tosti A, 2015. Scalp dermoscopy or trichoscopy[J]. Curr Probl Dermatol, 47: 21-32.

Lallas A, Kyrgidis A, Koga H, et al., 2015. The BRAAFF checklist: a new dermoscopic algorithm fordiagnosing acral melanoma[J]. Br J Dermatol, 173(4): 1041-1049.

Lallas A, Longo C, Manfredini M, et al., 2018. Accuracy of dermoscopic criteria for the diagnosis of melanoma in situ[J]. JAMA Dermatol, 154(4): 414-419.

Li K, Xin L L, 2014. Palpebral conjunctiva melanoma with dermoscopic and clinicopathological characteristics[J]. J Am Acad Dermatol, 71(2): e35-e37.

Luttrell M J, McClenahan P, Hofmann-Wellenhof R, et al., 2012. Laypersons' sensitivity for melanoma identification is higher with dermoscopy images than clinical photographs[J]. Br J Dermatol, 167(5): 1037-1041.

Menzies S W, Moloney F J, Byth K, et al., 2013. Dermoscopic evaluation of nodular melanoma[J]. JAMA Dermatol, 149(6): 699-709.

Mun J H, Kim G W, Jwa S W, et al., 2013. Dermoscopy of subungual haemorrhage: its usefulness in differential diagnosis from nail-unit melanoma[J]. Br J Dermatol, 168(6): 1224-1229.

Pizzichetta M A, Kittler H, Stanganelli I, et al., 2015. Pigmented nodular melanoma: the predictive value of dermoscopic features using multivariate analysis[J]. Br J Dermatol, 173(1): 106-114.

Qi S L, Zhao Y, Zhang X T, et al., 2014. Clinical features of primary cicatricial alopecia in Chinese patients[J]. Indian J Dermatol Venereol Leprol, 80(4): 306-312.

Ramji R, Valdes-Gonzalez G, Oakley A, et al., 2017. Dermoscopic 'chaos and clues' in the diagnosis of melanoma in situ[J]. Australas J Dermatol, 59(3): 201-205.

Russo T, Piccolo V, Lallas A, et al., 2017. Dermoscopy of malignant skin tumours: What's new?[J]. Dermatology, 233(1): 64-73.

Silva V P, Ikino J K, Sens M M, et al., 2013. Dermoscopic features of thin melanomas: a comparative study of melanoma in situ and invasive melanomas smaller than or equal to 1mm[J]. An Bras Dermatol, 88(5): 712-717.

Tschandl P, Rosendahl C, Kittler H, 2015. Dermatoscopy of flat pigmented facial lesions[J]. J Eur Acad Dermatol Venereol, 29(1): 120-127.

Weber P, Tschandl P, Sinz C, et al., 2018. Dermatoscopy of neoplastic skin lesions: recent advances, updates, and revisions[J]. Curr Treat Options Oncol, 19(11): 56.

Zalaudek I, Kreusch J, Giacomel J, et al., 2010. How to diagnose nonpigmented skin tumors: a review of vascular structures seen with dermoscopy: part Ⅰ. melanocytic skin tumors[J]. J Am Acad Dermatol, 63(3): 361-374.

中英文对照

B

拔毛症 trichotillomania
靶样含铁血黄素沉积性血管瘤 targetoid hemosiderotic hemangioma
白癜风 vitiligo
白色糠疹 pityriasis alba
斑秃 alopecia areata
斑痣 nevus spilus
鲍恩病 Bowen disease，BD
扁平苔藓 lichen planus，LP
扁平疣 verruca plana

C

传染性软疣 molluscum contagiosum

D

单纯性雀斑样痣 simple lentigo
点状掌跖角皮病 punctate palmoplantar keratoderma
多发性脂囊瘤 steatocystoma multiplex
多形性红斑 erythema multiforme，EM

E

恶性黑色素瘤 malignant melanoma，MM
恶性雀斑样痣黑色素瘤 lentigo maligna melanoma，LMM

F

发疹性毳毛囊肿 eruptive vellus hair cysts
反向型银屑病 inverse psoriasis
复发性色素痣 recurrent melanocytic nevus

G

关节病性银屑病 psoriasis arthropathica
光线性角化病 actinic keratosis，AK
光泽苔藓 lichen nitidus
过敏性紫癜 anaphylactoid purpura

H

汗管瘤 syringoma
汗孔角化病 porokeratosis，PK
黑棘皮病 acanthosis nigricans
黑头粉刺样痣 comedo nevus
红斑狼疮 lupus erythematosus
红皮病性银屑病 erythroderma psoriaticum
花斑糠疹 pityriasis versicolor
化脓性肉芽肿 granuloma pyogenicum
环状肉芽肿 granuloma annulare

黄褐斑 chloasma
黄瘤病 xanthomatosis
混合痣 compound nevus

J

基底细胞癌 basal cell carcinoma，BCC
激素依赖性皮炎 steroid-dependent dermatitis
急性苔藓痘疮样糠疹 pityriasis lichenoides et varioliformis acuta，PLEVA
甲扁平苔藓 lichen planus of nails
甲母质痣 melanocytic nevi of the nail matrix
甲下出血 subungual hemorrhage
甲下黑色素瘤 subungual melanoma
甲下血管球瘤 subungual glomus tumor
甲真菌病 onychomyeosis
甲周疣 periungual wart
尖锐湿疣 condyloma acuminatum，CA
交界痣 junctional nevus
角化棘皮瘤 keratoacanthoma，KA
接触性皮炎 contact dermatitis
结节病 sarcoidosis
疥疮 scabies
金黄色苔藓 lichen aureus
静脉湖 venous lake

K

咖啡斑 café-au-lait spots
糠秕孢子菌性毛囊炎 pityrosporum folliculities

L

蓝痣 blue nevus
老年性白斑 senile guttate leukoderma
里尔黑变病 Riehl's melanosis
鳞状细胞癌 squamous cell carcinoma，SCC
鳞状细胞肿瘤 squamous cell tumor
绿甲综合征 green nail syndrome
Laugier-Hunziker 综合征 Laugier-Hunziker syndrome，LHS

M

毛发红糠疹 pityriasis rubra pilaris，PRP
毛发角化病 keratosis pilaris
毛发上皮瘤 trichoepithelioma，TE
毛母质瘤 pilomatricoma
毛囊角化病 keratosis follicularis
毛囊炎 folliculitis

玫瑰痤疮 acne rosacea
玫瑰糠疹 pityriasis rosea
蒙古斑 Mongolian spot
面部播散性粟粒状狼疮 lupus miliaris disseminatus faciei
面颈部毛囊性红斑黑变病 erythromelanosis follicularis of face and neck

N

黏膜黑色素瘤 mucosal melanoma
黏膜黑子 mucosal melanotic macule
黏液囊肿 myxoid cyst
脓疱性银屑病 pustular psoriasis

P

盘状红斑狼疮 discoid lupus erythematosus，DLE
佩吉特病 Paget disease
皮肤纤维瘤 dermatofibroma
皮内痣 intradermal nevus
皮脂腺增生 sebaceous hyperplasia
皮脂腺痣 sebaceous nevus
蜱叮咬 tick bite
贫血痣 nevus anemicus
普通获得性色素痣 acquired melanocytic nevus

Q

浅表扩散性黑色素瘤 superficial spreading melanoma，SSM
颧部褐青色痣 nevus fusco-caeruleus zygomaticus
雀斑 ephelides

R

日光性黑子 solar lentigines，SL
软纤维瘤 soft fibroma

S

色素沉着息肉综合征 Peutz-Jeghers syndrome，PJS
色素性扁平苔藓 lichen planus pigmentosus，LPP
色素性毛表皮痣（Becker 痣）pigmented hairy epidermal nevus
色素性紫癜性皮病 pigmented purpuric dermatosis
神经纤维瘤病 neurofibromatosis，NF
虱病 pediculosis

粟丘疹 milium

T

太田痣 nevus of Ota
条纹状苔藓 lichen striatus
头癣 tinea capitis
透明细胞棘皮瘤 clear cell acanthoma

W

文身 tattoo
无色素痣 amelanotic nevus

X

先天性色素痣 congenital melanocytic nevus
鲜红斑痣 nevus flammeus
小棘苔藓 lichen spinulosus
雄激素性脱发 androgenetic alopecia
血管角皮瘤 angiokeratoma
寻常痤疮 acne vulgaris
寻常性银屑病 psoriasis vulgaris
寻常疣 verruca vulgaris
荨麻疹性血管炎 urticarial vasculitis

Y

银屑病 psoriasis
银屑病甲 nail psoriasis
婴儿血管瘤 hemangioma of infant
樱桃状血管瘤 cherry angioma
硬化萎缩性苔藓 lichen sclerosus et atrophicus
幼年型黄色肉芽肿 juvenile xanthogranuloma，JXG
原发性皮肤淀粉样变 primary cutaneous amyloidosis
原位黑色素瘤 melanoma in situ
晕痣 halo nevus

Z

肢端雀斑样痣黑色素瘤 acral lentiginous melanoma，ALM
肢端色素痣 acral nevus
跖疣 verruca plantaris
脂溢性角化病 seborrheic keratosis，SK
脂溢性皮炎 seborrheic dermatitis